지니어스 라이프

GENIUS LIFE

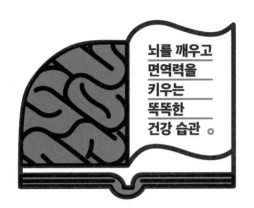

맥스 루가비어 지음

뇌를 깨우고
면역력을
키우는
똑똑한
건강 습관 。

정지현 옮김 · 정가영 감수

지니어스 라이프

니들북

"이 책을
사랑하는 나의 어머니
캐시에게
바칩니다."

감수자의 말

이 책의 목차를 처음 봤을 때 조금 놀랐다. 작년에 출간한 책《면역력을 처방합니다》에서 내가 강조했던 내용들이 거의 빠짐없이 다 들어 있었기 때문이다. '어떻게 이렇게 비슷한 생각을 할 수 있지?' 신기하다고 생각하며 책을 읽어 나가다 보니 그 의문이 조금씩 풀렸다.

전문의가 되기까지 수련을 하며 근본적으로 해결되지 않는 환자들을 많이 보았다. 그래서 자연스레 그들을 도울 수 있는 방법, 동시에 나와 내 가족의 건강을 지킬 수 있는 방법에 대해 고민하게 됐고, 현대 주류 의학이 논외로 하고 있는 영역인 '생활습관'에 관심을 갖기 시작했다.

이 책의 저자 맥스 루가비어 역시 그의 사랑하는 어머니가 알츠하이머와 암으로 이른 나이에 세상을 떠나는 일련의 과정을 겪으며 현대 주류 의학의 한계를 실감한다. 그리고 큰 병이 찾아오기 전에 미리 건강을 관리하는 방법을 연구하기 시작했다. 그 소중한 결과물이 바로 이 책《지니어스 라이프》다.

궁극적이고 가장 근본적인 건강 유지 및 질병 예방의 열쇠는 한마디로 '생활습관 개선'이다. 다소 막연하게 느껴지는 이 결론에 대해 '그래서 대체 어떻게 하라는 거야?'라는 생각이 먼저 드는 독자라면 실천법을 정리해놓은 마지막 7장부터 보아도 좋다. 하지만 저자는 저널리스트답게 대중에게 낯설고 어려울 수도 있는 의학과 건강법을 주제별로 지루하지 않게, 오히려 흥미진진하게 설명해놓았으니 첫장부터 봐도 금세 페이지를 넘겨가며 읽을 수 있다.

이 책은 건강한 생활습관을 위한 핵심 주제를 영양, 수면, 스트레스, 운동, 해독, 정신 여섯 가지로 분류해 사람들이 미처 몰랐던, 혹은 오해하고 있던 건강 상식을 바로잡고, 건강 관리에 유익한 팁들을 제공한다. 지금 건강 문제로 속을 끓이고 있다면, 또는 나이 들어서도 활기 넘치는 삶을 계속 유지하고 싶다면 이 책을 매뉴얼 삼아 매일의 실천을 통해 건강의 튼튼한 기초를 쌓아 나가길 권한다.

정가영
《면역력을 처방합니다》 저자, 가정의학과 전문의

들어가는 말

겉으로 보기에 어머니는 건강과 장수 조건에 완벽하게 맞는 듯 보였다. 과체중도 아니고 술도 마시지 않았으며 흡연도 해본 적이 없었다. 과일과 채소를 많이 먹고 평소 '심장 건강에 좋은' 저지방의 무염분 곡물을 잔뜩 사들였다. 그런 어머니가 58세이던 2010년부터 치매 초기 증상을 보이자 온 가족은 충격에 사로잡혔다.

처음에는 크게 표시가 나지 않았다. 하지만 어머니와 함께하는 가장 즐거운 취미였던 요리를 할 때 어머니가 간단한 일조차 힘들어한다는 걸 확실히 알게 됐다. 국자를 달라고 하면 반응하기까지 몇 초나 걸렸다. 갑자기 그런 일들을 버거워하는 어머니의 모습이 이상했다. 가족 중에 뇌 질환을 앓은 사람은 없었기 때문에 그저 나이가 드셔서 그렇겠거니 했다.

하지만 사태가 점점 더 심각해졌다. 뉴욕에 있는 병원에 다녀왔다는 어머니는 병원에서 뭐라고 했는지 정확히 말해주지 않았다. 두려움과 혼란이 뒤섞여 제대로 말하지 못한 것이리라. 그러다가 2011년 8월 오하이오에 있는 클리블랜드 클리닉(Cleveland Clinic)을 예약했고, 이름도 어려운 검사를 잔뜩 받았다. 신경학 전문의가 검사 차트를 보며 어머니에게 파킨슨병과 비슷한 생소한 병을 진단 내리더니 처방전을 써주고는 우리를 돌려보냈다.

그날 밤 나는 와이파이를 활용할 줄 아는 밀레니얼 세대답게 이 시대의 신탁과도 같은 구글에 조언을 구했다. 그리고 어머니가 처방받은 약에 파킨슨병뿐만 아니라 알츠하이머 약도 있다는 사실을 알게 됐다. 왜 알츠하이머 약도 처방받은 거지? 의아했다. 어머니가 돌아가신다는 뜻일까? 내가 누구인지 잊어버린다는 뜻일까?

의문이 머릿속을 맴돌며 두려움과 무력함이 솟구치더니 마치 뜨거운 불꽃에 끓는 물처럼 퍼져나갔다. 심장이 쿵쾅거리고 눈앞이 캄캄해졌다. 귀가 울릴 뿐 아무 소리도 들리지 않았다. 공황발작이었다. 내가 세상에서 가장 사랑하는 사람에게, 그것도 내가 모르는 사이에 어떻게 이런 일이 일어날 수 있단 말인가? 어떻게 해야 할까? 어떻게 하면 어머니를 살릴 수 있을까?

다음 날 뉴욕으로 날아가 병원을 더 예약하기 시작했다. 어머니가 진료받으러 갈 때 무조건 같이 갔다. 저널리즘에 종사하면서 배운 것이 하나 있다면 질문하는 방법이니까. 병원을 찾은 사람들은 절박하게 답을 원하지만 '병명만 듣고 끝'일 때가 많다. 의사는 어머니의 처방전에 새로운 약을 추가하거나 기존 약의 용량을 늘리거나 했다.

낙심했지만 여전히 희망을 버리지 않은 채로 알아보기를 계속했다. 검색을 더 해보고 병원을 더 예약했다. 어머니의 태도는 항상 훌륭했다. "지금 이 자리에 있어서 행복하구나"라고 말씀하셨다.

그 후 몇 년 동안 어머니의 증상은 악화했다. 특히 사고 능력과 관련한 부분이 심했다. 알츠하이머는 기억력을 길바닥에 쓴 분필 글씨처럼 덧없게 만든다. 이머니의 경우 뇌 기능이 서서히 그리고 심각하게 교살당하는 것과 같았다. 깊이 있거나 다채로운 대화를 나누는 능력을 잃었고 무슨 말을 하려고 했는지 곧바로 잊어버렸다.

시력에도 이상이 생겼다. 어머니는 앞에 있지도 않은 물건을 잡으려고 하거나 물건을 집으려다 놓치는 모습을 자주 보였다. 가장 좋아하는 독서도(어머니는 책 수집을 좋아했다) 하지 못하게 되었다. 화장실 사용하는 법, 음식을 먹는 법, 몸을 씻는 법, 전화 받는 법도 잊어버려 매일 자신을 돌보는 기본적인 습관 같은 것에도 차질이 생겼다. 문을 여는 것마저도 고전하게 됐다. 외출도 혼자서는 불가능해졌다.

움직임에도 문제가 생겼다. 몸이 쇠약하고 뻣뻣해지고 불안정해져서 서서히 활동량이 줄었다. 앉거나 일어나는 것을 포함해 모든 움직임에 우리 형제와 간병인의 도움을 받아야 했다. 어머니의 약병을 채우는 것이 나의 일이었는데 어느새 약 종류가 열 가지도 넘었다. 도움 되라고 먹는 약이었지만 아무런 효과도 없고 오히려 상태를 악화시키는 것 같았다. 나는 파스텔 색깔의 알약을 빤히 쳐다보면서 저 약이 갈수록 쇠약해지는 어머니의 몸에 과연 어떤 작용을 하는 걸까 의아했다. 약을 챙겨드릴 때마다 어머니를 속이는 기분마저 들었다. 하지만 할 수 있는 일이 없었다.

그리고 2018년 노동절에 커다란 변화가 찾아왔다. 일 때문에 LA에 있는데 형에게 전화가 왔다.

"어머니가 응급실에 계셔."

"아니, 왜?"

불과 며칠 전에 내가 어머니를 병원에 모셔갔었다. 식욕과 인지 기능 저하 때문이었는데 늘 그렇듯 병원에 다녀와도 답답할 정도로 차도가 없었다.

"황달이 생겼어."

형이 말했다. 가족들은 걱정도 되고 당황해서 당장 어머니를 응급실로 데려간 것이었다.

"뭐가 문제래?"

내가 물었다.

"모른대. 담석일 수도 있고 아니면……."

형의 말이 끝나기도 전에 전화를 끊고 비행편을 가장 이른 시간으로 바꾸었다. '도대체 뭐가 문제지?' 집으로 돌아가는 내내 초조했다.

다음 날 내가 응급실에 도착했을 때 어머니는 대화가 불가능했고 정말로 피부가 약간 노랗게 변해 있었다. 의사들이 복부 MRI를 실시했다.

평소와 다른 낯빛만 보자면 담석증이 완벽한 설명이었겠지만 결과는 훨씬 나빴다. 종양이었다. 췌장 맨 윗부분에 생긴 종양이 담관을 누르고 있었다. 그래서 빌리루빈(bilirubin, 대변 색깔을 만드는 담즙 색소)이 거꾸로 혈액으로 흘러가 피부와 눈으로 퍼진 것이었다. 게다가 암은 이미 전이가 된 듯했다.

의사가 어머니의 담관에 스텐트를 주입했고 우리는 집으로 왔다. 하루 이틀 지나자 피부색이 정상으로 돌아오고 인지력도 곧바로 개선됐다. 그 후 열두 시간은 거의 예전으로 돌아간 듯했다. 그날 밤 온 가족이 한자리에 모였다. 중국 음식을 주문하고 어머니가 가장 좋아하는 밴드 롤링스톤스가 나오는 TV 프로그램을 봤다.

하지만 그 후 3개월은 통증과 체중 감소, 어머니에게 시간을 벌어줄 암 치료법을 찾으려는 절박한 노력의 연속이었다. 의학적 치료를 얼마나 적극적으로 추구해야 할지를 두고 가족 간에 싸움도 벌어졌다. 병원 세

군데를 다녀온 뒤 의사들이 해줄 게 별로 없다는 사실이 분명해졌다. 처음 신경과 의사들을 찾아다녔을 때와 비슷했다. 어머니도 집에 있고 싶어 하는 것 같았다.

2018년 12월 6일 오전 11시, 어머니는 나와 두 형제 앤드루와 베니, 아버지가 지켜보는 가운데 66세의 나이로 세상을 떠났다.

당신에게 바라는 것

어머니의 건강이 크게 나빠지면서 모든 것을 잃어가는 모습을 옆에서 지켜보는 건 정말 괴로운 일이었다. 병을 피할 방법이 없었을까? 지극히 건강해 보였던 어머니가 병으로 무너진 이유는 과연 무엇이었을까? 건강한 몸과 마음으로 오래 살기 위해 내가 할 수 있는 일은 무엇일까? 나는 이런 질문들에 집착하게 됐다.

가족에게 닥친 위기로 인한 절박함에서 시작했지만 답을 찾으려는 탐구는 인간의 건강, 특히 뇌에 대해 정말로 많은 것을 알려주었다. 전 세계 최고 연구 기관의 과학자들에게 가르침을 얻는 특권을 누렸고 다수와 협업도 할 수 있었다. 치매 예방 임상 실무를 가르치는 교육 도구를 제작하고 의학 교과서의 챕터를 공동 집필하기까지 했다.[1] 뇌와 음식의 중요한 연관성에 대한 발견을 토대로 첫 번째 책《지니어스 푸드(Genius Foods)》를 썼다. 2018년에 책이 출판된 이후로 전 세계 의사와 영양사, 영양 전문가들에게 연락을 받았다. 그들 중 다수가 환자들에게 책을 추천했다.

이 책을 쓰면서 실시한 연구가 식단에 대한 나의 관점을 바꿔놓았지만 영양은 끊임없이 진화하는 과학이다. 그리고 최적의 진실을 찾는 퍼즐의 한 조각에 불과하다. 그래서 2018년 중반에 '지니어스 라이프(The Genius Life)'라는 팟캐스트를 시작했다. 그 팟캐스트를 통해 영양과 단식, 일주기성 생리학(우리 몸과 시간의 관계를 살펴보는 학문), 수면 과학, 운동 생리학 등의 최전선에 서 있는 연구자들을 통해 몸-뇌의 관계에 대해 더 많은 것을 배웠다.

우리는 오랫동안 유전자가 운명이라고 믿었다. 물론 유전자는 중요하다. 하지만 건강을 어느 정도나 유전자 문제로 볼 수 있느냐는 논쟁거리다. 미국에서는 네 명 중 한 명이 보유한 알츠하이머 위험 유전자가 알츠하이머에 걸릴 위험을 두 배에서 네 배까지 높인다고 말한다. 다른 국가에서는 그 유전자가 별로 큰 영향을 끼치지 않는다고 한다.[2] 다수의 암이 환경에 의해 촉발되고 점점 더 보편적이 되고 있다. 예를 들어, 여성이 평생 유방암에 걸릴 확률은 1960년대에는 스무 명 중 한 명꼴이었으나 오늘날은 여덟 명 중 한 명이다.[3]

지난 70년간 인간의 유전자는 바뀌지 않았지만 환경은 많이 바뀌었다. 환경 요인이 건강에 미치는 큰 영향을 지적하는 새로운 연구가 계속 나오고 있다. 집 안 온도와 조명부터 조리 도구, 가구에 사용되는 화학약품까지 너무도 많은 것들이 건강과 기분에 영향을 끼치지만 우리는 알아차리지 못할 가능성이 높다.

진실은 이렇다. 현대의 환경은 건강에 좋지 않다. 우리 몸에는 방어수단이 있지만 한계가 있다. 먼저, 오늘날의 식단은 우리를 더 뚱뚱하고 아프게 만든다. 현대인이 걸리는 암의 원인 가운데 약 40퍼센트가 과체중이며 두툼한 뱃살은 노화의 가속과도 연관이 있다.[4] 〈란셋(Lancet)〉에 실린 연구에 따르면 오늘날 전 세계적으로 사망 다섯 건 중 한 건은 오로지 식단 때문이다.[5]

하지만 음식이 건강한 몸과 뇌에 있어 유일한 문제는 아니다. 현대인의 불빛 가득한 밤은 인체의 시간 시스템에 혼란을 가져다준다. 우리는 깨끗한 공기와 햇빛(우리 몸이 절실히 필요로 하는 비타민 D), 자연이 주는 수많은 이점도 박탈당했다. 운동 시간은 급격히 줄어드는 반면, 차와 지하철로 출퇴근하거나 TV 앞에 앉아 있는 시간은 급격히 늘었다. 집 안에 가득한 검증되지 않은 산업 화학물질은 몸에 들어가 큰 피해를 일으킨다. 스트레스는 현대인의 흔한 병이고 숙면하는 사람도 드물다.

이런 요인들이 모두 우리 몸을 괴롭혀 불안과 우울감을 일으키고 아프게 만든다. 설상가상으로 우리는 항상 피곤한 것이 지극히 정상이라고 믿게 됐다. 만성 스트레스와 불안, 우울, 주의산만이 당연지사가 됐다. 더 부룩하고 뱃살이 넘치고 활력이 하나도 없는 느낌이 정상이라고 말이다. 그러나 그것은 자연스러운 상태가 아니다. 그것들은 우리의 수명을 줄이고 사랑하는 사람들을 빼앗아간다. 우리는 그 상태를 더 견디기 어려워졌을 때 음식과 약물, 무모한 행동, 최악으로는 무관심이라는 자가 처방을 내린다. 하지만 꼭 그럴 필요는 없다.

다행히 우리를 아프게 만드는 환경 요인은 대부분 통제 가능하다. 현대인의 습관과 생활 환경을 인류가 진화를 통해 번영해온 환경과 똑같이 바꾸면 건강을 되찾을 수 있다. 나는 이것을 '지니어스 라이프'라고 부른다. 누구에게나 가능한 삶이다.

존 F. 케네디(John F. Kennedy)는 맑은 날 지붕을 고치라고 했다. 나는 치매가 대부분 첫 증상이 나타나기 수십 년 전에 시작된다는 사실을 알고 충격을 받았다. 파킨슨병도 증상이 늦게 나타난다. 첫 증상이 나타날 때는 이미 관련 뇌세포가 절반은 죽었다.[6] 실제로 우리가 가장 무서워하는 병은—암과 심장 질환 포함—하루아침에 생기지 않는다. 그 병을 이겨낼 가능성을 조금이라도 만들고 싶다면 주도적으로 건강을 챙겨야 한다. 이 책은 당신이 튼튼하고 건강하고 회복력 강한 몸을 만들어 지금은 물론 나중의 건강한 삶을 위한 틀을 마련하도록 돕고자 한다.

Contents

Chapter 01

음식, 제대로 알고 먹어라

Chapter 02

낮에 일하고 밤에는 쉬어라

Chapter 03

몸속 숨은 에너지를 찾아라

서론

불안이나 피로, 브레인 포그(brain fog, 머리에 안개가 낀 것처럼 맑지 못한 상태—옮긴이)를 경험한 적 있는가? 찌뿌둥함, 기억력 이상이나 절망감 은? 이는 현대인에게 너무도 흔한 컨디션이 되어버렸지만 필연적인 것 은 아니다. 우리는 인간이 가진 가장 강력한 기관, 뇌의 원리를 밝혀내고 자 해마다 수백만 달러를 쏟아붓고 그 어느 때보다 많은 정보가 밝혀진 시대를 살아가고 있으니 말이다. 하지만 그런 정보가 주목받지 못해 많 은 이들이 말 없는 절망에 빠진다.

이 책은 그런 현실을 바꿔놓을 것이다. 앞으로 일곱 개 장을 통해 뇌 가 놀라운 본연의 기능으로 돌아가도록 만들어줄 강력한 전략을 소개하 려 한다. 찌뿌둥함과 불안감, 우울증이 줄어들고 활력과 기억력이 좋아 질 것이며, 알츠하이머와 암, 심장 질환 등 인류가 가장 두려워하는 병에 걸릴 위험도 줄어들 수 있다.

뇌를 치유하는 관문은 바로 몸이다. 몸에는 무수히 많은 변수가 작용 하므로 생각과 행동, 심지어 기분에도 영향을 끼칠 수 있다. 한 예로 최신 연구에 따르면 심장 건강과 회복에 좋은 방법은 뇌에도 이롭다. 그리고 체중을 줄이거나 근육을 늘리면 행복감이나 기억력도 올라간다. 이러한 연관성을 앞으로 더욱더 분명하게 알 수 있을 것이다.

우리가 또 가꾸어야 할 것은—가장 심하게 방치되고 있는 문제이기도 하다 — 바로 몸과 환경의 관계다. 현대인이 살아가는 환경은 우리의 몸과 뇌가 번영하도록 설계된 조상들이 살던 환경과 크게 다르다. 21세기의 생활—흔한 인스턴트 식품, 주의를 분산시키는 디지털 기기, 환경에서 쉽게 노출되는 화학물질 등—은 우리 몸에 부담을 지워 방어 수단을 압도시켜서 병과 각종 불쾌감을 일으키고 심지어 수명도 줄인다.

이러한 관계를 바로잡는 것이 지니어스 라이프의 핵심이다. 앞으로 어떻게 하면 건강해질 수 있는지에 대한 깊은 이해를 돕고 지금의 컨디션과 나중의 건강에 커다란 영향을 끼치는 일상의 아주 작은 변화를 알려줄 것이다. 나이와 배경에 상관없이 당신이 행동해야 할 시간은 바로 지금이고 계획도 당신의 손에 있다.

혼란에 빠진 관계

거의 100년 가까이 전문가들은 뇌가 몸과 분리되어 있다고 믿었다. 뇌는 같은 혈액 공급망을 통해 영양분과 산소를 공급받는다는 점에서는 몸과 연결되어 있지만, 검문소 역할을 하는 혈액-뇌장벽이 해로운 물질이 뇌에 도달하는 것을 차단하기 때문에 한편으로는 완전히 고립된 것처럼 보였다. 하지만 지난 몇 십 년간의 연구로 그런 생각이 무너졌다. 뇌와 몸이 무수한 방법으로 연결되어 있음을 증명해주는 연구 결과는 계속 나오고 있다.

안타깝게도 현대인의 생활은 뇌에 무척 해롭다. 많은 현대인이 과체중이다. 성인 두 명 중 한 명이 2형 당뇨에 걸렸거나 머지않았다. 과체중과 당뇨는 세포가 에너지를 만드는 눈에 보이지 않은 과정, 즉 신진대사에 영향을 준다. 신진대사 이상은 매우 흔하다. 실제로 연구자들은 오늘날 신진대사가 지극히 건강한 사람을 찾기가 매우 힘들다고 말한다.[1] 신진대사가 흔들리면 뇌도 상태가 나빠지기 시작한다.

　세포가 에너지를 충분히 만들지 못하면 면역 활성화의 신호인 염증이 생긴다. 염증은 우리가 아플 때도 생기는데 항상 컨디션이 나쁜 사람들이 많은 것도 전혀 놀라운 일이 아니다. 예를 들어, 동물들은 염증이 생기면 행동에 변화를 보인다. 그루밍과 사회화, 생명체의 매우 강력한 본능인 음식물 섭취에 흥미를 잃어 우선순위에서 밀려나는 것이다. 인간도 다르지 않았다. 최신 연구에서는 불안, 무쾌감증(즐거움을 잘 느끼지 못하는 증상), 만성피로가 모두 염증의 혈액 지표를 따라갈 수 있음을 보여준다.[2]

　우울도 염증에 대한 반응일 수 있다. 놀랍게도 우울증 환자의 3분의 1이 전통적인 치료법에 반응하지 않지만 항염증제에는 큰 반응을 보인다.[3] 주로 몸의 통증을 치료하기 위해 처방되는 항염증제가 일부 우울증 환자들의 심리적 통증도 치료해주는 듯하다는 것은 정신의학 분야의 혁신적인 발견이다. 과학은 계속 발달하고 있지만 이것 하나는 분명하다. 몸 안의 염증이 줄어들면 뇌가 더 건강해지고 행복해진다는 것이다.

　음식은 우리가 마음대로 움직일 수 있는 강력한 레버와 같다. 현대인의 식단에는 초가공식품이 넘쳐난다. 우리가 매일 섭취하는 열량의 60퍼센트를 차지한다. 빈 칼로리와 염증성 화학물질이 많이 든 이런 제품은 피하기가 어렵지만—편리하고 맛도 있다!— 몸과 뇌가 건강해지려면 가공식품 중독을 끊어야 한다. 1장에서는 먹는 즐거움을 포기하지 않고 몸을 더 건강하게 만들어주는 영양소 밀도와 포만감에 집중한 식단 계획을 소개한다.

뇌와 몸이 최적의 기능을 발휘하려면 올바른 영양만 가지고는 안 된다. 무엇보다 연구 결과는 언제 먹는지가 무엇을 먹는지만큼 중요하다는 것을 시사한다. 유전자에 암호화되어 있는 고대로부터 내려오는 시계가 우리 몸의 주요 방어 수단을 조절한다. 현대의 생활방식은 그 시계의 균형을 깨뜨렸는데 그것이 심장 질환, 암, 심지어 치매 같은 병의 원인일 수도 있다. 2장에서는 빠르게 발전하는 일주기성 생리학을 살펴본다. 생체 시계를 어떻게 맞춰야 에너지와 집중력, 명료함, 소화를 최적으로 끌어올릴 수 있는지 배울 것이다.

자연과의 단절도 문제의 원인이다. 의사가 잘 말해주지 않을지도 모르지만 햇빛에는 약 같은 효과가 있다. 비타민 D 생성을 도와줌으로써 모든 장기에 영향을 끼친다. 안타깝게도 햇빛을 충분히 받지 못하는 사람이 많다. 3장에서는 비타민 D를 얻는(그리고 최적화하는) 방법, 공기 오염의 피해를 줄이는 방법, 온도를 이용해 지방 연소와 정신건강, 심지어 알츠하이머 같은 치매 질환 위험을 관리하는 방법을 알아본다.

생각이 행동을 지시하지만 움직임은 생각을 바꿀 수 있다. 신체 단련은 노화에 따른 퇴화에 대한 회복력을 길러주므로 뇌에 주는 가장 좋은 선물이다. 현대 사회 이전에는 운동이 일상의 일부였다. 하지만 굳이 힘을 써야 할 필요가 사라진 오늘날의 생활방식은 신진대사 문제를 악화한다. 4장에서는 운동으로 근력과 근육을 단련하고 신진대사를 촉진하며 머리를 명료하게 만드는 방법은 알아본다. 초보자는 물론 상급자를 위한 구체적인 지침을 안내할 것이다.

안타깝게도 오늘날의 생활방식에는 피할 수 없는 부분도 있다. 해로운 산업 화학물질에의 노출이 그렇다. 적합성 검사를 제대로 받지도 않고 슬그머니 시중에 팔리는 독성 물질이 많다. 환경을 파괴하는 살충제와 납 성분이 들어간 페인트, 석면 단열재, 비누와 치약에 들어간 호르몬을 교란하는 방부제 등. 이런 독성 물질은 지극히 일부만 심야 뉴스 정도에 나올 뿐인데, 그것도 사람들의 건강과 환경에 심각한 영향을 끼친 뒤의 일이다.

우리 몸은 중금속 노출 과다, 그릇과 가구, 치실 등 온갖 제품에 들어 있는 무수히 많은 독소들에게 공격 대상이 된다. 이 중에는 일상에서 매일 노출되는 것도 있다. 환경연구그룹(Environmental Working Group)은 임부의 자궁에서 287가지의 산업 오염원을 발견했다. 여기에는 살충제, 난연제, 석탄과 휘발유, 쓰레기 태운 폐기물 등이 포함되었는데 모두 신경독성, 발달 장애, 심지어 암과도 분명한 연관성이 있다.

5장에서는 놀랄 준비도 해야 하지만 위험한 독성 물질을 알고 노출을 크게 줄일 수 있으니 자신감도 생길 것이다. 당신의 약 상자 속에서 득보다 실이 더 많은 약 종류를 알려주고 주방에서 흔히 볼 수 있는 식품 첨가물의 위험과 보관 방법도 살펴본다. 납과 카드뮴, 비소 같은 중금속에 대해서도 알아보고 노출을 줄이고 이미 체내에 축적된 중금속을 해독하는 방법도 알려줄 것이다.

마지막으로는 스트레스다. 스트레스 수치만큼 뇌의 에너지를 고갈시키는 것은 없다. 미국심리학협회(American Psychological Association)에 따르면 현대인의 스트레스는 해마다 최고치를 경신하고 있다. 6장에서는 의미 있는 일 찾기부터 소셜 미디어 중독 관리하기(누구나 중독되어 있다)까지 새로운 스트레스 해소법을 살펴본다. 자신은 물론 주변 사람들과의 관계를 개선해주는 명상 기법과 마인드셋 전략도 살펴볼 것이다. 매일 에너지를 재충전해주는 확실한 숙면 방법도 소개할 예정이다.

이 책은 처음부터 끝까지 순서대로 다 읽어야 하지만 건너뛰어도 된다. 책의 내용이 너무 버겁게 느껴져도 걱정할 필요는 없다. 7장에서 핵심적인 개념들을 다시 설명하고 하루 일과로 구성해 살펴보는 '계획표'를 소개할 예정이기 때문이다.

재충전, 재시동, 재건

약 40억 년 전 지구에 최초의 생명체가 등장한 후로 모든 종은 적자만이 후대에 유전자를 전달할 수 있는 자연 선택의 압박을 견뎌왔다. 생명체는 시간의 흐름과 함께 서식 환경에 의해 강해진다. 모든 유기체는—거대한 대왕고래부터 우리 입안의 미생물까지— 생존을 위해 진화 환경에 적응했다. 당신도 다르지 않다.

안타깝게도 지난 몇백 년 동안 환경은 급속도로 변화했고 지금도 여전히 맹렬한 속도로 변하고 있다. 모든 변화가 나쁜 것은 아니다. 해가 저물었다고 어둠 속에서 살아야 할 필요는 없다. 식량 공급의 산업화로 이제 굶주림은 과거만큼 큰 위협은 아니다. 화장지의 편리함에 누가 토를 달 수 있을까? 하지만 변화가 너무 많고 너무 빨라서 몸이 효과적으로 적응하고 반응하기 어렵다. 결과적으로 우리는 살찌고 스트레스 넘치고 피곤하고 아프다. 하지만 꼭 그럴 필요는 없다.

이것만은 확실하다. 뇌는 몸의 영향을 받고 몸은 우리가 어느 정도 통제할 수 있는 환경의 영향을 받는다. 이 책에서 소개하는 전략을 따른다면 암, 치매, 자가면역 같은 문제를 애초에 막을 수 있다. 이 책이 제시하는 접근법은 단 하나의 화학물질이나 생물학적 경로만 겨냥하는 기존의 의학과는 달리 전체적인 시스템을 고려해 기적과도 같이 복잡한 몸을 튼튼하게 만들어준다.

내가 이 책을 쓰게 된 이유는 건강하게 오래 사는 삶의 과학을 이해하고 실천하기 쉽게 만들기 위해서였다. 음식과 자연, 빛, 스트레스, 숙면, 앞에서 말한 끔찍한 산업 화학물질과의 관계가 어떻든 누구나 가장 좋은 삶을 살 수 있는 전략적이고 따라 하기 쉬운 지침을 알려주려는 것이다. 어머니에게 생긴 일은 되돌릴 수 없었지만 어머니 덕분에 몸과 마음 상태를 최적화해 더 오래 더 건강하게 살 기회가 생겼다. 지니어스 라이프는 누구에게나 가능하다. 그 여정을 함께 시작할 생각에 나는 무척 설렌다.

음식,
제대로
알고
먹어라

"진실은 단 하나뿐이다.
여러 '버전'이 있으면 진실이 아니다."

- 데이비드 미첼(David Mitchell)의 《클라우드 아틀라스》에서

◆

　　　　　　유전자는 선택할 수 없지만 무엇을 먹느냐는 거의 전적으로 개인의 결정이다. 그런 이유에서 음식은 노화와 싸우는 최전방이자 '지니어스 라이프'의 토대가 된다. 당신이 먹는 음식은 무기력과 신체 불쾌감, 질병 위험을 부추길 수도, 밀어낼 수도 있다. 또한 당신의 허벅지와 허리에 두툼한 지방이 얼마나 쌓이는지도 결정한다.

　요즘은 무엇을 먹거나 먹지 말라는 주장이 너무 많아 혼란스럽다. 저마다 정당한 근거까지 내세운다. 식단 연구가 약물 연구보다 힘든데도 영양학 연구는 제대로 된 지원을 받지 못한다. 과학에 어느 정도 일가견이 있는 사람들도 올바른 답을 찾기가 너무 어렵다. 어둠 속에서 쉬지 않고 움직이는 표적을 명중시켜야 하는 것과 다름없다. 건강 분야 전문가들도 식단에 대한 교육을 제대로 받지 못한다. 그런데도 건강서와 다큐멘터리는 물론 유명인사들까지 나서서 저마다 '진실은 이것이다'라고 주장하며 자신의 주장을 복음처럼 퍼뜨린다. 그뿐인가. 소셜 미디어 시대에 각종 미디어는 사람들의 관심을 끄는 효과가 확실한 파격적인 과장법에 매달린다. 정말로 도움을 원하는 사람들에게는 아무짝에도 쓸모가 없다. 혼란스러워하는 사람이 많은 것도 당연하다.

　이제는 진실과 투명성이 중요하다. 먹을거리가 넘쳐나는 세상이지만 어찌 된 일인지 대다수가 영양 결핍이다. 식품 기업은 평범한 소비자들의 무지와 연약한 의지를 노리고 신제품을 계속 내놓는다. 게다가 산업화로 주변에 독소가 득실거린다. 식당에서 주문한 음식을 만드는 데 사용되는 기름에도, 음식값을 계산할 때 받는 영수증에도 있다(해로워 보이지 않는 겉모습과 달리 영수증에는 호르몬을 망치는 화학물질이 묻어 있으며 피부로 직접 침투한다. 이에 대해서는 5장에서 자세히 살펴보자). 이런 것들이 전부 합쳐져 우리의 정신 상태를 망가뜨리고 건강한 삶으로 나아가는 길이 지뢰밭을 지나는 것처럼 아슬아슬해진다.

지금은 막막하겠지만 이 장을 다 읽을 때쯤이면 든든한 지원군을 손에 넣을 수 있다. 음식으로 건강도 잡고 최상의 컨디션을 확보하고 체중까지 관리하는 비결 말이다. 나는 최신 영양 정보를 샅샅이 뒤져서 가장 믿을 수 있고 적절한 알맹이만 전하고자 한다. 당신은 영양 결핍에서 벗어나고 원하는 몸 상태에 이를 수 있다. 무엇보다 박탈감을 전혀 느끼지 않고 음식과의 관계를 치유할 수 있다.

칼로리는 거짓말쟁이

미국인 표준 식단(Standard American Diet)에서 전형적으로 나타나는 카테고리는 가공식품이다. 정제한 곡류와 싸구려 기름으로 만들어 필수 영양소는 온데간데없는 가공식품은 에너지를 고갈시키고 뇌 기능을 해치며 당신을 살찌운다. 빵과 파스타, 그래놀라 바, 설탕이 잔뜩 들어간 간식과 음료수, 시리얼에 이르는 가공식품을 끊는 것이야말로 뱃살을 줄이는 가장 좋은 방법이다.[1]

나만 그런 건 아니겠지만 과자 한 봉지나 아이스크림 한 통을 뜯었을 때나, 좋아하는 식당에서 별로 건강하지 않은 빵을 맛보다가 중간에 멈추기 위해서는 엄청난 정신력을 요한다(보통 나는 기어코 바닥이 보일 때까지 먹어 치운다). 이런 경험이 있다면 당신은 초감칠맛(hyperpalatability)을 경험한 것이다. 가공 음식은 미각을 크게 만족시켜주므로 조금만 먹기가 거의 불가능하다. 하지만 다행히 가공 음식이 행동에 끼치는 영향은 예측할 수 있다. 당신에게만 해당하는 일이 아니기 때문이다. 이것은 현대 사회의 고유한 현상인 인터넷 포르노와 비슷하다.

다양한 카메라 각도와 환상을 부추기는 페티시, 멋지게 가꾼 몸매를 보여주는 포르노는 뇌에 커다란 흥분을 일으킨다. 넘쳐나는 포르노는 중독을 일으킬 정도가 됐다. 포르노는 취약한 뇌에 마약 같은 효과를 일으켜 '자극'에 대한 욕구가 점점 강렬해지도록 만든다. 그래서 포르노 중독자들은 '포만 메커니즘의 작동 중단', '쾌락 반응 마비', '의지 저하'[2] 같은 특징을 보인다. 어디선가 많이 들어본 것 같지 않은가? 포르노 중독은 '정신의학' 분야에서 비교적 새로운 영역이지만 신경생물학적으로 음식 중독과 매우 비슷하다.

그렇다면 어떤 재료가 들어가야 관능성의 묘사가 포르노로 바뀌고 음식이 초감칠맛으로 변할까? 포르노가 금지된 페티시와 적극적인 육체, 높은 접근성의 조합으로 만들어진다면, 음식은 제조업체가 넣는 설탕이나 지방, 소금의 맛과 질감의 조합으로 만들어진다. 설탕과 지방, 소금은 지금에야 흔하디흔하지만, 인류의 진화 역사에서 매우 오랫동안 그렇지 못했다. 불과 얼마 전까지만 해도 역사적으로 줄곧 희귀했고 생존에도 도움이 되었기에 너가 갈구하게 될 것이다.

음식 보상에 숨겨진 덫을 찾아라

음식 조합의 힘이 얼마나 위대한지 실감하고 싶다면 집에서 간단한 실험을 해보자. 두 가지 재료만 있으면 된다. 감자와 기다란 가염 버터 한 조각을 준비한다. 평소대로 감자를 굽는다. 아무것도 첨가하지 말고 반을 갈라 포크로 한입 떠서 먹는다(입천장 데지 않게 조심!). 별로 많이 먹히지 않을 것이다. 지방 없는 순수 전분이 과식을 부르는 일은 드무니까. 아예 손이 가지 않기도 한다. 이번에는 구워진 감자에 가염 버터를 바른다. 버터가 녹으면 한입 맛본다. 버터의 지방과 소금에 힘입어 갑자기 확 맛있어졌을 것이다. 물론 예상했던 결과지만 강력한 사실을 말해준다. 특정한 맛과 질감의 조합이 초감칠맛과 좀처럼 채워지지 않는 식욕으로 이어진다는 것. 이 사실을 기억하면 슈퍼마켓이나 주방에서 건강과 체중에 바람직한 선택을 할 수 있다. 음식을 버리면 안 되니까 남은 감자도 다 먹자.

초감칠맛의 정크 푸드가 슈퍼마켓 진열대를 장악하고 쇼핑 카트에 담겨 뱃살이 된다. 식품 산업에서는 살을 빼려면 "적게 먹고 많이 움직여라"라는 단순한 조언을 제시하지만 정크 푸드가 행동에 끼치는 실질적인 영향은 고려하지 않는다. 가공식품 섭취를 줄이는 것은 포르노 중독자에게 포르노를 적게 보라거나 마약 중독자에게 마약을 덜 사용하라고 말하는 것과 같다. 효과 제로다. 결국, 먹는 양을 줄이지 못해 패배자 같은 기분만 느낄 뿐이다.

미국 국립보건원(National Institutes of Health)의 혁신적인 연구에서는 가공식품이 보통 사람들의 음식 섭취 습관에 어떤 영향을 끼치는지가 확인되었다. 연구자들은 사람들을 가공식품—베이글과 크림치즈, 감자칩, 과일 주스 같은 것— 또는 잘 상하는 과일과 채소에 노출시켰다. 참여자들은 단계마다 원하는 음식을 먹을 수 있었는데 어떤 음식을 선택하는지 모두 기록되었다. 올바른 방법으로 길러져 생산된 육류와 채소처럼 가공되지 않은 자연식품을 먹을 때는 배부르게 먹는데도 별 노력 없이 체중이 줄었다(7장에서는 다양하게 고를 수 있는 여러 식품을 소개한다).[3] 반면 가공식품으로 이루어진 식단은 같은 열량에 포만감이 적었다. 대부분 지방과 탄수화물 때문에 하루 평균 508칼로리의 과잉이 발생했다. 그런 상태가 계속되면 매일 지방 1파운드(약 450그램)가 늘어난다.

매일 태우는 것보다 소비하는 열량이 많으면 체중이 는다. 하지만 초감칠맛 정크 푸드는 과식하기 쉬운 것만이 아니다. 하루의 에너지 소모에도 영향을 준다. 우리 몸은 소화만으로도 칼로리가 소모되는데 가공식품은 자연식품보다 약 두 배의 칼로리를 덜 태운다.[4] 거기에 가공식품이 불러온 채워지지 않는 배고픔이 더해지면 날씬한 허리와는 안녕이다.

사방에 뿌려져 있는 설탕

인간이 정제 설탕을 언제든지 먹을 수 있게 된 것은 비교적 새로운 현상이다. 오늘날 우리는 1년에 1인당 무려 66파운드(약 30킬로그램)의 설탕을 소비한다. 하지만 과거 수렵 채집 사회에서 단 음식은 잘 익은 과일로만 섭취할 수 있었다. 게다가 그때의 과일은 요즘 과일보다 별로 달지도 않았을 것이다. 또한 음식이 상하거나 다른 동물에게 빼앗기기 전에 마구 먹어 치워야 했을 것이다. 하지만 아이러니하게도 그로 인해 굶주림의 위험은 더 커졌다. 우리의 미각은 자연 선택으로 설계되었고 성욕만큼이나 강력한 설탕에 대한 선호가 생겼다. 전자는 종의 생존을 위해, 후자는 개인의 생존을 위해.

설탕은 지방과 단백질처럼 여러 형태를 띨 수 있다. 현대 농업은 다양한 선택권을 제공하지만 정작 우리에게 제시되는 것은 다양함에 대한 환상뿐이다. 슈퍼마켓에 진열된 식품은 대부분 밀, 옥수수, 쌀 이 세 가지를 다르게 가공한 것에 불과할 가능성이 크다. 쿠키를 구울 때 사용하는 설탕과 전혀 닮지 않은 이 곡물들을 가루로 만들어 베이글이나 빵, 그래놀라 바, 머핀, 크래커, 이제 '식사'라고 불리는 시리얼로 변신시키면 혈당에 똑같이 강력한 영향을 끼친다. 모든 곡물가루는 직접 갈아 쓰지 않는 이상 조심해야 한다. 배 속으로 들어가는 순간 당으로 분해돼 순환계에 당 쓰나미를 일으킨다.

다음은 조심해야 할 '식품'이다. 생김새는 각각 다르지만 궁극적인 형태는 당이고 최종 목적지는 혈액이라는 사실을 기억하라:

베이글, 비스킷, 빵, 번, 케이크, 시리얼, 칩, 쿠키, 크래커, 크루아상, 컵케이크, 도넛, 에너지 바, 그래놀라, 그레이비, 머핀, 펜케이크, 파스타, 피자, 프레첼, 쌀, 롤빵, 와플, 랩 샌드위치 빵.

이 식품을 먹어서 혈당 수치가 올라가면 인슐린이라는 호르몬이 췌장에서 분비된다. 인슐린은 혈당을 간과 근육의 세포로 실어날라 정상 수치로 내려준다. 인슐린이 가끔 치솟는 것은 강도 높은 운동을 한 것처럼 이로울 수 있다(4장 참고). 하지만 요즘은 곡물 샌드위치나 랩 샌드위치, 머핀, 수시로 먹는 간식은 물론이고 설탕 들어간 음료수, 과일과 과일로 만든 제품 때문에 인슐린의 과다가 너무 자주 일어난다.

세포는 다른 물질에도 그렇듯이 인슐린에도 내성이 생길 수 있다. 인슐린 저항성이 있으면 인슐린이 혈액에서 당을 효과적으로 제거하지 못하므로 오랫동안 높은 수치로 남아 있게 된다. 절대로 설탕처럼 달콤한 상황이 아니다. 체내로 들어간 당은 비활성이 아니기 때문이다. 만성적인 고혈당은 광범위한 손상을 일으킨다. 머리에서 뇌까지 염증을 일으키고 결국 혈관을 파괴해 서서히 몸을 망가뜨린다[염증의 영단어인 inflammation에 'flame(타오르다)'이 들어가는 이유가 있다. 당이 일으킨 염증은 문자 그대로 몸속을 태운다. 뒤에서 자세히 살펴보자].

그러나 고혈당 이전에 만성적인 인슐린 급등 혹은 고인슐린혈증은 수많은 문제를 초래할 수 있다. 성장 호르몬인 인슐린은 몸을 지방 비축에 유리한 환경으로 만든다. 군살이 미학적인 문제를 일으킨다면 고인슐린혈증은 다른 식으로 눈에 띈다. 남성형 대머리, 피부 변색, 노화 촉진은 모두 만성적으로 높은 인슐린 수치와 연관 있다. 가장 눈에 잘 띄는 신호는 피부에 보기 흉하게 생기는 연성섬유종일 것이다. 인슐린의 강력한 성장 효과가 몸에 나타나는 것이다.[5]

저지방, 저탄수화물, 그리고 식단 전쟁

당신이 원하는 몸과 건강을 얻는 방법에는 여러 가지가 있다. 장수 지역 블루 존(Blue Zone)에서 자유로이 장수하고 운동선수처럼 탄탄한 신체를 가진 현대 수렵 채집자들의 다양한 식단만 봐도 알 수 있다. 오키나와 같은 일부 장수 지역에서는 생선과 쌀, 덩이줄기 위주의 식단을 섭취한다. 그런가 하면 고지방 식단인데 건강한 사람들도 있다. 마사이족의 식단에는 육류와 우유, 소의 피가 들어간다. 이들의 공통점은 무엇일까? 직접 실시하는 제한적인 가공 말고는 가공되지 않은 자연식품을 먹는다는 것이다. 예를 들어, 오키나와 사람들의 저지방 식단에는 슈퍼마켓에 진열된 무지방 혹은 저지방의 가공제품이 들어가지 않는다. 원래 지방이 적은 음식을 먹는다.

이런 이유에서 나는 평범한 사람이라면 누구나 혈당 변동성(ex. 혈당 급증)을 최소화하고 영양소 밀도는 최대화하는 식단을 어렵지 않게 추구할 수 있으리라 생각한다. 섬유질 풍부한 채소, 당분 함유량이 적은 과일(아보카도, 감귤류, 베리류), 올바른 방법으로 생산된 단백질(지방이 풍부한 생선, 목초 먹은 소고기, 자연 방목한 돼지고기와 달걀, 일정 시간 풀어놓고 키운 닭고기), 엑스트라 버진 올리브 오일 같은 지중해식 지방을 마음껏 먹어라. 가공식품은 피해야 한다. 빵, 파스타, 곡류, 씨 오일류(seed oil), 그리고 그래놀라나 프로틴 바처럼 '몸에 좋다고' 주장하는 제품 말이다. 이렇게 하면 세포에 강력한 영양이 공급되고 칼로리를 계산할 필요 없이 자연스럽게 배고픔을 조절할 수 있다.

인슐린 분비 증가는 지방 연소 능력이 차단된다는 뜻이기도 하다.[6] 우리 몸은 탄수화물을 먼저 소모하고 지방을 아끼려는 경향이 있다. 축적된 지방을 보존해 기나긴 겨울을 이겨내려는 절약 행위다. 하지만 지방을 태우는 건 몸매에 신경 쓰는 사람에게만이 아니라 건강에 이로운 과정이다. 몸의 여러 조직은 기회만 주어진다면 기꺼이 지방을 연료로 사용하고자 한다. 하지만 오늘날 우리 몸의 지방 연소 능력은 쉽게 소화되는 싸구려 탄수화물 과잉 식단에 장악당했다.

예를 들어, 심장 근육은 지방 연소를 좋아한다. 약 40~70퍼센트의 에너지를 지방에서 가져오도록 설계되었다.[7] 뇌에 필요한 에너지도 대부분(최대 60퍼센트) 지방에 의해 제공된다. 지방산은 간에 의해 케톤체 혹은 케톤이라고 하는 화합물로 변한다. 케톤은 종종 '초연료(super fuel)'라고 불린다. 수동적인 에너지 전구체가 아니기 때문이다. 케톤이 혈중에 존재하면(케토시스) 신경전달물질 GABA의 분비를 증가시켜 뇌에 진정 효과를 일으킨다. 케토제닉 식단이 뇌전증을 치료한다고 생각되는 이유이기도 하다. 알츠하이머 환자의 기억력 향상에 효과가 있을지 모른다는 연구 결과도 나오고 있다.

케톤은 BDNF(뇌유래신경영양인자, Brain-derived neurotrophic factor)를 비롯한 다른 강력한 화합물의 분비도 촉진한다. 이 기적의 성장제(Miracle-Gro) 단백질인 BDNF에는 노화 방지 효과가 있어서 뇌의 기억 센터인 해마에 새로운 세포를 만든다. BDNF 감소가 알츠하이머 같은 병은 물론 우울증 같은 증상과도 관련 있다는 것은 놀라운 일이 아닐지도 모른다(4장에서 자세히). BDNF 수치가 올라가면 케톤이 뇌의 신경 가소성을 도와줄 수도 있다. 뇌가 노화에 탄력적으로 대처할 수 있게 되는 것이다. 마지막으로 케톤은 알츠하이머, 파킨슨병, 자폐증, 뇌전증, 심지어 노화를 비롯해 여러 신경성 질환을 일으키는 산화 스트레스를 진정시킨다고 알려졌다.

FAQ

Q: 항상 케토시스 상태여야 할까?

A: 특정한 신경성 질환은 24시간 내내 이어지는 케토시스 상태를 정당화하기도 할 것이다. 그러나 일반적으로 24시간 케토시스는 불필요하며 최적이 아닐 수도 있다. 단식이나 케토제닉 상태에서는 세포가 집 안 청소를 시작한다. 오래되고 지친 단백질과 세포소기관, 심지어 세포가 재활용되는 자가포식작용(autophagy)을 흉내 낸다. 하지만 식후의 생리도 중요하다. 회복과 보호, 재건과 관련 있다. 최적의 건강 상태를 위해서는 매일, 매주, 매 계절 균형이 맞춰져야 한다. 다음 장에서 설명하겠지만, 설탕과 곡물의 섭취량을 최소화하고―특히 가공식품― 운동과 단식까지 더하면 신진대사의 유연성이 촉진되어 간헐적인 케토시스가 허용된다. 채소와 제철 과일을 두려워하지 마라. 탄수화물도 먹을 수 있다. 4장에서 이런 식품으로 에너지 수치를 올리는 방법을 알려주겠다.

케톤으로 알츠하이머 같은 병을 치료하는 연구를 했고 역시 어머니의 병이 평생 연구의 동기로 작용한 유전학자 샘 헨더슨(Sam Henderson)은 이렇게 적었다. "고탄수화물 식단으로 (케톤 생산이) 억제되는 것은 현대 식단의 가장 해로운 측면일 것이다." 곡물 기반의 식단과 당분을 가끔만 섭취하면 인슐린이 감소하고 몸에 축적된 당이 고갈되므로 지방을 연소하고 케톤을 생성하는 기계의 스위치가 켜져서 케톤 생산에 따르는 여러 혜택을 누릴 수 있다.

변질된 지방

역사적으로 귀중했던 영양소는 당만이 아니다. 인간의 뇌는 지방도 갈망한다. 우리가 마블링 들어간 고기나 커피에 크림을 넣는 것을 선호하는 것에서도 분명히 알 수 있다. 지방은 음식에 크림처럼 부드러운 느낌을 더해 맛이 혀에 오래 남게 해준다.

예전에는 지방에 영양소가 가득했다. 달걀, 견과류, 지방이 든 과일, 야생 사냥감의 살과 내장, 생선은 지용성 비타민과 무기질, 그리고 오메가3와 오메가6 같은 필수지방산을 풍부하게 제공했다. 이런 영양소에의 접근이 조리의 시작과 함께 현대 인류의 뇌에 필요한 원료를 공급했다고 알려진다. 결과적으로 오래전부터 지방이 들어 있는 자연식품에 대한 선호가 발달하게 되었다. 역시나 그 사실을 놓칠 리 없는 현대 사회는 정크푸드를 만들어 대중에 팔았다.

오늘날 주요 지방 공급원은 동물과 동물성 식품이지만 현대의 가축은 조상들의 사냥감과 똑같은 영양적 가치를 제공하지 않는다. 우선은 종류부터가 다른 동물이다. 소만 해도 들소의 후손을 의도적으로 사육한 것이고 1만 년 정도밖에 거슬러 올라가지 않는다(인간이 해부학적으로 근대인이 된 것은 20만 년밖에 되지 않았다). 소는 자연 방목으로 소가 선호하는 풀을 먹어야만 야생의 사냥감과 비슷한 영양소가 생긴다. 오늘날의 인공 식단은 가축의 포화지방 비율을 높일 뿐만 아니라 건강에 필요한 영양소는 덜 축적되게 만든다.

포화지방: 뭐가 문제일까?

지난 50년 동안 미디어에서는 포화지방을 비방하느라 바빴지만 아주 간단하면서도 중요한 사실을 잊어버렸다. 지방이 들어 있는 건강한 식품에는 이미 자연적으로 포화지방이 들어 있다는 사실이다. 생 견과류, 씨앗, 엑스트라 버진 올리브 오일, 카카오, 아보카도, 심지어—최고의 자연식품이라고 할 수 있는— 모유까지 상당량의 포화지방이 들어 있다. 일부 포화지방은 세포의 에너지 발전소 미토콘드리아의 기능을 개선해주는 스테아르산 같은 유익한 특징을 지니고 있음이 밝혀졌다.[8] 고맙게도 스테아르산은 다크 초콜릿과 목초 먹인 소고기의 지방에 풍부하다.

하지만 건강한 식단일수록 이런 지방이 적게 들어 있다는 사실도 짚고 넘어가야 한다. 자연 방목 소고기나 자연산 연어처럼 제대로 길러진 동물 제품에는 유익한 지방이 양식보다 적게 들어 있다. 전체 인구의 약 25퍼센트가 지닌 ApoE4 대립 유전자(allele) 같은 특정 유전자를 가진 사람이 포화지방을 많이 섭취하면 콜레스테롤 문제에 취약해진다는 예비 연구 결과도 있다.[9] 일반적으로 자연 방목 소고기나 자연산 연어 같은 비가공 자연식품에 포함된 포화지방을 제한할 필요는 없지만 늘 그렇듯 개인적인 실험이 중요하다.

오메가3 지방 도코사헥사엔산(DHA)과 에이코사펜타엔산(EPA)은 가공식품의 피해자다. 주로 생선의 지방, 방목한 소고기, 자연방사란에 들어 있다. 이런 식품을 많이 먹지 않으니 DHA와 EPA 지방이 충분히 섭취되지 못한다. 왜 문제가 될까? DHA는 건강한 세포막의 중요한 성분이고 세포가 에너지와 그 밖의 중요한 입자를 받게 해준다. 뇌에는 안정적인 감정과 명료한 기억력을 뜻할 것이다. 근육 세포는 연료에 더 빠르게 접근할 수 있다. 주로 DHA에 함께 딸려오는 EPA는 면역계와 심혈관계는 물론 지방 연소와 근육 생성 능력을 돕는다.

오메가3 섭취가 감소한 것뿐 아니라 우리는 역사상 그 어느 때보다도 오메가6 지방을 많이 섭취하고 있다. 오메가6는 오메가3와 비슷한 정도로만 필요한데 적어도 열 배는 더 많이 먹는다. 곧 살펴보겠지만 심각한 결과로 이어질 수 있다. 오메가6는 곡물 사료 먹인 소고기, 양식 생선, 카놀라유나 옥수수유, 대두유 같은 인위적인 기름과 수상쩍은 '식물성' 기름에 많이 들어 있다. 이 기름은 현대인의 칼로리 섭취에서 매우 큰 부분을 차지한다. 20세기 초만 해도 섭취량이 거의 0이었다(당시 대두 산업은 대두유 사용이 약 2,000퍼센트 증가하는 기쁨을 누렸다). 다음은 피해야 할 기름들이다:

카놀라유, 홍화씨유, 옥수수유, 콩기름, 면실유, 해바라기유, 포도씨유, '식물성' 기름, 미강유.

이런 기름이 버터나 수지(소나 양에서 채취한 기름—옮긴이), 심지어 엑스트라 버진 올리브 오일(약 15퍼센트가 포화지방) 같은 전통적인 지방보다 건강에 유익하다는 주장을 퍼뜨리는 데 수십억 달러가 사용된다. 우리 가족도 여기에 속아 넘어간 수많은 사람들 중 하나였다. 이런 기름에는 포화지방이 없어서 콜레스테롤 수치가 내려간다.[10] 그러나 콜레스테롤 '문제'가 해결됨으로써 사실은 무수히 많은 문제가 생겨난다. 치매와 암, 심장 질환 같은 현대인의 질병이 다수 발생할 수 있다.

할머니, 할아버지가 왜 카놀라유를 쓰지 않았는지 궁금하지 않은가? 몇십 년 전까지만 해도 카놀라유를 만드는 화학 공장이 없었기 때문이다. 무맛의 다목적 기름 카놀라유, 옥수수유, 콩기름은 부식성 화학 용매제를 사용하는 산업 공정을 거쳐 만들어진다. 생산 과정에서 지방이 손상되어 자연식품 형태에서 발견되는 항산화 물질의 보호를 받지 못한다. 그래서 산화라는 화학적 손상이 일어난다. 이는 이런 기름의 저장과 운송, 조리 과정 내내 진행된다. 저녁 식탁에 오를 때쯤에는 접시에 놓인 좀비나 다름없다. 연구에서는 먹는 것이 곧 자신이라는 말이 확인되었다. 지난 50년 동안 성인의 지방 세포에 리놀레산—해로운 기름에 들어 있는 오메가6— 수치가 136퍼센트 증가했다.[11] 하지만 이런 기름의 종착역은 지방 조직만이 아니다. 혈액 입자인 지방단백질(lipoprotein)에도 합쳐지기 쉽다. 지방단백질의 한 종류로 종종 '나쁜' 콜레스테롤이라고 불리는 LDL은 들어보았을 것이다. 지방단백질은 손상된 지방이 끌어당기면 자신도 모르게 운반책이 되어 죽상경화증이나 염증 같은 문제를 일으킨다. 이 입자는 적어도 처음에는 해가 없다.

수렵 채집 시대에 염증은 면역계에 구명 기능을 했다. 병원균의 위협(즉, '나쁜' 박테리아 때문에 생기는 전염 질환)으로부터 보호해주거나 다친 신체 부위의 치유를 도와주었다. 지금도 염증은 우리를 건강하게 해준다. 하지만 염증은 절대로 유순하지 않다. 부수적 피해를 남긴다. 염증이 일시적이면 치유가 일어날 수 있다. 베이거나 긁히거나 멍든 상처나 가끔 일어나는 감염이 그런 식으로 낫는다. 오늘날 우리의 면역계는 앞에서 말한 위협에 대한 반응이 아니라 음식에 대한 반응으로 계속 활성화되어 있다.

화학적으로 변이된 지방은 정맥을 흐르며 우리 몸의 경찰—면역 세포—을 결집해 액션 영화 같은 추격전을 벌이게 하여 혈관 내벽부터 눈과 뇌의 뉴런까지 사방을 파괴한다.[12] 시간이 흐를수록 면역 반응은 노화를 가속화하고 알츠하이머, 관상동맥 질환 같은 병이 일어나기 쉬운 조건을 만든다. 이 난리는 거기에서 끝나지 않는다. 염증은 DNA를 이루는 유전자 가닥, 세포의 생명 주기를 작동시키는 암호를 파괴할 수도 있다.[13] 이러한 악의적인 과정(방사능이나 자외선 등에 노출되어도 일어난다)이 종양이 생기는 초기 원인인 것으로 밝혀졌다.[14] 인간이 걸리는 암의 적어도 25퍼센트가 만성 염증 때문이라고 알려진 건 놀라운 일이 아닐지도 모른다.[15]

다행히 우리에게는 손상을 인식하고 바로잡아 주는 효소의 도움으로 DNA를 치료할 장비가 있다. 하지만 애로사항도 있다. 이 일꾼 화학물질이 제대로 임무를 수행하려면 올바른 영양이 공급되어야만 한다. 현재 미국인의 90퍼센트가 적어도 비타민이나 미네랄 중 하나는 결핍이다. 손상된 DNA를 고치는 데 필요한 재료가 부족한 셈이다.

DNA를 지키고 고치는 마그네슘

마그네슘은 건강을 위해 비교적 많은 양을 섭취해야만 하는 무기질이다. 수많은 효소 작용의 공통적인 요인이라서 몸 이곳저곳에 필요하다. 마그네슘의 주요 임무는 DNA를 복구하는 것이다. 약 50가지에 달하는 DNA 복구 효소가 전부 마그네슘을 필요로 한다.[16] 약 2,500명의 유전자와 식단을 살펴본 연구에서는 마그네슘 섭취량이 적으면 DNA 복구 능력이 떨어지고 폐암 위험이 큰 것으로 나타났다.[17] 안타깝게도 전체 인구의 절반이 마그네슘을 충분히 섭취하지 않는다. 하지만 마그네슘은 쉽게 섭취할 수 있다. 시금치나 근대 같은 녹색 채소와 아몬드, 씨앗류, 다크 초콜릿이 가장 대표적인 마그네슘 식품이다.

트랜스 지방은 또 다른 유형의 지방이다. 가장 흔히 섭취되는 형태의 트랜스 지방은 뇌와 몸에 직접적인 손상을 일으킬 수 있다. 가장 잘 알려진 공급원은 경화유다. 경화유는 상온에서 고체 상태가 유지되도록 곡물과 씨앗류 기름에 화학적 변화를 가해 만드는 변이된 기름이다. 경화유는 오래전부터 땅콩버터와 채식주의자용 치즈 스프레드, 빵류, 아이스크림에 부드러운 질감을 내는 데 사용되었다. 하지만 이 지방은 겨울의 잭 토렌스(Jack Torrance)만큼 하나도 친절하지 않다. 친염증성이 강해 조기 사망, 심장 질환, 기억력 감퇴의 위험을 높인다. 최신 연구 결과에 따르면 전신을 순환하는 트랜스 지방의 수치가 높을수록 알츠하이머 같은 치매 위험이 커진다.[18] 다행히 경화유는 FDA에 의해 금지되었지만 트랜스 지방은 여전히 현대인의 식단에 도사리고 있다.

카놀라유와 옥수수유, 콩기름, 수상쩍은 '식물성' 기름을 포함해 곡물과 씨앗류 기름은 모두 탈취 과정을 거친다. 이는 아무런 맛과 냄새가 없게 만드는 중요한 생산 공정이다. 쓰거나 불쾌한 맛의 기름을 최대한 단조롭게 바꿔준다. 싸구려 기름으로 샐러드드레싱부터 그래놀라 바까지 온갖 제품을 만들 수 있으니 제조업체들이 좋아할 수밖에 없다. 거의 모든 식당에서 튀기거나 볶을 때 사용하고 귀리와 쌀 같은 곡물로 걸쭉하고 부드러운 '우유'를 만들 때도 사용된다. 이런 기름은 다음을 비롯해 수많은 제품에 들어 있다:

기름으로 구운 견과류, 말린 과일, 시판 샐러드드레싱, 시리얼 제품, 마요네즈, 시리얼 바, 식당의 튀기거나 볶은 음식, 유제품이 함유되지 않은 우유 대용품, 소스, 즉석조리 식품이나 샐러드 바, 그레이비, 곡물 제품, 피자, 닭고기 요리, 파스타, 올리브 오일 혼합.

이 식품들이 무맛의 ─탈취─ 기름과 합쳐지는 과정에서 적지만 결코 무시할 수 없는 트랜스 지방이 만들어진다. 하지만 이 사실은 영양성분포에서 찾아볼 수 없다. 트랜스 지방은 1회 제공량당 0.5그램 이상부터 표시하게 되어 있기 때문이다. 트랜스 지방 0이라고 주장해도 "사실상 모든 식물성 오일(그리고 식물성 기름이 함유된 모든 식품)에는 소량의 트랜스 지방이 들어 있다"라고 하버드 T. H. 찬(T. H. Chan) 공공보건 대학원 영양학 겸임 부교수 가이 크로스비(Guy Crosby)는 말했다. 보통 사람이 카놀라유 같은 식물성 기름을 하루 평균 20그램씩 섭취하니 트랜스 지방 섭취도 상당하다. 인위적인 트랜스 지방의 섭취량에는 절대로 안전한 수치가 없다.

안전하고 건강한 지방을 원한다면 자연식품으로 먹어야 한다. 제대로 된 방법으로 생산된 육류와 동물성 제품, 견과류, 올리브나 아보카도처럼 지방이 함유된 과일 말이다. 음식을 조리할 때든 뿌려 먹을 때든 가정에서 주로 사용하는 기름은 엑스트라 버진 올리브 오일이—인류는 8,000년 전부터 압착 올리브 오일을 먹었다— 되어야 한다.[19] 소고기는 100퍼센트 목초를 먹고 자란 것, 돼지고기와 달걀은 자연 방목한 것(달걀은 오메가3가 강화된 것도 괜찮다), 생선은 자연산, 닭고기는 항상 철창에 넣고 사육하지 않은 것으로 먹는다. 가격이 더 비쌀 수 있지만 지역 농산물을 이용하거나 인터넷에서 대량 구매하면 비용을 줄일 수 있다. 병에 걸리면 더 큰 비용을 치러야 한다는 사실을 기억하자.

Q: 추천해준 식품은 정말 훌륭하지만 감당할 형편이 안 된다.

A: 보통은 건강에 좋은 식품일수록 더 비싸다고 생각하지만 계획을 조금 세운다면 더 저렴할 수도 있다. 디킨대학교(Deakin University)의 푸드앤드무드센터(Food and Mood Centre)는 가공식품으로 이루어진 식단에서 자연식품 식단으로 바꾸면 식품비를 19퍼센트 줄일 수 있다는 사실을 발견했다.[20] 여기 몇 가지 팁이 있다.

◆ 타협 불가능한 품목으로 쇼핑 목록을 짧게 만들어라. 채소와 과일, 달걀, 견과류, 방목한 닭고기, 목초 먹인 소고기, 엑스트라 버진 올리브 오일, 인스턴트 제품과 음료수, 브랜드 제품 같은 비필수 식품은 줄인다.

◆ 재료를 줄여라. 맛있고 건강에도 좋은 지중해식 요리는 '적을수록 더 좋다(less is more)'라는 원칙을 따른다. 값비싼 소스와 양념을 줄이고 품질 좋은 엑스트라 버진 올리브 오일과 소금, 후추, 마늘 같은 기본 양념만 사용한다. 이 네 가지 기본 양념만으로도 놀랄 만큼 맛있는 요리가 만들어진다. 구체적인 설명은 마지막 장에 덧붙였다.

◆ 스테이크 대신 목초 먹인 간 소고기와 양고기를 산다. 간 고기가 더 저렴하다. 가격 대비 훌륭한 영양소를 섭취할 수 있다. 소가 무엇을 먹는지가 지방의 품질을 좌우한다. 목초 먹인 소고기를 구하기가 어렵다면 살코기나 간 고기를 산다.

◆ 가금류는 통째로 사라. 미국에서는 닭가슴살 부위가 닭이나 칠면조 한 마리보다 1파운드당 두 배 가까이 비싸다. 닭 한 마리를 해체하는 방법을 익혀서 부위별로 나눠 보관한다. 시간이 없다면 저렴한 허벅지살과 다리를 구매한다.

◆ 냉동도 괜찮다! 냉동 제품도 신선 제품만큼 영양가가 있다. 다만 엽산 같은 일부 영양소는 시간이 흐르면 사라질 수 있다.[21] 신선 제품과 냉동 제품을 섞어서 사용한다.

◆ 대용량으로 사라. 목초 먹인 소고기와 자연산 생선, 과일과 채소 등을 살 때 도매 슈퍼마켓이나 온라인 냉동 제품 업체를 이용한다.

◆ 유기농이 언제 중요한지 알아야 한다. 모든 식품을 유기농으로 살 필요는 없고 '껍질'을 먹는 제품만 유기농으로 산다. 예를 들어, 아보카도와 감귤류 과일은 괜찮지만 베리류, 토마토, 사과, 잎채소, 피망은 유기농으로 사야 한다(208~209쪽 참고).

소금보다 나트륨 줄이기

인스턴트 가공식품에 들어가는 재료 중에서 소금은 뇌가 가장 맛있어하면서도 문제 많은 세 번째 재료일 것이다. 소금에 함유된 주요 무기질인 나트륨은 건강을 위해 비교적 많은 양이 필요하다. 건강한 뇌 기능을 위해 기본적으로 필요하고 나이 든 사람은 나트륨 수치가 낮으면 건강해도 인지력 저하가 나타날 수 있다.[22] 실제로 심각한 나트륨 결핍은 치매처럼 보여지기도 하는데 이는 저나트륨혈증이라는 치료 가능한 증상이다. 나트륨은 땀과 소변으로 가장 쉽게 잃는 전해질이기도 해서 커피를 마시거나 격렬한 운동을 했을 때는 꼭 채워주어야 한다(격렬한 운동이 필요한 이유는 4장 참고).

미국심장협회(American Heart Association)는 하루에 소금을 1.5그램 이상 섭취하지 않는 것이 건강에 좋다고 권고한다. 정부가 지원하는 고혈압 개선 식단 DASH에서도 소금 섭취를 줄이라고 한다. 슈퍼마켓에만 가봐도 수많은 가공식품이 자랑스럽게 '저나트륨'을 외친다. 그러면 정제 곡물과 건강에 해로운 기름 성분이 만회되기라도 하는 것처럼 말이다.

최근 연구들은 소금이 건강에 해롭다는 개념에 의문을 던진다. 9만 4,000명을 대상으로 한 연구에서는 나트륨 섭취량이 적을 때 심장 질환 위험이 가장 크고 하루 5그램 이상 섭취해도 위험이 커지지 않는다는(위험성이 커져도 칼륨 섭취를 늘려 나트륨이 혈압에 끼치는 영향의 균형을 잡아주면 사라졌다) 결과가 나왔다.[23] 연구자들은 심혈관계연구재단(Cardiovascular Research Foundation)과의 인터뷰에서 "(나트륨) 하루 약 3~5그램 섭취가 위험을 낮추는 가장 적절한 양이다"라고 말했다.

FAQ

Q: 칼륨은 어떤 음식에 들어 있나?

A: 칼륨이 들어 있는 음식으로는 바나나가 가장 유명하지만 바나나는 칼륨의 왕이 아니다. 아보카도, 겨울 호박, 고구마, 방울다다기양배추, 비트, 시금치, 연어(의외겠지만)도 최고의 칼륨 식품이다. 연어 6온스(약 170그램)에는 중간 크기 바나나의 절반, 중간 크기 아보카도의 약 두 배에 해당하는 칼륨이 들어 있다.

솔직히 미국인의 평균 나트륨 섭취량은 이미 충분하다. 하지만 현대인의 식단에서 소금은 대부분 인스턴트 가공식품에서 나온다. 전혀 그럴 것 같지 않은 식품에도 나트륨이 엄청나게 들어 있다. 절인 고기나 짠 간식거리가 주범이라고 생각했다면 틀렸다. 질병통제예방센터(Centers for Disease Control and Prevention)에 따르면 미국인의 식단에서 나트륨 함량이 가장 높은 음식은 빵과 롤이다. 이 식품들은 1일 소금 섭취량의 약 75퍼센트를 차지한다. 자연적이지 않은 나트륨 추출물이 보존제나 맛을 강화하기 위해 사용된다.[24]

하지만 소금 함량뿐만 아니라 식품 자체도 문제다. 나트륨이 많이 든 식품을 식단에서 없애버리면 음식에 소금이 추가되어도 걱정할 필요가 없다. 실제로 소금의 가장 큰 장점은 건강에 좋지만 매우 밋밋한 브로콜리나 방울다다기양배추, 호박 같은 채소를 좀 더 맛있게 해줄 수 있다는 것이다.

FAQ

Q: 가장 건강에 좋은 소금은 무엇일까?

A: 오늘날 식탁 소금(table salt)은 순수 염화나트륨(NaCl)을 비자연적으로 증류해 요오드와, 요오드의 안정화를 위해 넣는 소량의 설탕, 응고 방지제가 합쳐진 것이다. 좀 더 자연적인 소금을 찾아 가공 소금에서 순수 바다 소금으로 바꾼 사람들이 많지만 시중에서 파는 바다 소금은 점점 더 심해지는 바다 오염으로 인해 미세플라스틱에 오염된 경우가 많은 것으로 밝혀졌다(플라스틱의 해로움은 5장 참고). 최고의 소금은 가공을 적게 하고 자연 그대로의 원천에서 나온 소금이다. 한 예로 84가지 무기질과 칼슘, 마그네슘, 칼륨, 구리, 철 같은 미량 원소가 들어 있는 히말라야 핑크 소금이 있다. 이 소금을 사용한다면 요오드를 적당히 섭취해주기만 하면 된다(칠면조, 새우, 해조류에 많이 들어 있다).

가공식품이 흔해지기 전, 식탁 소금이 등장하기 전에는 충분한 나트륨 섭취가 중요한 문제였다. 동물과 채소의 조직에는 나트륨이 들어 있어 섭취 시 나트륨을 얻을 수 있지만 농도가 낮다. 따라서 수렵 채집으로 살아가던 조상들의 나트륨 섭취량은 현대인의 4분의 1 정도밖에 되지 않았다. 고대 로마에서는 병사들이 소금을 봉급으로 받았을 정도로 소금이 매우 귀중한 상품이었다고 전해진다. 오늘날 '소금만 한 가치도 없다'

라는 표현은 커다란 모욕이다. 봉급을 뜻하는 salary는 salt(소금)의 원조 단어인 sal에서 유래했다.

단백질부터 먹기

네덜란드의 화학자 게르하르트 요하네스 멀더(Gerhard Johannes Mulder)는 1838년에 모든 유기체에서 질소가 풍부한 서로 비슷한 화합물이 다량 발견된다는 사실을 확인했다. 그는 이 기본적인 구성 요소에 [동료 존스 제이컵 베르젤리우스(Jons Jacob Berzelius)의 도움으로] '가장 중요한 것'이라는 그리스어 proteios를 본뜬 이름을 붙였다. 이것이 바로 기본적인 화학 구조 단백질(protein)이다.

단백질은 우리 몸의 구조와 그 안에서 작동하는 수많은 일꾼 화학물질(호르몬, 효소 등)의 원자재 역할을 한다. 이는 세상을 살아갈 힘과 활력을 주는 근육을 만드는 데 필요하며, 뇌의 중요한 전달자 역할을 하는 세로토닌과 도파민 같은 신경전달물질의 중추 역할을 한다. 또한 HDL과 LDL 같은 지방단백질의 형태로 다양한 지방과 영양소를 온몸에 보내는데 사용된다. 둘 다 단백질이 있어야만 제대로 작동한다.

단백질은 지방, 탄수화물과 함께 식단에서 매우 중요하며 대량영양소에 속한다. 즉, 우리 몸에 꼭 필요하다. 단백질은 반드시 음식으로 섭취해야 하는 영양소 중 하나다. 다행히 단백질 식품은 소고기, 닭고기, 생선, 달걀, 콩과 식물 등 찾기 쉽다. 그런데 하루에 단백질을 얼마나 먹어야 할까? 하루 권장섭취량(RDA)은 체중 1킬로그램당 0.8그램이다(혹은 체중에서 지방량을 제외한 제지방 체중 1파운드당 0.36그램). 하지만 이 수치는 단백질 결핍을 막기 위한 것이지 최적의 건강을 위한 것이 아니며 지난 70년 동안 바뀌지도 않았다. 최근 연구에 따르면 고칠 필요가 있다.[25]

오늘날 성인 대부분은 단백질을 RDA보다 조금 더 섭취하는 정도지만 일각에서는 "단백질을 너무 많이 먹는다"라는 주장도 있다. 그러나 최근 무작위로 통제된 시험을 메타 분석(연구결과를 연구하는 것)한 결과에 따르면 단백질 섭취를 더 늘리는 것이 이상적이다. 〈영국 스포츠의학 저널(British Journal of Sports Medicine)〉에 실린 그 연구에서는 웨이트 트레이닝을 하고 RDA의 세 배 혹은 제지방 체중 1킬로그램당 1.6그램을 섭취한 여러 연령대의 성인은 근력이 통제 그룹보다 10퍼센트, 근육량이 25퍼센트 증가했다.[26]

근육량이 가져오는 효과는 절대로 과장할 수 없다. 근육이 많으면 몸이 허약해지는 것을 막을 수 있다. 또한 과잉 섭취한 탄수화물을 처리하는 메커니즘을 제공한다. 이동성과 균형 감각을 촉진하고 뼈가 튼튼해지고 인슐린 감수성이 커지고 염증 수치가 줄어든다. 자신감을 올려주고 기분도 개선해준다. 뇌의 신경 퇴화를 피할 수 있게도 해준다. 50세 이후로 10년마다 근육량이 3~5퍼센트 줄어든다는 사실을 잊으면 안 된다. 근육의 성장과 유지를 도와주는 단백질을 충분히 섭취해 우리는 이 소중한 조직을 잘 관리해야 한다(운동 계획은 4장 참고).

단백질 식품

식품	단백질 함량
달걀(1개)	6그램
닭가슴살(6온스, 조리)	50그램
간 소고기, 80퍼센트 살코기(6온스, 조리)	42그램
자연산 언어(6온스, 조리)	42그램
새우(4온스, 조리)	24그램
렌틸콩(2분의 1컵, 조리)	9그램
검은콩(2분의 1컵, 조리)	7.5그램

하루 단백질 섭취량을 알아보려면 체중을 봐야 한다. 군살이 많다면 목표 체중을 대신 활용한다. 1킬로그램당 1.6그램 혹은 1파운드당 0.7그램을 곱한다(더 자세한 권고사항은 다음 박스 참고). 비교적 군살 없는 135파운드(약 60킬로그램)라면 하루 단백질 섭취량이 95그램이어야 한다.

단백질을 언제(왜) 제한해야 하는가

건강한 사람에게 단백질 섭취 과잉은 걱정할 일이 아니다. 그리 자주 있는 일이 아니기 때문이다. 단백질은 포만감이 높아서 고단백질 식품은 스스로 제한이 이루어진다. 생각해보라. 최근에 생선이나 닭가슴살을 잔뜩 먹은 것이 언제인가? 고단백질 식단은 신장 기능이 정상인 사람에게는 안전하다고 입증되었지만 신장 질환이 있다면 섭취를 제한하는 것이 현명할 수도 있다.[27] 단백질은 특정 성장 인자를 증가시키므로 앞에서 말한 원칙에 더하여 웨이트 트레이닝을 해주는 것이 좋다 (4장 참고). 웨이트 트레이닝이 불가능하거나 전반적으로 건강을 관리하고 싶다면 제지방 체중 1킬로그램당 1.2~1.6그램(혹은 1파운드당 0.54~0.7그램)이 하루 단백질 섭취량으로 적당하다.[28]

단백질은 근육을 튼튼하게 해주는 것 외에도 식욕을 제어해 날씬하고 건강한 몸매를 유지하게 해준다. 단백질 섭취가 부족하면 탄수화물과 지방을 더 먹게 된다. 이러한 현상은 단백질 지렛대 가설(protein leverage hypothesis)이라는 개념으로 설명할 수 있다. 단백질의 최소 필요량이 충족될 때까지 음식을 먹게 된다는 것이다.[29] 음식 섭취에 관한 연구에 따르면 단백질은 가장 포만감이 큰 대량영양소로 지방, 탄수화물보다 음식 섭취는 물론 칼로리 섭취도 억제한다.[30] 배고픔을 억제하고 싶은가? 지방을 제거하지 않은 그리스 요구르트나 설탕이 들어가지 않은 육포, 생선 통조림 등 단백질이 풍부한 간식을 먹고 단백질 지렛대 가설이 작동하는 것을 지켜보자.

단백질 식품은 기초대사율을 높여 지방을 태우는 데 도움을 준다. 이것을 식이성 열 효과(thermic effect of feeding) 혹은 TEF라고 한다. 소화는 비교적 노동 집약적인 과정이라 무엇을 먹든 칼로리 소비가 늘어난다. 하지만 음식마다 대사 과정에서 연료로 소모되는 칼로리 비중은 다르다. 가공식품은 열 효과가 가장 적은 반면, 단백질이 풍부한 식품은 가장 높다. 실제로 단백질로 소비하는 열량의 20~30퍼센트가 소화 과정만으로 연소된다.[31] 이것은 잘 알려진 단백질의 배고픔 억제 효과와 함께 단백질 섭취만 늘려도 자연스럽게 살이 빠지는 이유를 설명해준다.

FAQ

Q: 과잉 단백질은 당으로 변할까?

A: 저탄수화물 혹은 케토제닉 식단 마니아들은 과잉 단백질이 당으로 변할까 봐 두려워한다. 뇌에는 당도 필요하다. 앞에서 살펴보았듯 케톤으로는 뇌에 필요한 에너지를 60퍼센트밖에 채우지 못한다. 남은 단백질을 처리하고자 당신생(gluconeogenesis)이라는 과정이 일어나 단백질이 당으로 바뀐다. 당신생이 없으면 케토제닉 식단으로는 살아남지 못할 것이다. 다행히 당신생은 수요 주도형 과정이라 필요에 의해서만 일어난다. 건강한 사람들을 대상으로 한 연구에서는 고단백질 식사가 혈당을 크게 올리지 않는다는 결과가 나왔다.[32] 단백질을 많이 먹으면 혜택이—제지방 체중 유지, 신진대사 촉진, 식욕 억제— 부정적인 영향보다 훨씬 더 크다.

단백질은 인간의 가장 관능적인 기관, 뇌도 보호해준다. 〈알츠하이머 저널(Journal of Alzheimer's Disease)〉에 실린 연구에서는 단백질을 많이 섭취한 사람일수록 뇌와 뇌척수액의 아밀로이드 베타 단백질이 적은 것으로 나타났다.[33] 이것은 알츠하이머 환자의 뇌에 침착되는 플라크의 주성분이다. 건강한 인지 기능을 지닌 약 1,000명을 살펴본 이 연구에서는 용량 반응의 반비례가 분명히 언급되었다. 단백질 섭취가 많을수록 뇌에 아밀로이드 단백질이 쌓일 가능성이 적다는 것이다. 그것이 단백질 자체 때문인지 고단백질 섭취가 건강에 해로운 친염증성 식품의 섭취를 줄여주기 때문인지는 여전히 의문으로 남아 있다.

단백질 섭취량을 늘릴 때는 모든 단백질이 똑같이 만들어지지 않는다는 사실을 기억해야 한다. 현대인은 가축의 근육 조직만 소비하고 콜라겐 성분이 풍부한 부위(주로 개와 고양이 사료에 사용된다)는 내버리는 경향이 있다. 우리가 '버리는' 부위에는 살코기에 든 영양소의 대사를 도와주는 영양소가 들어 있다. 단백질에서 발견되는 아미노산의 일종인 글리신과 메싸이오닌의 관계가 그 점을 확실하게 보여준다.

FAQ

Q: 필요한 단백질을 식물성으로만 섭취할 수는 없을까?

A: 하얀 동물성 단백질은 가장 농도와 품질이 뛰어난 단백질이다. 식물성 식단만으로 충분한 단백질을 얻을 수도 있지만 콩과 렌틸콩을 우선으로 다양한 종류를 포함한다. 템페(tempeh) 같은 발효 대두도 괜

찮지만 대두는 환금작물(팔아서 돈을 얻기 위해 재배하는 작물—옮긴이)이라 농약을 사용하는 경우가 많으므로 꼭 유기농으로 사야 한다. 그리고 단백질이 함유된 식품 중에는 견과류처럼 단백질보다 지방이 더 많은 식품도 있다. 단백질 목표량을 채우려고 이런 식품을 먹는다면 칼로리 부담이 클 수 있다. 자칫 살이 찔 수 있으므로 주의한다.

글리신은 껍질이나 결합조직, 인대 등 사람들이 별로 좋아하지 않는 부위에서 발견되는 콜라겐 단백질의 3분의 1을 차지한다. 항염증성이고 수면과 해독 등을 도와준다. 메싸이오닌은 오늘날 육류 소비의 거의 대부분을 차지하는 동물의 근육 조직에 집중되어 있다. 글리신과 메싸이오닌 둘 다 골고루 필요한데 우리는 메싸이오닌을 너무 많이, 글리신은 너무 적게 섭취한다. 동물 실험에 따르면 그로 인해 부정적인 결과가 나타날 수 있다. 메싸이오닌을 많이 섭취하고, 글리신은 전혀 섭취하지 않은 쥐는 수명이 줄었지만 식단에 글리신을 소량 추가하자 충분히 오랫동안 살았다.[34] 정상적인 식단을 섭취한 쥐도 글리신이 추가되자 수명이 4~6퍼센트 늘어났다.[35]

메싸이오닌을 많이 섭취할수록 글리신이 더 많이 필요해진다. 메싸이오닌이 풍부한 껍질 벗긴 닭가슴살만 먹는 사람을 예로 들어보자. 그 사람은 오직 지방이 없는 근육 조직만 섭취하므로 글리신이 더 많이 필요한데도 아주 적게 먹고 있다. 따라서 메싸이오닌과 글리신이 다 들어 있는 닭의 전체 부위를 먹어야 한다(글리신이 풍부한 콜라겐은 식감으로 쉽게 알 수 있다. 끈적끈적하다. 콜라겐은 우리 몸을 붙여주는 풀이라고도 불린다).

잡식동물은 건강을 위해 글리신이 얼마나 필요할까? 한 연구에서는 올바른 대사 작용을 위해 하루에 글리신을 약 15그램씩 섭취해야 한다고 추정했다. 이는 콜라겐 45그램에 해당한다.[36] 단백질을 장수에 도움 되는 방법으로 섭취하려면 '따지지 말고 전부 다' 먹는 것이 좋으므로 콜라겐이 풍부한 관절(닭 다리, 허벅지 등), 내장육, 뼛국물도 먹는다. 껍질도 먹어라! 힘들면 무맛의 콜라겐 영양제를 커피나 차에 타 먹는 것도 저렴한 대안이 될 수 있다.

음식은 항우울제

우울증과 건강하지 못한 식단의 연관성은 오래전부터 제기되었지만 그 인과관계는 의문으로 남아 있었다. 우울증에 걸리면 정크 푸드에서 위안을 얻으려고 하는데 애초에 우울증을 부채질하는 것이 정크 푸드는 아닐까?

2017년에 디킨대학교가 가장 유망한 연구 결과를 발표했다. 연구진은 중증 우울증 환자가 정크 푸드 섭취를 줄이고 신선한 채소와 과일, 무염 생 견과류, 달걀, 올리브 오일, 생선, 목초 먹인 소고기로 식단을 바꾸면 우울 척도가 60점에서 평균 11점으로 개선된다는 사실을 발견했다. 실험이 끝났을 때는 환자의 32퍼센트가 우울증 진단 기준에 해당하지 않을 정도로 점수기 낮아졌다. 한편 식단을 바꾸지 않은 그룹은 점수가 4점 올라갔고 8퍼센트만 차도를 보였다.

그 후 2018년에 규모는 작지만 점점 증가하고 있는 관련 문헌에 대한 메타 분석 결과, 영양소가 풍부한 식단(특히 건강한 체중 유지를 도와 주는 식단)이 우울증을 진단받지 않은 사람의 기분도 크게 개선해준다 는 사실이 확인되었다.[37] 거기에 운동의 위력까지 합쳐지면(자세한 내 용은 4장 참고) 게임 오버다!

사라진 영양소를 찾아서

제품의 영양성분표를 보면서 종류도 많은 비타민과 무기질의 1일 권장 섭취량을 어떻게 매일 채울 수 있을까 싶었던 적이 있는가? 아무리 건강 에 신경 쓰는 사람이라도 영양소를 제대로 섭취하려면 신경 쓸 게 너무 많다. 갈수록 식품에 든 영양소가 줄어드는 것도 하나의 원인이다. SF 미 스터리 드라마 〈레프트오버(The Leftovers)〉(전 세계 인구의 2퍼센트가 갑 자기 사라진 후 남겨진 사람들의 이야기를 다룬 드라마―옮긴이)의 식단 버전 인 셈이다. 사라진 게 영양소일 뿐.

현대 농업이 부피를 최우선순위로 친다는 것은 비밀이 아니다. 거름 주기와 관개부터 유전자 조작까지 비용을 낮추고 생산력을 늘리기 위한 갖가지 방법이 사용된다. 이는 수익률도 높여주고 사람들의 배고픔도 채 워준다. 하지만 그런 농업 기술이 식품의 영양 ―무기 이온(ionome)― 에 끼치는 영향은 수수께끼로 남아 있었다. 텍사스대학교의 생화학자 도 널드 데이비스(Donald Davis)가 수량화하기 전까지 말이다.

데이비스 박사는 1950년부터 1999년까지 이용 가능했던 과일과 채소 43종에 관한 자료를 비교했다. 불과 40년 사이에 칼슘, 인, 철, 리보플라빈, 비타민 C 같은 수많은 영양소가 '분명하게 감소'했다는 사실이 드러났다.[38] 줄어든 정도가 상당한 영양소도 있었다. 리보플라빈의 경우는 38퍼센트나 감소했다. 리보플라빈, 즉 비타민 B2는 인지 기능과 기분에 무척 중요하다. 리보플라빈 수치가 낮으면 철의 활용도 저하, 피부 질환, 산화 스트레스, 고혈압 등 여러 문제가 나타난다.

식물의 성장 방식은 거의 변하지 않았다. 이산화탄소(CO_2)는 바닷물에 의해, 우리가 내쉬는 숨으로, 각종 산업 가스와 석탄 연소를 통해 대기로 배출된다. 식물이 에너지를 만들 때 필요한 영양소이기도 하다. 과거에 지구의 대기는 식물의 성장과 최대 영양소 밀도에 충분한 CO_2를 공급했다. 하지만 산업 혁명 이후로 대기 중에 탄소가 거의 두 배로 증가해 지난 40만 년 동안 그 어느 때보다 농도가 짙어졌다. 그래서 해수면이 상승했다는 건 다들 알겠지만 채소와 과일에는 어떤 영향을 끼쳤을까?

전체적인 영향을 측정하기는 어렵지만 높아진 CO_2 수치가 곡물에 끼치는 영향은 자유-공기 이산화탄소 시용(free-air carbon dioxide enrichment) 혹은 FACE라는 기술 덕분에 수량화가 가능하다. 이것은 땅의 이산화탄소 농도를 인위적으로 높게 하여 식물의 생장을 관찰하는 기술이다. 과거에 FACE는 각종 개별 작물에 사용되었지만 브라이언보건대학교(Bryan College of Health Sciences)의 수학자이자 생물학자 이라클리 롤라드제(Irakli Loladze) 덕분에 CO_2 수치가 각종 식물에 끼치는 순수 효과에 대한 수량화가 이루어졌다.

롤라드제 박사는 2014년에 시금치, 적환무, 오이, 베리류, 여러 품종

쌀 등 다양한 작물의 FACE 자료에 대한 메타 분석을 시행했다. 시간이 지날수록 상승한 CO_2 수치가 25가지 주요 무기질의 농도를—칼슘, 칼륨, 아연, 철 등— 평균 8퍼센트 감소시켰다는 사실을 발견했다.[39] 단백질에 대한 탄수화물의 농도가 상승해 전분과 당이 늘어나 영양 가치가 희석되었다는 사실도 밝혀졌다. 인간과 마찬가지로 식물도 비만 문제에 직면했다. 우리까지 더 뚱뚱해질지 모른다.

텍사스대학교의 생화학자 도널드 데이비스는 잡지 〈식품 기술(Food Technology)〉에 기고한 논평을 통해 "더 크고 빠르게 자라는 현대의 작물은 합성을 통해서든 토양을 활용해서든 성장 속도와 똑같거나 더 빠른 비율로 영양소를 얻지 못한다"라고 했다.[40] 결과적으로 어떤 식물을 먹느냐가 더욱더 중요해졌다. 그는 이어서 설명한다. "이 연구 결과는 채소와 과일을 많이 먹어야 하는 이유를 하나 더 안겨준다. 거의 모든 영양소에 대해 영양소 밀도가 가장 높은 식품이기 때문이다." 다음은 영양소 밀도를 최대화하여 영양소 결핍을 피하는 확실한 방법이다.

가능하면 유기농으로 먹기

무단 가출해버린 것은 비타민과 무기질만이 아니다. 포식자에 맞서거나 도망칠 수 없는 식물은 다양한 화학물질을 만들어서 설치류, 해충, 곰팡이 감염 같은 것을 무찌른다. 폴리페놀 같은 그런 화합물은 인간에게 이롭다고 입증되었다. 유기농 식물은 합성 농약에 의존할 수 없으므로 이로운 화합물을 30~40퍼센트 더 많이 생산한다. 하루에 과일과 채소를

1~2회 더 먹는 것과 같다.[41] 유기농 제품을 이용할 형편이 되지 않거나 구하기 힘들어도 괜찮다. 유기농이 아니더라도 가공되지 않은 채소를 먹어야 한다. 깨끗하게 씻어서 먹으면 된다.

과일과 채소 씻는 법

과일과 채소를 물로 씻으면 표면의 농약 성분이 줄어든다. 하지만 최근 연구에 따르면 좀 더 깨끗하게 씻을 수 있는 간단한 방법이 있다. 물에 소금이나 식초, 베이킹소다를 1작은술 넣으면 효과가 최고 4배까지 올라간다. 10~20분 동안(방금 말한 연구에서 과학자들이 활용한 시간) 그런 물에 담가두면 가장 효과적이지만 솔직히 일상생활에서 별로 실용적인 방법은 아니다. 1~2분만 해도 효과적이다. 아주 바쁘면 흐르는 물에 씻으면 된다.[42]

매일 1회 샐러드를 큰 대접에 가득 담아 먹기

젊은 뇌를 원한다면 매일 샐러드를 큰 대접에 한가득 먹어라. 뇌의 노화를 최고 11년까지 줄일 수 있다.[43] 케일이나 시금치, 루꼴라 같은 짙은 녹색 채소에 달걀이나 지방이 많은 생선 조각, 엑스트라 버진 올리브 오일 1~2큰술 같은 지방 성분을 꼭 추가한다. 이렇게 하면 녹색 채소에 함유된 루테인과 제아크산틴 같은 카로티노이드(식물 색소)가 흡수된다. 50세 성인의 루테인과 제아크산틴 하루 섭취량은 평균 2밀리그램도 안 된다. 하지만 둘을 합쳐서 6밀리그램을 섭취해야만 노화로 인한 황반변성이 예방되고 매일 12밀리그램을 섭취하면 뇌의 에너지 생산이 증대되어 기억력이 개선된다.[44]

다음은 주변에서 쉽게 볼 수 있는 루테인과 제아크산틴이 함유된 식품이다.

루테인과 제아크산틴이 함유된 채소들

식품(1컵, 조리)	루테인 + 제아크산틴 총 함량
케일	24밀리그램
시금치	20밀리그램
근대	19밀리그램
겨자잎	15밀리그램
콜라드 그린	12밀리그램
완두콩	4밀리그램
방울다다기양배추	2밀리그램
단옥수수	2밀리그램
브로콜리	2밀리그램

뇌를 강화해주는 이 화합물들이 몸에 흡수되려면 지방을 같이 섭취해야만 한다. 아보카도가 거의 완벽한 브레인 푸드인 이유가 바로 그 때

문이다. 아보카도는 심장에 좋은 칼륨과 섬유질이 풍부한 저당 과일일 뿐만 아니라 루테인과 제아크산틴도 들어 있고 건강한 지방까지 풍부해 이 두 가지 화합물이 낭비되지 않게 해준다.

샐러드를 만들 때는 아무런 법칙이 없다. 나는 해바라기씨(뇌에 좋은 비타민 E 풍부)와 고수 같은 향초도 종종 넣는다. 질리지 않도록 자주 변화를 준다. 매일 먹는 '지방이 풍부한 샐러드'를 만드는 방법은 무궁무진 해서 절대로 지루하지 않다.

건강에 좋은 몇 가지 식품 꾸준히 먹기

'무엇이든 적당히 먹어라'라는 조언에 따르는 사람일수록 채소처럼 건강에 좋은 식품을 덜 먹고 곡물 사료를 먹고 자란 육류나 디저트, 탄산음료처럼 건강에 나쁜 식품을 더 먹는다.[45] 건강한 식단을 추구하는 사람은 건강에 좋은 식품을 비교적 적은 종류로 먹는다. 좋아하는 음식만 매번 똑같이 산다고 죄책감을 느낄 필요도, 모험심이 없다고 생각할 필요도 없다. 그 좋아하는 음식이 달걀이나 지방 많은 생선, 짙은 녹색 채소, 목초 먹인 소고기, 십자화과 채소, 마늘이나 양파 같은 파속 식물이라면 말이다(꼭 사야 할 것들은 7장 참고).

다양한 동물성 식품과 식물 추가하기

사람은 식물의 영양소를 흡수하거나 식물성 전구체로부터 필수 영양소를 합성하는 임상적으로 중대한 능력을 지녔다. 식물성 오메가3 지방산, 알파-리놀렌산(ALA)과 베타 카로틴이 여기에 해당된다. 이것들이 사용 가능한 형태(각각 EPA와 DHA 지방, 비타민 A)로 전환되는 데는 유전자의 영향이 크게 작용하는데 대다수의 사람들은 그 전환 능력이 별로 뛰어나지 못하다. 이미 형성된 오메가3(목초 먹인 소고기와 지방 많은 생선에 함유)와 진짜 비타민 A(소간과 지방 많은 생선에 함유)를 섭취하면 이 중요한 영양소들이 몸에서 사용되게 할 수 있다.

간과 조개류 및 갑각류: 자연의 종합비타민

소와 닭의 간에는 상당량의 비타민과 무기질이 집중되어 있는데 특히 다음의 세 가지는 꼭 먹어야 한다. 바로 비타민 B12, 콜린, 비타민 A다. 이 영양소들은 모두 뇌의 건강에 필수적인데 슈퍼마켓에서 가장 쉽게 구할 수 있는 데다 몸이 가장 쉽게 활용할 수 있는 식품 형태가 바로 간이다. 예를 들어, 비타민 A는 베타 카로틴이 함유된 녹황색 채소로 섭취할 수 있지만 사람마다 흡수 능력이 다르다. 하지만 간은 먹기만 하면 그대로 우리 몸이 쓸 수 있다. 목초 먹인 유기농 및 방목한 가축의 간을 구입한다.

조개류와 갑각류도 비타민 B_{12}와 아연이 풍부한 대표적인 브레인 푸드다. 알레르기가 없다면 조개와 굴, 게를 식단에 포함한다. 특히 아연은 뇌 기능과 정신건강을 돕는 체내 과정에 꼭 필요한데 조개류와 갑각류를 통해 쉽게 흡수할 수 있다. 콩과 식물에도 아연이 들어 있긴 하지만 아연의 흡수를 억제하는 화합물도 함께 들어 있다.

한 가지 성분으로 이루어진 식품 먹기

진짜 먹거리에는 성분표가 없다. 그 자체가 성분이다. 앞에서 보았듯이 인스턴트 식품에는 초감칠맛이 있다. 소금, 지방, 설탕, 정제 곡물이 합쳐져 결코 채워지지 않는 굶주림을 유발한다. 설상가상으로 그런 식품은 필수 영양소가 제거되고 나중에 싸구려 합성 형태(대표적인 예로 인위적 엽산인 폴산이 있는데 보통 정제된 밀가루 제품에 첨가된다)로 집어넣는다. 한 가지 재료로 된 제철 식품을 먹고 다양한 영양소가 전부 다 흡수되도록 각종 향초와 향신료, 양념으로 조리한다(처음에 활용할 수 있는 몇 가지 재료는 7장 참고).

몸에 좋은 쓴맛 즐기기

커피나 맥주, 와인을 처음 마셨을 때를 기억하는가? 아마 쓴맛 때문에 별로였을 것이다. 하지만 식물이 작은 적들을 물리치려고 만드는 쓴맛 나는 화합물은 건강에 매우 좋다. 엑스트라 버진 올리브 오일에 들어 있는 항염증성 폴리페놀의 쌉쌀한 맛이나 커피나 차, 와인에 든 떫은 타닌은 신경 보호와 항암 효과가 있다. 소화관은 쓴맛을 위해 특수 수용기를 발달시켰고 그 수용기가 활성화되면 염증 감소, 혈당 조절 같은 효과가 나타난다.[46]

안타깝게도 요즘 과일과 채소는 쓴맛이(쓴맛을 내는 유익한 화합물도) 사라지도록 재배되고 있다. 맛있는 당과 전분 농도를 더 높인다(앞에서 언급한 농업 기법을 이용해 의도적으로 영양소를 제거하기도 한다). 하지만 건강에 좋은 쓴 화합물은 슈퍼마켓에서도 찾을 수 있다. 생강, 와일드 베리, 루꼴라, 민들레잎, 감귤류 껍질, 강황, 엑스트라 버진 올리브 오일, 코코아, 차, 커피 같은 것을 꾸준히 먹으면 된다.

지금까지는 무엇을 먹어야 하는지 살펴보았다. 영양소 밀도 높은 채소와 과일, 올바른 방식으로 생산된 동물성 식품을 매끼 먹어야 한다. 하지만 언제 먹느냐도 중요하다. 다음 장에서는 바로 그 주제를 다룰 것이다.

Chapter 1

Summary

◆ 뇌의 보상 센터를 장악해 양을 자제할 수 없게 만드는 초감 칠맛의 정크 푸드(미각 포르노)를 피한다.

◆ 인슐린의 박동이 지속되면(운동 후에 고탄수화물 섭취) 인 슐린 감수성이 커질 뿐만 아니라 당이 제대로 분포되어 건 강에 이롭다.

◆ 트랜스 지방이 함유된 곡물이나 씨앗 기름은 염증을 일으 키고 조직에 부수적 피해를 입히므로 피한다.

◆ 소금을 무서워하지 마라. 좋은 소금으로 채소에 맛을 더한다.

◆ 단백질 섭취를 늘리면(하루 권장량의 두 배로) 제지방 체 중이 늘어나고 또 유지되어 여러모로 건강에 이롭고 노화 도 방지해준다.

◆ 단백질은 배고픔을 줄여주고 식이성 열 효과로 칼로리 소 비를 늘려 체중 감소도 도와준다.

◆ 생산량을 우선시하는 농업 방식과 대기 중 CO_2 농도가 증 가할수록 식품의 영양가가 줄어들고 있다. 영양소 밀도가 높은 식품으로 식단을 구성하는 것이 더욱 중요하다.

낮에
일하고
밤에는
쉬어라

브렌다 체노위스(Brenda Chenowith): 타이밍이 제일 중요해.

네이트 피셔(Nate Fisher): 그런 것 같아.

- 미국 HBO 드라마 <식스 핏 언더(Six Feet Under)> 중에서

♦

　　인류는 이 땅에 처음 존재했을 때부터 자연을 숭배했다. 그 숭배심은 신성한 신화에도 스며들어 있다. 신학자들은 세상의 위대한 종교들이 태양과 계절 같은 환경의 상징에 불과하다고 짐작했다. 인공조명이 나오기 오래전 인류는 태양의 존재를 찬양했고 그 부재를 두려워했다. 햇빛이(햇빛이 있느냐 없느냐가) 수면 주기부터 식습관, 심지어 짝짓기 행위까지 인간의 모든 행동을 이끌었다.

　　안타깝게도 인간의 부지런함이 가장 중요한 관계를 부자연스럽게 만들었다. 1장에서 살펴본 것처럼 농업의 등장으로 식량의 희소성 문제가 해결되고, 저렴하고 구하기 쉬운 인스턴트 식품이 식량 공급망을 장악하게 됐다. 그리고 그로 인해 비만과 영양결핍 문제가 전례 없이 심각한 수준에 이르렀다. 이 장에서는 인간과 시간과의 관계에 대해 살펴본다.

　　우리는 인공조명을 통해 어두운 밤을 없앴다. 모바일 기술의 발달에 대해 생각해보자. 약 10년 전만 해도 휴대전화기는 화면에서 두 가지 색깔만 보여주었고 밝기도 흐릿했다. 하지만 오늘날 스마트폰은 수많은 색을 보여주고 방 전체를 밝힐 정도로 밝다. 이는 다른 요인들과 더불어 세상 전체를 라스베이거스 카지노로 만들었고 우리의 뇌와 몸도 시간을 잃어버렸다. 하지만 그 카지노에서는 항상 돈을 잃을 수밖에 없어서 우리는 결국 그 빚을 건강으로 갚아야 한다.

　　이 장은 시간의 방향을 다시 잡아주는 역할을 할 것이다. 곧 알게 되겠지만 진화의 측면에서 인간은 고대의 하루 리듬에 따라 살아가도록 준비되어 있다. 빛과 음식의 힘에 대해 살펴보자. 우리 몸은 수천 년 동안 이 두 가지에 기대어 시간을 알았다. 오늘날에는 뒤로 밀려나 버렸지만 빛과 음식은 몸에서 여러 작용이 일어나는 시간을 조절하고 최적화하는 데 필수적이다. 우리 몸의 시계를 제대로 맞추면 기분과 소화, 체중, 건강과 수명을 개선할 수 있다.

당신의 하루는 안녕한가

"네 안에 음악이 있어."
　- 미국 록밴드 그룹 뉴 래디컬스(New Radicals)

태양이 매일 뜨고 지는 것처럼 당신에게도 매일의 일과가 있다. 아침에 일어나 눈을 비비며 화장실로 간다. 주방에 가서 물을 마시거나 커피를 내린다. 그리고 출근해 몇 시간 동안 업무에만 집중하다 배 속에서 난리가 나면 점심식사를 한다. 사무실에 묶인 신세가 아니라면 오전이나 오후에 잠시 짬을 내어 운동도 한다. 퇴근 후에는 영화를 보러 가거나 사랑하는 사람들과 저녁식사를 하고 대화를 나누며 휴식을 취한다. 이처럼 우리는 매일 시간에 따라 특정 과제를 수행한다.

여러모로 우리는 자동 조종 장치로 자동하면서 태곳적부터 이이진 성향을 드러낸다. 우리 조상들에게 낮은 머무를 장소를 정하고 수렵과 사냥, 탐색을 하는 시간이었다. 안전을 찾는 밤에는 다 같이 모닥불에 둘

러앉아 먹고 이야기하고 잠자리에 들었다. 수천 년 후에도 우리는 여전히 낮에 일하고 밤에는 이야기에 취할 것이다(영화, 연극, 책, TV). 이러한 행위는 단순한 문화적 구조물이 아니라 고대부터 새겨져 갈고닦아온 생물학적 토대로 뒷받침된다.

우리 몸이 따르는 매일의 리듬을 일주기 리듬(circadian rhythm)이라고 한다. 라틴어로 '하루 정도'를 뜻하는 circa diem에서 나왔다. 2만 3,000개 유전자는 거의 모두 일주기의 영향을 받는다. 우리 몸에서 24시간 주기를 가장 잘 지키는 시계는 무엇일까? 시교차상핵(suprachiasmatic nucleus, SCN)이라는 뇌의 작은 부분이다. 크기는 초콜릿 칩의 절반만 하고 2만 개의 뉴런으로 이루어진 SCN은 뇌에서 가장 중요한 시계다. 이 시계가 단순히 자고 일어나는 것을 넘어 우리 몸에 큰 영향을 끼친다는 연구 결과가 나오기 시작했다.[1]

SCN은 배고픔, 목마름, 생식 욕구 같은 가장 기본적인 욕구를 담당하는 시상하부 깊숙한 곳에 자리한다. 우리 몸의 신진대사 조절기와 온도 조절기 역할을 하고, 호르몬을 분비하는 뇌하수체에 영향을 미쳐 뇌를 몸과 연결해준다. SCN은 상당히 오래되었는데 뇌가 진화하기 전에는 원시적인 형태였을 것이다. 따라서 시상하부는—시상하부에 자리한 SCN도— 생존에 기본적으로 꼭 필요하다.

SCN은 당연히 눈을 통해 들어오는 빛을 감지함으로써 하루의 행동을 이끈다. 눈에는 빛을 감지하는 무수히 많은 단백질이 있는데 시각 정보를 뇌에 전달해 우리가 보는 이미지를 만들어낸다. 하지만 일주기 리듬 연구의 초점으로 떠오른 것은 멜라놉신(melanopsin)이라는 단백질이다. SCN과 직접 소통하는 소수의 안구 세포에서만 발견되는 멜라놉신은 시야에 개입하지 않으며 오로지 블루 라이트에만 민감하다. 역사적으로 태양광선에만 존재했던 블루 라이트는 생체 시계를 설정하는 단 한 가지 목적만 수행하는 듯하다.

블루 라이트로 활성화된 멜라놉신은 SCN을 끌어다가 아침에 고정하고 타이머를 울린다. 그렇게 낮에 해야 하는 일에 우리 몸을 준비시킨다. 여기에는 코르티솔과 테스토스테론 같은 호르몬을 분비하고, 섭취한 음식을 소화계로 이동시키는 장의 연동운동을 활성화하는 것 등이 포함된다. (왜 대부분 사람이 장의 움직임으로 하루를 시작하는지 알 수 있다.) 그리고 신진대사도 활성화하여 저장된 연료를 태워 온종일 필요한 근력을 제공하고 과잉 섭취한 칼로리를 위한 완충 장치를 허용한다.

숙면이 어렵다면

나이가 들수록 눈에도 노화가 일어나 빛에 대한 민감성이 점점 줄어든다. 45세 정도가 되면 일주기 리듬을 고정해주는 빛 감수성이 10세의 절반 정도밖에 되지 않는다.[2] 낮과 밤의 구분이 사라진 불이 꺼지지 않는 세상에 사는 성인들이 수면 문제에 시달리고, 알츠하이머나 파킨슨병 같은 노화 관련 질병에서 일주기 리듬의 파괴가 흔하게 나타나는 것도 그 때문인지 모른다. 중년 이상이 되면 똑같은 고정 효과를 누리기 위해 낮에 햇빛을 더 많이 쬐어야 한다. 그러면 밤에 숙면하기가 훨씬 더 수월해진다.

다행히 우리 몸의 가장 중요한 생체 시계 SCN은 쉽게 맞출 수 있다. 눈이 햇빛에 노출되면 된다. 연구에 따르면 감광 단백질 멜라놉신이 뇌의 시계 SCN의 주기를 바꾸려면 1,000럭스의 빛(흐린 날 햇빛 밝기)을 30분간 쬐어야 한다. 산책하거나 선글라스를 쓰지 않고 커다란 창가에서 일하거나 서 있으며 매일 아침 찬란한 빛을 받자. 그 잔잔한 햇빛만으로도 충분히 일주기를 설정할 수 있다.

해 뜨면 일하고 해 지면 쉬기

아침에 햇빛을 쬐는 것은 매우 간단한 일 같지만 오늘날 미국인은 실내에서 보내는 시간이 일생의 93퍼센트나 된다.[3] 일주기 리듬의 파괴가 널리 퍼져 있을 뿐 아니라 일주기 유지가 커다란 난제가 된 것도 그래서다. 인공조명 때문에 낮은 물론이고 밤까지 너무 밝아져서 우리 몸은 심연으로 사라져버린 균형과 규칙적인 일과를 갈망하며 끊임없는 시차증 속에서 살아간다.

수술은 정오 이후에

최신 연구에서는 치유도 24시간 생체 시계와 연관 있는 것으로 나타났다. 심장 절개수술을 받은 600명을 연구한 결과, 오후에 수술을 받은 환자가 아침에 수술을 받은 환자보다 수술 이후에 심근경색을 일으킬 확률이 절반밖에 되지 않았다. 오후에 수술 받은 환자들은 심장 조직의 손상도 적었다. 이 놀라운 사실을 어떻게 설명해야 할까? 외과 의사들도 일주기 리듬에 영향을 받으므로 반응 시간과 눈-손 협응이 오후에 가장 뛰어난 경향이 있다. 하지만 환자의 몸에서 주기가 맞춰진 유전자 수백 개가 활성화되어 그중 일부분 때문에 아침에 조직 손상의 가능성이 커진다는 증거도 있다. 유명 심장병 전문의이자 관련 연구 저자인 데이비드 몽테뉴(David Montaigne)는 이렇게 적었다. "결과적으로, 심장 수술을 오후에 받으면 수술 후 심장 손상 위험이 줄어들 수 있다."[4]

해가 지면 SCN은 근처의 솔방울샘(송과체)에 수면 유도 호르몬 멜라토닌을 분비하라는 신호를 보낸다. 잠자리에 들기 전에 마시는 술 한 잔과 비슷하다. 조상들은 이 과정을 거의 방해받지 않았다. 밤에 가장 밝은 빛이라고 해봤자 별빛과 모닥불, 달빛 정도라서 멜라토닌 분비에 영향을 주지 않았기 때문이다. 하지만 지금은 TV나 스마트폰처럼 강력한 빛을 뿜어내는 기기 때문에 SCN을 움직이는 강도의 빛에 쉽게 도달한다. 따라서 낮이 아닌데도 낮이라고 생각해 뇌가 멜라토닌 분비를 억제하게 된다.

다음은 우리 주변 환경의 빛 강도를 나타낸다. 슈퍼마켓이나 약국의 조명이 생체 시계의 재설정에 필요한 빛의 강도이기 십상이라는 점에 유의하자. 밤에 슈퍼에 가면 잠에 문제가 생길 수 있다는 뜻이다.

일반적인 빛의 세기

보름달, 맑은 밤하늘	25럭스
흐린 빛	5~50럭스
거실 조명	200럭스
사무실	500럭스
헬스장	750럭스
슈퍼마켓 / 약국	750~1,000럭스
야외, 흐린 날	1,000~10,000럭스
맑은 날, 그늘	50,000럭스
눈부신 태양	100,000럭스

* 일주기 리듬의 동조화에 필요한 최소한의 빛 세기 = 1,000럭스

잘 알려진 대로 멜라토닌은 휴식을 도와주지만 단순한 수면 호르몬이 아니다. 잠의 종합적인 효과와 치유력에서 중요한 역할을 한다. 2형 당뇨 환자들에게 멜라토닌 영양제를 복용하게 한 연구는 멜라토닌의 유익한 효과를 보여주었다. 3개월 동안 하루에 멜라토닌 10밀리그램을 복용하자 위약 대조군과 비교했을 때 염증, 산화 스트레스, 혈당 관리 같은 질병의 위험 지표가 개선되었다.[5]

우리를 뚱뚱하게 만드는 인공조명

멜라토닌은 숙면과 건강의 열쇠일 뿐만 아니라 끈질긴 체지방도 녹

여준다. 또한 갈색 지방을 늘리고 활성화해준다. 갈색 지방은─허리 등에 쌓이는 흰색 지방과 달리─ 우리 몸에 흔치 않은 이로운 유형의 지방으로, 칼로리를 태우고 신진대사를 돕는 강력한 호르몬을 분비한다.[6] 비만이 수면 불량, 건강 악화와 관련 있다는 사실은 잘 알려져 있다. 이로 인해 앞에서 이야기한 신진대사 경로가 방치되기 때문일지 모른다. 멜라토닌이 밤에 문제없이 분비되어야만 건강한 갈색 지방이 늘어나고 숙면도 할 수 있다(갈색 지방 늘리는 방법은 3장 참고).

멜라토닌은 세포의 자가포식 작용도 조절한다. 오래되고 손상된 세포를 재활용하는 것이다. 자가포식은 단순한 정리 메커니즘이 아니라 세포의 건강과 장수에 필수적이다. 제거되지 않은 역기능적 단백질은 특정 질환을 일으킬 수 있다. 알츠하이머와 파킨슨병은 그런 잡동사니 단백질이 뇌에 축적되어 생기는 대표적인 질환이다. 일주기 리듬의 파괴가 원인이라고 규명되지는 않았지만 알츠하이머와 파킨슨병 모두 생체 시계의 역기능과 관련 있다는 사실은 놀랍지 않다.

알츠하이머와 파킨슨병에는 DNA 손상이라는 공통점도 있다. 유전자 가닥에 일어난 변이나 파손 때문이다. DNA 손상은 서서히 시간을 두고 일어나기도 하는데 멜라토닌이 복구를 도와준다.[7] 따라서 멜라토닌 분비에 문제가 생기면 복구 과정에도 방해가 된다. 일주기 리듬의 붕괴는 DNA 손상의 주요 원인(산화 스트레스)을 자극하는 동시에 몸의 자기 방어 능력을 저하하므로 노화와 뇌 기능의 감퇴가 가속하고 종양도 만들어진다. 전 세계 직장인의 약 20퍼센트를 차지하고 일주기 리듬이 무너

지는 야간 교대 근무자들의 특정 암 발생률이 높은 이유인지도 모른다.[8]

다행히 뇌는 방해 요소만 없으면 필요한 멜라토닌을 전부 생산해낸다. 밝은 자연광(햇빛)으로 하루를 시작하고 인공 빛을 받지 않는 저녁으로 마무리하면 최적의 멜라토닌이 분비되어 염증, 암, 자가면역, 심장 질환, 신경퇴화 등을 막을 수 있다.[9] 일주기 리듬(그리고 멜라토닌 분비)이 방해되지 않도록 하는 방법은 다음과 같다.

◆ 오후에는 카페인 섭취를 제한한다. 카페인은 뇌에 블루 라이트와 똑같은 영향을 준다.[10] 카페인 대사가 느려지는 속도는 유전자마다 다르다. 오후 2시 이후로 카페인을 섭취하는 사람들은 주의가 필요하다. 오후 4시 이후로는 절대 카페인을 섭취해서는 안 된다.

◆ 자기 전에 블루 라이트를 차단해주는 안경을 쓴다. 자기 전에 2~3시간 동안 이 안경을 쓰고 있으면 인공 빛으로 인한 멜라토닌 분비의 억제 효과를 58퍼센트 정도 줄일 수 있다.[11]

◆ 스마트폰 등의 디지털 기기에 블루 라이트를 차단해주는 나이트 시프트(Night Shift) 같은 앱을 사용한다. 스크린 색깔에 따뜻함을 더해주고 차가운 파란 색조를 제거해준다. 저녁에는 가장 따뜻한 모드로 작동하도록 설정한다.

◆ TV와 같은 기기의 밝기를 약하게 설정한다. TV와 컴퓨터, 스마트폰에는 밝기 조절 기능이 있다. 밤에는 불편하지 않은 수준으로 가장 어둡게 설정한다.

◆ 집 안에서 호박색 야간등을 사용한다. 화장실, 주방 등 자주 사용하는 장소에 설치하면 밤에 환한 조명에 노출되는 것을 줄일 수

있다. 가격도 저렴하다.

◆ 루테인과 제아크산틴이 풍부한 식품을 먹는다. 위약 대조군 연구에서는 이 두 가지 지용성 색소가 스크린 사용에 따른 눈의 부담과 피로, 두통을 줄이는 효과가 있다고 나타났다.[12] 수면의 질도 크게 개선해주었다. 루테인과 제아크산틴이 풍부한 식품은 케일, 시금치, 아보카도, 자연 방사란 노른자 등이다.

◆ 비타민 A가 풍부한 식품을 섭취한다. 우리 몸에서 중요한 시간 설정 기능을 담당하는 멜라놉신은 비타민 A 기반의 단백질이다. 비타민 A 식품으로는 간, 연어, 숭어, 달걀, 고등어 같은 동물성 제품이 가장 좋고 그다음은 당근, 고구마 같은 녹황색 채소다.

◆ 늦은 시간에 운동하지 않는다. 운동은 시간 날 때 해야 하지만 가능하면 자기 2시간 전에는 격렬한 운동을 피한다. 신경계를 자극하고 일주기가 앞당겨져서 다음 날 주의력이 떨어질 수 있다.[13]

◆ 올바른 DHA 지방을 섭취한다. DHA는 중요한 오메가3 지방산으로 자연산 연어와 연어알, 오메가3가 강화된 달걀이나 자연 방사란, 목초 먹인 소고기에 풍부하다. 고품질의 생선 기름이나 해조유로도 보충할 수 있다. DHA가 결핍된 쥐는 멜라토닌 분비가 억제되었고 DHA 영양제를 먹자 정상화되었다.[14] (수면을 최적화하는 방법은 79쪽 참고)

먹는 시간 정하기

SCN은 원거리 배달원 같은 호르몬을 이용해 온몸의 기관에 영향을 준다. 근처의 분비샘에 혈액으로 호르몬을 분비하라고 지시하는 것이다. 하지만 우리 몸의 기관들은 저마다 더 작지만 고유한 시계가 있어서 각자 24시간 주기에 따라 움직인다. 이상적으로는 모든 시계가 동기화되어야 한다. 하지만 가장 중요한 시계 SCN과 마찬가지로 주변 시계들도 계속 방해받고 있다. 그 이유는 요즘은 거의 끊임없이 음식을 섭취할 수 있게 되었기 때문이다.

보통의 현대인들은 온종일 먹는다. 세 끼를 먹고 중간에 간식과 설탕이 들어간 칼로리 높은 음료수도 챙긴다. 깨어 있는 약 열여섯 시간 내내음식의 소화와 대사가 이루어진다. 영양 전문가들도 하루에 적은 양을자주 먹어 혈당의 '균형'을 맞추라고 조언한다. 하지만 그러한 섭식 패턴은 배고픔과 체질량 지수(비만 척도)를 늘리고 현대인에게 만연한 2형 당뇨와 관련 만성 질환이 생기는 본질적인 원인이 된다.[15]

해가 지면 SCN은 먹기와 운동을 포함해 햇빛과 관련된 활동을 지원하는 일을 서서히 멈추기 시작한다. 이어서 멜라토닌 분비가 시작되고몸을 깨우는 호르몬 코르티솔이 최저점에 이르며 신진대사도 느려진다.이 시간대에 음식을 먹으면 주변부 시계들과 SCN이 맞지 않게 된다. 그런 일이 가끔 생기는 건 그리 큰일이 아니다. 하지만 자기 전에 먹는 일이 자주 있으면 체중 증가와 건강 악화로 이어진다.

야식이 가져오는 가장 즉각적인 결과는 소화와 관련 있다. 밤이 깊어지고 우리 몸의 '주방'이 문을 닫으면 소화액이 적게 생산되고 소화관에서 음식물을 밀어내는 수축이 느려지기 시작한다. 섭취한 음식물의 이동이 느려지므로 소장에 머무는 시간이 늘어나 박테리아에 의한 과도한 발효 작용으로 이어질 수 있다. 그러면 고통스러운 가스(원래 소장에서는 심한 가스가 발생하지 않는다), 복부 팽창, 변비, 심지어 소장 내 세균 과증식 (small intestinal bacterial overgrowth, SIBO) 등이 일어난다.

날이 저물면 우리 몸이 탄수화물과 당을 효과적으로 처리하는 능력도 떨어진다. 종종 오후 당뇨(afternoon diabetes)라고도 불리는 현상이다.[16] 놀라운 일은 아니다. 저녁 시간은 저장과 성장이 아니라 복구와 배출을 위한 시간인데, 탄수화물과 당이 인슐린의 자극을 통해 저장과 성장을 촉진하기 때문이다. 인슐린은 밤에는 효율성이 떨어져서 몸이 당을 처리하는 과정에 부정적인 영향을 준다.

FAQ

Q: 야식을 먹으면 살이 찔까?

A: 칼로리의 전체적인 균형이 체중을 결정한다. 칼로리가 밤에 더 중요해지지는 않지만 야식을 많이 먹으면 배고픔과 에너지 소비를 조절하는 호르몬에 부정적인 영향이 생길 것이다. 섭취한 칼로리는 많은데 연소가 적게 이루어지므로 야식이 반복되면 살이 찔 수 있다.[17] 야식의 단점은 또 있다. 밤이 되면 인슐린 감수성이 약해진다. 그래서 밤에 탄

수화물을 많이 먹으면 똑같은 양을 낮에 먹을 때보다도 치솟은 혈당이 오래 지속된다. 1장에서 말했듯이 만성적인 고혈당은 체내에 엄청난 피해를 입힌다. 당연히 뇌로 이어지는 혈관도 영향을 받는다. 가끔 야심한 시각에 냉장고를 뒤지는 것은 괜찮다. 특히 평소 숙면하고 스트레스를 해소하고 규칙적으로 운동한다면 말이다. 하지만 절대로 습관이 되어서는 안 된다.

야식을 얼마나 많이 먹어야 신진대사에 문제가 생길까? 그리 많지도 않다. 사흘간 계속 먹으면 2형 당뇨의 특징인 인슐린 저항이 일어나고 단 하루만 야식을 먹어도 다음 날 글루코스(포도당) 처리 능력이 떨어진다. 낮 동안의 배고픔과 에너지 수치를 관리하려면(뇌와 심혈관계의 위험을 피하려면) 전날 저녁을 좀 더 일찍 먹는 게 좋다.

밤에 설탕과 탄수화물이 많이 든 간식거리를 먹으면 인슐린 수치가 급증하는데 신진대사가 엉망이 될 뿐 아니라 젊음을 유지하려는 몸의 노력에 방해가 될 수도 있다. 밤에 수치가 급증하는 호르몬 중 하나가 성장호르몬(GH)이다. 성인에게 GH는 건강한 피부와 관절에 중요한 콜라겐 생성을 돕고 제지방 체중을 지켜줌으로써 노화를 막는다고 널리 알려져 왔다. 뿐만 아니라 인지 기능을 돕고 숙면으로 재충전이 이루어질 수 있도록 한다. 하지만 GH와 인슐린은 서로 정반대의 효과를 내며, 인슐린 수치가 높으면 GH 분비가 억제된다.

사실 일주기 리듬에 따른 영양 섭취의 타이밍에 관한 연구는 새로운 분야이고 계속 발달 중이다. 하지만 동물과 인간 실험에서 모두 무엇을 먹느냐 못지않게 언제 먹느냐도 중요하다는 사실을 알려준다. 이 분야 연구의 중심에는 캘리포니아 라 호야(La Jolla)에 있는 소크생물학연구소(Salk Institute for Biological Sciences)의 사치다난다 판다(Satchidananda Panda), 일명 '사친'이라고 불리는 남자가 있다. 판다 박사는 몸 안의 세포 시계가 서로 어떻게 작용하는지를 연구했다. 그는 감광 단백질 멜라놉신을 발견한 연구진의 일원이었고 그의 연구소는 우리 몸의 수많은 생체 시계가 서로 어떻게 작용하여 지방 저장과 질병, 노화에 영향을 끼치는지 연구하고 있다.

보통 생쥐는 인간과 비슷하게 하루의 절반 동안만 음식을 섭취하기에 일주기 리듬 실험 대상으로 적합하다. 판다 박사는 생쥐의 일주기를 무너뜨려 현대인이 일상적으로 겪는 경험을 시뮬레이션하면 어떤 결과가 벌어질지 알아보았다. 그가 이끄는 연구진은 생쥐를 두 그룹으로 나누어 비만을 촉진하는 미국인 표준 식단(Standard American Diet)을 모방한 식단을 똑같이 제공했다. 언제 먹을 수 있느냐만 달랐다.

한 그룹은 24시간 내내 먹을 수 있었고 나머지 그룹은 밤에만(원래 쥐가 먹이를 찾으러 나와 배를 채우는 시간) 먹을 수 있었다. 결과는 놀라웠다. 24시간 내내 아무 때나 먹은 생쥐는 비만에 건강도 나빠졌고 밤에 8~12시간 동안만 먹은 그룹은 날씬하고 건강해졌다. 똑같은 칼로리를 섭취했는데(건강에 해로운 지방과 설탕의 조합도 똑같았다) 18주 후 밤에 먹은 그룹의 체중이 28퍼센트 적고 체지방은 70퍼센트나 적었다. 식단과 별개로 타고난 섭식 활동 시간에 따른 것이 비만을 막고 건강을 개선해주었다.[18]

물론 인간은 쥐와 다르지만 제한적인 섭식 시간에 따르는 사람들에게서도 비슷한 신호가 나타난다. 다수의 작은 실험에서 저녁을 일찍 먹는 것만으로 체중 감소와 별도로 혈당과 고혈압이 개선될 수 있음이 밝혀졌다.[19] 암과 싸우는 데도 도움이 될 수 있다. 스페인에서 저녁을 일찍(9시 전 또는 적어도 자기 두 시간 전) 먹는 4,000명이 넘는 사람들을 대상으로 시행한 연구에서는 유방암과 전립선암이 20퍼센트 줄어든다는 결과가 나왔다.[20] USCD 연구에서는 암 재발과 관련된 긍정적인 결과도 있었다. 유방암 초기의 여성 환자 2,400명을 대상으로 실험한 결과, 밤에 13시간 이하로 단식하면 13시간 이상 먹지 않는 것보다 암 재발 위험이 36퍼센트나 높았다.[21] 야식을 즐기는 사람들의 사망률이 높아지는 추세도 나타났다.

시간 제한적인 섭식이 어떤 사람들에게 가장 이로운지 명확하게 알려면 더 많은 연구가 필요하다. 하지만 건강에 좋은 식품을 쉽게 이용할 수 없더라도 생체 시계를 따르는 간단한 방법만으로 건강이 개선될 수 있다는 반가운 소식이다. 먹을거리가 넘쳐나는 이 시대에는 아무 때나 먹는 것이 현대인의 새로운 습관이 되어버렸다. 수렵과 채집을 하며 살아간 조상들은 꿈도 꿀 수 없었던 일이다. 다행히 해결책은 간단하다. 가능하면 자기 2~3시간 전에는 먹지 마라. 물론 물이나 캐모마일처럼 설탕이 들어가지 않은 허브차는 괜찮다.

아침식사는 필수가 아니다

지금까지 우리 몸의 부수적인 시계들이 밤을 낮이라고 믿게 만드는 야식의 위험에 관해 이야기했다. 야식은 가장 중요한 생체 시계 SCN에 혼란스러운 메시지를 보낸다. 그로 인해 소화불량, 체중 증가, 노화 가속, 특정 암의 발병으로 이어질 수 있다. 그런데 하루의 가장 중요한 식사인 아침식사에 대해 시리얼 제조업체들에 물으면 뭐라고 말할까?

SCN은 밤과 마찬가지로 아침을 위해서도 계획을 세운다. 아침에 일어났을 때는 혈중 멜라토닌 농도가 최소화돼 있다. 일어날 때 알람 시계를 이용하더라도 잠자는 도중에 최고조에 이르는 멜라토닌이 아침에도 계속 높은 수치로 남아 있을 가능성은 작다. 아침에도 우리 몸에 남아 있는 멜라토닌은 낮에 가장 활발하게 활동해야 하는 혈당 조절 기능을 방해한다. (소규모 그룹을 대상으로 아침에 멜라토닌 영양제를 먹게 한 연구에서 증명되었다. 위약 대조군과 비교했을 때 아침에 멜라토닌 영양제를 복용한 사람들은 경구포도당부하검사에서 혈당 수치가 더 오래 지속되었다.[22]) 따라서 아침에 일어나 한 시간 정도 후에 아침식사를 하는 것이 현명하다. 특히 알람 시계를 이용해 일어난다면 말이다.

코르티솔도 인간의 24시간 주기와 밀접하게 연관된 호르몬이다. 보통 스트레스 호르몬이라고 불리지만 '기상' 호르몬으로 에너지와 정신력을 올려주는 역할을 한다. 코르티솔은 일어나기 직전부터 올라가기 시작해 기상 약 45분 후에 최고치에 이르고 하루 동안 계속 줄어든다. 코르티솔은 다양한 연료를 분해해 사용할 수 있도록 해줌으로써 아침에 활력을 준다. 몸의 모든 조직에 영향을 주지만 아침에는 인슐린 수치가 낮으므로 코르티솔은 주로 지방을 가지고 일한다.[23] 따라서 아침에 신체 활동을 하면 지방 연소가 가속화된다.[24]

일어나자마자 오트밀이나 오렌지 주스처럼 탄수화물과 설탕이 든 음식을 먹으면 지방 배출에 제동이 걸려서 코르티솔이 지방 조직을 제외한 모든 조직을 파괴한다. 코르티솔과 인슐린 수치가 높은 환경은 근육보다 지방을 늘리는 유감스러운 결과를 가져온다.

만성 스트레스와 '마른 비만'

항상 심한 스트레스에 시달리는 사람은 배만 볼록해지는 경향이 있다. 그 이유는 만성 스트레스 때문에 스트레스 호르몬 코르티솔 수치가 항상 높기 때문이다. 우리 몸은 스트레스를 해소하기 위해 소화가 빨리 되는 탄수화물을 찾게 되는데, 이 경우 코르티솔 급증과 탄수화물 섭취에 따른 인슐린 증가가 합쳐지면서 제지방 질량을 갉아먹어 지방이 축적된다. 만성 스트레스에 시달리는 사람들이 '마른 비만'인 이유도 그 때문이다. 마른 비만이라니 좀 우스운 표현이지만 절대로 웃을 일이 아니다. 만성 스트레스로 인해 축적되는 지방은 주로 배 속의 위험한 내장 지방이기 때문이다(배만 볼록해진다). 이 염증성 지방은 필수 장기를 감싸 당뇨, 심장 질환, 뇌 수축 위험을 높인다.

아침에 지방이 연소하는 것은 아침에 일어났을 때 가벼운 케토시스 상태이기 때문이다. 35쪽에서 말했듯이 지방 대사의 부산물인 케톤체는 뇌의 중요한 연료원이다. 아침에 정신이 맑은 것도 아침에 케톤체를 이용할 수 있기 때문이다. 그러나 케톤체 생산은 가장 흔한 메뉴로 아침식사를 하자마자 멈춘다(곡물 시리얼, 머핀, 토스터 페이스트리 등).

평소 아침식사를 잘 챙겨 먹는 사람이라면 부담 없이 먹되 아침식사가 생물학적으로 필수는 아니라는 점도 알아야 한다. 아침식사는 야식처럼 현대의 산물이다. '하루 중 가장 중요한 식사'로 유명하지만 정크 푸드 제조업체들이 현대인의 머릿속에 심어놓은 생각일 뿐이다. 아침에 일어나 1~2시간(혹은 3시간) 후에 하루의 첫 식사를 하도록 계획을 세워라. 그러면 다른 유익한 활동을 하면서 지방 연소를 최대화할 수 있다.

효과적인 루틴을 찾았다면 꾸준히 지켜나가야 한다는 사실도 기억해야 한다. 학술지 〈비만(Obesity)〉에 실린 연구에 따르면 아침식사를 거르면 배고픔이 커지고 글루코스 처리의 효율성이 떨어졌는데(인슐린 수치 증가 포함) 아침식사를 꾸준히 하는 사람의 경우만 그랬다.[25] 생물학적으로는 일어나자마자 아침식사를 할 필요가 없을지라도 규칙적인 식사가 중요하다는 뜻일 것이다. 단백질 식품(달걀이 좋은 예)과 섬유질이 풍부한 채소, 지방이 들어간 샐러드 한 그릇을 먹으면 필요한 에너지가 채워져 방전되는 일이 없다. 뭐든 꾸준히 하면 낙숫물이 바위도 뚫는다는 사실을 기억하자.

칼로리 제한하기

생체 시계를 늦추면 수명도 연장될 수 있다. 하지만 여기에는 두 가지 문제가 있다. 칼로리 제한이 필요하고, 아직 동물 실험에서만 성공했다는 것이다. 인간의 장수 실험은 동물보다 더 복잡하다. 실험실에서 생활하지도 않고, 수명도 더 길며, 먹는 것을 좋아하기 때문이다. 음식을 제한당한 실험 쥐들의 수명이 40퍼센트 늘어난 것처럼 인간도 수명 연장을 원하겠지만 이를 위해서는 더 수월한 방법이 필요하다.[26]

수명 연구자들은 칼로리 제한을 모방할 방법을 찾아 나섰다. 오랫동안 칼로리를 제한하면 일어나는 효과를 특정 화합물을 이용하여 고통스럽지 않게 모방하는 전략이다. 후보자로는 레드 와인에 들어 있는 항산화 물질 레스베라트롤, 딸기와 오이에 든 피세틴, 강황에 든 커큐민이 있다. 하지만 가장 효과적인 방법은 인류의 탄생만큼이나 오래된 관습인 단식일 것이다.

대부분의 동물은 식량 공급이 예측 불가능해서 주기적으로 단식을 한다. 오랜 역사 동안 인간도 다르지 않았다. 농업 혁명 이전까지는 다음에 언제 또 먹을 수 있느냐가 항상 미지수였다. 따라서 수렵 채집 시대에 인간의 몸은 식량 부족에도 강하고 회복력을 갖추도록 적응되었다. 농경 사회 이후로 식량이 비교적 풍족해졌고 거의 모든 종교에서 영혼을 정화하고 상위 자아(higher self)에 이르는 수단으로 단식을 권했다. 물론 세포와 장기도 정화된다는 사실까지는 알지 못했지만 말이다.

그런데 단식한다는 것을 세포가 어떻게 알까? 이 질문의 답을 찾는 것은 수명 연구의 중요한 임무였다. 왜 그럴까? 세포에 "식량이 부족하다"라고 알려주는 신호를 찾을 수 있다면 필요할 때 그 신호를 활성화해 힘들게 굶지 않고도 세포에 주는 다양한 이점을 누릴 수 있기 때문이다.

몸이 열량 부족 상태인지 판단해주는 영양소 감지기는 아데노신1인산

의존 단백질 인산화효소(adenosine monophosphate-activated protein kinase)다. 워낙 복잡한 이름이라 흔히 AMPK라고 부른다. AMPK는 전체적인 에너지(즉, 열량)의 이용 가능성을 감지한다. 세포의 에너지원 아데노신3인산 또는 ATP는 들어보았을 것이다. 정상적인 상황에서는 우리의 활동 수요에 맞는 ATP가 생성될 수 있다. 하지만 칼로리 섭취 제한이나 고강도 운동으로 ATP가 제때 보충되지 않으면 세포에 AMP가 쌓인다. AMP는 에너지가 심하게 줄어든 ATP라고 할 수 있다. AMP가 너무 많으면 AMPK가 활성화된다.

AMPK는 갑작스러운 에너지 부족 상황에 대한 몸의 반응을 조정하는 일을 책임진다. 지방을 더 태우게 하고, 더 세심하게 혈당을 유지시키며, 인슐린 저항성을 개선하고, 염증을 줄여준다. 또한, 간에서 이루어지는 콜레스테롤과 트리글리세리드(triglyceride) 같은 지방의 합성을 줄여준다.[27] AMPK의 임무에는 다음 일할 차례인 세포를 건강하게 준비시키는 일도 포함되므로 건강한 미토콘드리아가 새로 만들어지도록 해준다(작은 동력 발전소와 마찬가지인 미토콘드리아는 노화 및 노화 관련 질병과 연관 있다). 따라서 AMPK 활성화는 칼로리 제한으로 수명을 늘리는 강력한 수단이다. AMPK 활성제는 다음과 같다:

아스타잔틴(크릴 오일과 자연산 연어에 풍부), 저온 노출, 커큐민(강황), 엑스트라 버진 올리브 오일, 베르베린, 커피, 녹차, 열(ex. 사우나), 레스베라트롤, 메트포르민(2형 당뇨약), 설포라판(십자화과 채소), 케르세틴(케이퍼, 양파), 식초, 영지버섯.

AMPK를 어떻게 활성화할 수 있을까? 물론 칼로리 제한이 필요하다. 159쪽에서부터 자세히 설명되는 고강도 인터벌 트레이닝도 AMPK를 활성화한다. 일시적으로 에너지 부족 상태가 되기 때문이다. 최신 연구에서는 매일 몇 시간씩 단식해도 같은 효과가 있음이 나타났다. 조금씩 자주 먹어도 AMPK가 활성화된다. 반면 아무 때나 먹으면 AMPK가 계속 억제된다. 아침에 일어나 1~2시간(혹은 3시간), 밤에 자기 전 2~3시간 동안은 음식 섭취를 피한다(앞에서 권고한 칼로리 제한 시간대와 같아 기억하기 좋다).

생체 시계 늦추기

사용 가능한 에너지가 충분하지 않은 것만큼 동물에게 긴박한 문제는 없다. 그때 몸이 어떻게 대응하느냐는 생존을 가르는 문제가 될 수 있다. AMPK가 활성화되면 생존을 도와주는 다른 경로들에도 '조난 신호'를 보낸다. 오늘날에는 '노화 방지'라고 하지만 인류의 역사에서 이러한 예방책은 단지 생존을 위한 것이었다.

AMPK가 자극하는 경로 하나가 FOXO 단백질군이다. 그중에서도 FOXO3는 장수 단백질로 알려졌다. 스트레스 회복력을 높이고 심혈관계 질환, 2형 당뇨, 암, 신경퇴행성 질환 등 노화 관련 질환을 예방할 수도 있다. 운 좋게도 FOXO3를 더욱 활성화해주는 유전자를 가진 사람은 100세까지 장수할 가능성이 크다. 하지만 그런 유전자가 없어도 FOXO3를 쉽게 활성화할 수 있다.

FOXO3를 활성화하려면 신호가 필요한데 AMPK가 바로 그 신호다. 낮이고 밤이고 계속 먹으면 AMPK가 만성적으로 비활성화되고,

8~12시간으로 음식 섭취를 제한하면 AMPK와 FOXO3가 활성화된다(FOXO3는 33쪽에서 설명한 것처럼 글루코스의 가용성을 감지하는 역할을 하는 인슐린에도 민감하다. 저탄수화물 식단 등으로 인슐린 수치를 건강하게 유지하면 FOXO3를 동굴에서 끌어낼 수 있다).

마지막으로 가장 강력한 노화 방지 단백질 mTOR이 있다. mTOR은 수십 년 전 과학자들이 남태평양의 이스터섬에서 강력한 항암 효과를 가진 박테리아 화합물을 연구하면서 발견되었다. 암 환자의 몸에서 암세포 증식에 관여하는 단백질을 억제하는 작용을 하는 그 화합물에는 이스터섬을 뜻하는 폴리네시아어 라파 누이(Rapa Nui)를 따라 라파마이신(rapamycin)이라는 이름이 붙었다. 그리고 라파마이신의 표적인 항암 단백질은 포유류라파마이신표적(mammalian target of rapamycin), 즉 mTOR이라고 불리게 됐다.[28]

mTOR은 저장과 성장을 촉진한다. 인슐린과 마찬가지로 근육 조직에 일어나는 성장은 매우 이로우며 mTOR이 이것을 도와준다. 뇌세포 간의 접합 부위인 시냅스 형성과 뇌가 변화하는 신경 가소성에도 중요한 역할을 한다. 모두 mTOR에 의해 조절되는 성장이 필요한 과정이다. 하지만 mTOR에는 어두운 면도 있다.

mTOR 활동이 너무 왕성하면 자폐증, 발작, 특정 암을 유발한다고 알려졌다.[29] 노화도 촉진할 수 있다. 활성화된 mTOR은 우리 몸의 대청소와도 같은 세포의 자가포식 작용을 억제한다. 자가포식은 에너지 발전소 역할을 하는 미토콘드리아를 비롯해 낡고 손상된 세포를 치워버려 새로운 발전소가 만들어지도록 해준다. 하지만 mTOR이 항상 활성화 상태에 머무르면 그 재충전 과정이 차단된다. 라파마이신으로 mTOR을 억제하면 늙은 쥐의 수명이 60퍼센트나 연장된다는 사실에서도 알 수 있다.[30] 그러나 라파마이신은 공짜가 아니다. 너무 자주 사용하면 2형 당뇨의 특징인 인슐린 저항 같은 각종 부작용이 나타날 수 있다. 그렇다면 이런 의문이 들 수밖에 없다. 건강에 이로운 방법으로 mTOR을 억제할 수는 없을까?

mTOR은 식이 단백질과 가용 에너지에 민감하다. 단백질이 충분하고 활력이 넘치면 mTOR이 활성화된다. 에너지가 부족하거나 단백질이 제한되면 mTOR도 억제된다. 음식 섭취를 하루 8시간으로 제한하면—보통 시간대의 절반 수준— 두 가지가 모두 달성되어 mTOR 억제 상태가 길어질 수 있다. 단식과 장수의 관계는 계속 연구가 이루어지고 있지만 임상 연구로 뒷받침된 방법이 하나 있다.

영양소 감지기

감지기	역할	단식할 경우	효과
인슐린	탄수화물, 단백질에 어느 정도 반응한다.	↓	축적된 지방이 심장, 눈, 근육 같은 기관에 사용되도록 한다. 뇌가 사용하는 케톤을 만든다.
mTOR	식이 단백질과 전체 에너지에 반응한다.	↓	자가포식 작용을 가속하고 낡고 손상된 단백질과 세포, 세포소 기관이 재활용된다.

AMPK	전체 가용 에너지 (지방과 탄수화물) 혹은 부족에 반응한다.	↑	인슐린 감수성이 커지고 미토콘드리아 생산을 자극하고 축적된 지방과 당을 태우고 FOXO3 장수 경로를 활성화한다.

Q: 단식할 때 커피를 마셔도 될까?

A: 단식하는 시간대에 커피를 마셔도 괜찮다. 블랙으로 혹은 헤비 크림 같은 지방을 조금만 넣으면 인슐린이 치솟거나 mTOR이 활성화되지 않는다. 실제로 커피가 독자적으로 mTOR을 억제하고 지방 연소와 미토콘드리아 생성 같은 이로운 역할을 하는 세포 에너지 감지기 AMPK를 자극한다는 연구 결과도 있다. 따라서 단식할 때 커피를 마셔도 된다. 오히려 단식 효과를 강화해줄 수도 있을 것이다.

단식 모방 식단 시작하기

AMPK가 활성화되고 그와 동시에 mTOR이 억제되었을 때의 위력은 노인학 전문가 발터 롱고(Valter Longo) 박사가 이끄는 서던캘리포니아대학교 연구진이 고안한 단식 프로토콜의 결과에서 잘 나타났다. 그 연구는 주기적인 저칼로리 식단이 수명과 건강을 개선해줄 뿐만 아니라 다발성 경화증과 1형 당뇨 같은 병도 치료해줄 수 있음을 보여준다. 단식 모방 식단이라고 알려진 식단이다.

그 식단을 생쥐에 처음 시험한 롱고 박사와 연구진은 면역계가 '리셋'된다는 사실을 발견했다. 열량 제한 식단은 오래된 역기능적 자가면역세포를 파괴했고, 이후 음식을 다시 섭취하는 과정에서 과거의 병적 자가면역세포가 없는 상태에서 새로 만들어졌다.[31] 이러한 면역시스템의 재생 과정은 롱고 박사의 '배아 유사 프로그램(an embryonic-like program)'과 닮았다. 면역계에서 건강한 새 줄기세포들이 증가하는 현상이 배아 발달 과정과 비슷하기 때문이다. 우리는 삶에서 새출발의 기회를 자주 얻기 어렵다. 하지만 단식은 쥐의 면역 시스템에 새출발의 기회를 주는 듯했다. 배아 발달 과정에서 나타나는 것 같은 건강한 줄기세포가 늘어났다.

쥐보다 더 고차원적 유기체인 인간의 단식 모방 식단은 5일간 매우 낮은 칼로리를 섭취하는 것이었다. 평소 칼로리의 절반 수준이었다. 그것도 채소, 엑스트라 버진 올리브 오일 같은 건강한 지중해식 지방으로 이루어졌다. 그 식단을 한 달에 한 번씩 총 3개월 동안 실시했다. 3개월이 지난 후 참가자들은 아무런 역효과 없이 노화와 당뇨, 신경 퇴행성 및 심혈관계 질환의 위험 인자와 생체지표가 줄어들었다. 한 달에 며칠 동안 칼로리를 제한하는 것만으로 나타난 결과였다.*

---

* 이 식단은 일부러 단백질 함량을 줄였다. 효과가 단백질 제한 때문인지 전반적인 칼로리 제한 때문인지는 알기 어렵다. 칼로리 제한과 별개로 단백질 제한이 인간에게 이롭다는 사실은 아직 증명되지 않았고 특히 장기적으로 체중 증가와 근육량 감소를 일으킬 가능성이 크다.

건강하게 오래 살고 싶은 사람들에게는 희망적인 소식이다. 롱고 박사의 연구 결과에는 암과 관련된 놀라운 효과도 포함된다. 쥐 실험에서 성장 인자(종양을 키우는 인자)가 크게 줄어들어 단식과 재섭식 과정에서 모든 장기의 크기가 전체적으로 줄어들고 재생이 이루어졌다.[32] 이것은 단식이 정상 세포의 부수적 피해를 최소화하면서 암세포를 항암 화학 요법에 민감하게 해줄 수 있음을 뜻한다. 단 한 가지 기법이 최소한의 위험성으로 몸의 여러 시스템에 긍정적인 영향을 주는 것은 대단히 드문 일인데 단식이 바로 그런 듯하다.

단식하면 안 될 때

단식은 암을 비롯한 질병에 놀라운 영향을 끼칠 수 있는 매우 흥미로운 연구 분야다. 다만 사람마다 다르다는 사실을 꼭 기억하기 바란다. 단식을 원하지 않는 사람도, 큰 효과를 볼 수 없는 사람도 있을 것이다. 진행암 단계의 환자는 악액질이라고 하는 심각한 체중 감소로 이어지기도 한다. 어머니의 마지막 몇 달을 지켜보면서 어머니가 뭐든 누릴 수 없게 된 모습이 가장 괴로웠다. 뉴욕의 페이스트리 가게 베이네로스(Veniero's)에 자주 들러 어머니가 가장 좋아하는 디저트 키 라임 파이와 딸기 쇼트케이크를 사와도 드시지 못했다. 암 환자는 식이 요법을 시행할 때 반드시 의사의 조언을 받아야 한다.

또한 임부나 섭식장애 같은 질환이 있는 사람도 주의가 필요하다. 여성이 단식을 오래 하면 호르몬과 신진대사 문제가 발생한다. 아직 동물 실험에서만 확인된 증상이다.[33] 사람마다 몸 상태가 다르므로 천천히 시작하면서 몸이 보내는 신호에 주의를 기울여야 한다.

이 장에서는 언제 먹느냐도 중요하지만 저칼로리 식단을 가끔 실시하면 건강과 장수에 좋다는 사실을 배웠다. 우리 몸이 식량이 귀한 상황일 때 어떻게 반응하는지 안다는 것은 진화의 측면에서 보아도 이치에 맞다. 조상들이 일 년 내내 사냥에 성공했을 리는 없으니까.

이 장에서는 많은 내용을 다루었지만 가장 중요한 사실은 간단하다. 타이밍이 중요하다는 것. 아침에 일어나 눈으로 빛 정보를 받아들이는 것부터 낮 동안 음식을 먹는 것까지 우리 몸은 주기를 따르는 기계다. 그 사실을 존중한다면 건강한 삶의 문도 열린다. 현대 사회에 만연한 건강하지 못한 삶에서 벗어날 수 있다. 다음 장에서는 현대인이 자연과 멀어지면서 겪게 된 스트레스와 면역계 및 신진대사 혼란에 대해 살펴보자.

Chapter 2

Summary

◆ 몸의 24시간 생체 시계에 따라라. 낮에는 햇빛을 많이 받고 밤에는 블루 라이트를 피한다.

◆ 아침에 일어나 1~2시간 동안(또는 3시간), 자기 전에 2~3시간 동안은 먹지 않는다.

◆ 이 지침에 따르면 몸의 부수적인 시계들이 SCN(시교차상핵)과 동기화된다.

◆ 시간 제한적 섭식, 즉 간헐적 단식은 칼로리를 제한함으로써 건강을 개선하고 수명을 연장해주는 다양한 효과가 있다.

◆ 우리 몸에서 가장 중요한 영양소 감지기인 AMPK, mTOR, 인슐린의 작용 원리를 알면 유리한 쪽으로 조절할 수 있다.

Chapter

03

몸속
숨은
에너지를
찾아라

인간은 세상에 태어나는 것이 아니라 파도가 바다에서 나오듯
자연으로부터 만들어졌다. 인간은 결코 자연의 이방인이 아니다.

- 앨런 와츠(Alan Watts)

치유의 기술은 의사가 아니라 자연에서 나온다.

- 파라켈수스(Paracelsus)

◆

     나는 뉴욕에서 자랐다. 도시에서 보낸 어린 시절은 즐거웠지만 복잡한 도시 생활이 정신건강에 좋지 않을 수도 있다는 사실을 10대 청소년기에 깨달았다. 자연에 노출될 일이 거의 없다 보니 항상 단절감이 느껴졌고 기나긴 겨울에는 계절성 우울증도 찾아왔다.

     다행히 부모님은 도시 밖에서 보내는 시간의 중요성을 알았다. 그래서 롱아일랜드의 동쪽 끄트머리에 있는 렘센버그(Remsenburg)라는 작은 도시에 집을 샀고, 내가 어릴 때 우리 가족은 거의 주말마다 소나무 가득한 롱아일랜드에서 보냈다. 물론 질풍노도의 사춘기를 겪지 않은 것은 아니지만 도시를 떠나 있는 주말이면 기분이 마법처럼 변하는 걸 느꼈다. 그때는 그냥 느낌만으로도 충분했지만 요즘은 자연에서 보내는 시간이 전인적 건강(holistic health)에 필수적이라는 사실이 과학적으로도 증명되고 있다.

     야외 활동은 단순한 오락이 아니다. 지니어스 라이프의 중요한 열쇠다. 광활하고 예측 불가능한 자연은 우리의 뇌와 몸이 안전지대를 초월하게 해준다. 자연으로의 짧은 나들이도 면역계를 개선하고 스트레스를 줄이고 신진대사를 높이고 행복은 늘리고 불안은 줄여준다. 지방 감소와 노화 방지 효과까지 있다. 따라서 몸이 어떤 장소에 있느냐도 무엇을 먹는지만큼이나 중요하다.

비타민 D의 능력

햇빛을 보지 못하면 아무리 좋은 날도 무슨 소용이랴
- 에드 코왈칙(Ed Kowalczyk)이 부른 미국 록밴드 라이브(Live)의
노래 <Sun> 중에서

앞에서 살펴본 것처럼 햇빛이 생체 시계를 고정해주는 덕분에 건강한 삶을 도와주는 수많은 신체 작용이 이루어진다. 하지만 태양에 대한 의존은 거기에서 끝나지 않는다. 햇빛은 우리 몸의 기능에 또 중요한 역할을 한다. 피부에서 비타민 D를 만들어주는 것이다.

비타민 D를 충분히 얻는 것은 매우 쉬워 보이지만 현대의 삶은 미국인의 42퍼센트를 비타민 D 부족으로 만들었다. 미국 환경보호국(Environmental Protection Agency)에 따르면 자외선 차단제의 과도한 사용, 전체 시간의 93퍼센트를 실내에서 보내는 생활 등 명백한 이유도 있다. 하지만 비만, 노화, 마그네슘 같은 영양소의 부족처럼 눈에 잘 띄지 않는 이유도 있다. 이런 요인들이 모여서 건강에 심각한 영향을 끼친다. 비타민 D가 뇌와 심장, 면역계, 심지어 노화 속도에까지 영향을 미치기 때문이다. 비타민 D는 혈액에 들어가면 온몸의 세포 수용체에 작용한다. 그 수용체들은 약 1,000개 유전자—게놈의 5퍼센트—의 발현에 영향을 준다. 암과 심장 질환 예방부터 면역계 기능 개선까지 건강과 웰빙의 거의 모든 측면에 개입하는 유전자들이다. 엔진의 5퍼센트가 제대로 작동하지 않는 비행기라면 타서도 안 되고 그런 온전하지 못한 상태에서 엔

진이 돌아가게 두어서도 안 될 것이다.

비타민 D 수용체 다수가 뇌에 있다. 비타민 D는 항산화 수치를 조절해 산화 스트레스를 해독하고 진정시키며 알츠하이머와 루게릭병(ALS)에서 나타나는 근육의 과도한 위축을 줄여준다. 또한 면역계가 알츠하이머 환자에게서 발견되는 플라크 아밀로이드를 청소하게도 만든다.[1] 최근의 메타 분석에서는 낮은 비타민 D 수치가 알츠하이머를 발생시키는 가장 커다란 환경 위험 인자임이 밝혀졌다.[2] 비타민 D 수치가 정상이면 나이가 들어도 노화 과정이 느려지고(2~3배 정도) 인지 기능도 양호해진다.[3] 더 많은 연구가 필요하지만 작은 규모의 위약 대조군 실험에서는 비타민 D 수치가 낮은 알츠하이머 환자가 12개월 동안 매일 800IU를 복용하는 것만으로 병의 진행이 멈출 수 있다는 사실을 보여주었다.[4]

비타민 D가 우울증도 막아줄까?

약 4,000명의 성인을 대상으로 시행한 대규모 연구에서는 비타민 D가 부족하면 우울증 위험이 4년 동안 75퍼센트 증가한다는 사실이 발견되었다.[5] 상관성이 곧 인과관계는 아니지만 비타민 D와 우울증의 연관성은 연구자들이 약물치료나 다른 질환, 신체 활동 같은 관련 요인을 통제한 후에도 강력하게 남았다. 비타민 D는 세로토닌을 비롯한 신경전달물질의 생성과 조절도 돕는다. 세로토닌이 부족하면 우울증이 생긴다. 다수의 항우울제가 세로토닌 수치를 높여주지만 부작용이 있고 끊기도 힘들며 과잉 처방되는 경향이 있다. 최근 자료는 항우울제가 극심한 우울증에만 효과적이라는 사실을 보여준다. 그런 경우가 아니라면 햇빛을 많이 쏘이는 방법을 한번 시도해볼 만하다.

비타민 D는 심혈관계에 영향을 줌으로써 뇌의 젊음을 지킬 수 있게 해준다. 뇌의 내부와 겉면에는 처음부터 끝까지 쭉 펼치면 약 400마일(약 644킬로미터)에 이르는 작은 혈관망이 감싸고 있다. 이는 영양소가 뇌로 들어오도록 촉진하는(폐기물은 밖으로 내보내고) 항구이자 인지 기능 저하 초기에 역기능이 나타나는 장소이기도 하다.[6] 다행히 이 혈관을 돌보는 방법은 많다. 1장에서 살펴본 것처럼 영양소가 풍부한 자연식품을 먹고 카놀라유, 옥수수유, 콩기름 같은 곡물 및 씨앗 기름은 피하고 꾸준히 운동하면 된다. 하지만 태양 광선을 통해 피부에서 합성되는 비타민 D도 중요한 역할을 한다.[7]

혈액과 영양소를 몸과 뇌로 실어나르는 동맥은 뻣뻣하지 않고 탄력이 있어야 한다. 그래야 계속 변화하는 환경에 따라 팽창하고 수축할 수 있다. 혈관이 뻣뻣하면 건강에 치명적일 수 있다. 동맥 경직은 심장 질환과 조기 사망 위험을 높일 뿐 아니라 뇌의 용적과 인지 기능을 감소시킨다.[8] 뇌로 들어가는 혈류가 줄어들 수도 있다. 특히 유전적으로 알츠하이머에 걸릴 위험이 높은 사람들은(ApoE4 대립 유전자를 가진 사람) 더더욱 그렇다.[9]

햇빛으로 얻든 보충제로 먹든 비타민 D는 두 가지 측면에서 동맥 경직을 막아준다. 결핍 상태인 경우에는 특히 그렇다. 또한 고혈압을 낮추고 만성 염증을 줄여준다. 서양에서 대단히 보편적인 만성 염증과 고혈압은 절대로 노화의 자연적이거나 불가피한 측면이 아니다.[10] 현대화에 덜 노출된 사람일수록 혈압이 낮고 염증이 적고 동맥 경직도가 양호하다.[11] 이 차이는 수많은 변수로 설명할 수 있겠지만 햇빛 쬐는 시간을 무시하면 안 된다. 산업화 사회에서 비타민 D 수치가 낮은 사람일수록 동맥 경직도가 높다.[12]

가장 좋은 비타민 D 수치는?

이 질문의 답을 알려면 우선 최적의 혈액 범위를 정의해야 하는데 안타깝게도 보편적으로 받아들여지는 최적의 범위는 존재하지 않는다. 2014년에 32개 연구에 대해 이루어진 메타 분석에 따르면 원인을 막론하고(암과 심장 질환 포함) 모든 조기 사망의 위험이 가장 낮은 수치는 40~60ng/mL 사이의 25(OH)D였고 50ng/mL에 이르면 인지 기능에 이로울 수 있다.[13] 비타민 D 보충제를 먹는 경우에는 하루 2,000~5,000IU가 그 범위에 도달하는 데 가장 효과적이며 피부에서 합성되는 종류와 화학적으로 똑같은 비타민 D_3(D_2가 아니라)를 먹어야 한다.[14] 과체중이나 비만이면 더 높은 용량이 필요할 수 있다(잠시 후에 설명 예정).[15] 하지만 아무리 몸에 좋은 것도 지나치면 해롭다는 사실을 기억하기 바란다. 비타민 D 수치가 너무 높으면 몸에 칼슘이 쌓인다. 비타민 D 보충제를 먹는 사람은 정기적인 피검사로 수치를 확인해야 한다.

비타민 D가 부족하면 영양제를 먹어 동맥 경직도 같은 혈관 기능을 개선할 수 있다.[16] 하지만 햇빛을 직접 쐬지 않고 영양제로 비타민 D의 혜택을 누리려는 것은 헛고생일 수도 있다. 비타민 D를 생성하지 않는 빛 UVA도 산화질소를 만들어 우리 몸에 유익할 수 있기 때문이다. 산화질소는 혈관이 팽창하여 건강한 혈압이 유지되도록 해준다. 에든버러대학교(University of Edinburgh)에서 시행한 작은 규모의 연구에서는 여름에 햇빛에 30분 노출된 참가자들의 산화질소 수치가 크게 증가했고 혈압 감소도 함께 나타났다.[17] 고혈압은 해마다 피부암보다 100배 넘는 사망자를 발생시키는 심장 질환의 원인이다.

자가면역과 싸우는 비타민 D

2형 당뇨, 암, 알츠하이머, 심장 질환은 모두 과거에 드물었지만 현재는 전 세계 수많은 사람이 이 질병으로 고통받고 있다(세계보건기구에 따르면 주요 사망 원인이기도 하다). 모두 원인이 하나가 아닌 다인성 질환인데 부족할 경우 염증을 일으키는 비타민 D도 일조할지 모른다.

1장에서 식품이 염증을 일으킨다는(혹은 줄여준다는) 사실을 배웠다. 염증에 따르는 부수적 피해는 엄청나서 혈관을 태우고 DNA를 훼손한다. 하지만 음식 때문만은 아니다. 폭포수 같은 염증을 일으키는 세포에는 전부 비타민 D 수용체가 들어 있다. 비타민 D 수용체의 역할은 아직 연구가 더 필요하지만 비타민 D가 부족하면 면역계가 화난 헐크처럼 날

띌 수도 있다.[18] 반대로 비타민 D를 건강한 수치로 유지한다면 염증 위험이 줄어들 것이다.[19]

미디어에서 말하는 영양소

영양 과학은 사람들에게 큰 혼란을 준다. 미디어는 아무리 의도가 좋아도 별 도움을 주지 못한다. 영양소에 관한 진실을 미디어에서 다루는 정보에만 의존하면 안 된다. 나는 줄곧 미디어에서 전달하는 영양 정보가 주는 혼란을 보여주는 예로 '수백만 미국인 비타민 D 복용. 대부분은 중단해야 할 것'이라는 기사를 언급했다. <뉴 잉글랜드 의학 저널(New England Journal of Medicine)>에 실린 이 기사는 비타민 D가 침투성 암 발생을 감소시키지 않았다는 결과를 소개하고 있다. 암은 여러 해에 걸쳐 진행되는데, 연구자들이 추적 검사 기간의 첫 2년을 제외하자 비타민 D 보충이 암으로 인한 사망 위험을 25퍼센트 감소시켰다는 사실을 발견했다.[20] 비만을 일으키는 원인이 암의 '영양 공급원'이 될 수도 있다. CDC에 따르면 췌장암, 유방암, 대장암 등 과체중이나 비만과 관련 있는 암들이 미국인 암 환자의 40퍼센트를 차지한다. 각종 암의 원인과 개인별 차이가 전부 밝혀지려면 한참 멀었지만 이 실험의 참가자들은 평균적으로 과체중이었다. 따라서 역시나 중요한 사실이 또 확인된다. 영양제로는 건강에 해로운 식단과 생활 방식을 절대 이길 수 없다는 것이다.

매우 보편적이 되어버린 유형의 면역계가 또 있다. 바로 자가면역이다. 세계적으로 다발성 경화증(MS), 염증성 장 질환, 류머티즘성 관절염 같은 자가면역질환으로 고통받는 사람이 너무 많다. 면역계가 불만이 심해진 나머지 자신의 숙주를 공격하게 된 것이다. 마치 먹이 주는 손을 깨무는 것과 같다! 자가면역이 발생하는 정확한 원인은 밝혀지지 않았지만 그런 유형의 질환이 서구 사회에서 점점 증가하는 반면 수렵 채집 사회에서는 드물다는 점으로 볼 때 역시나 현대인의 생활방식이 문제라고 할 수 있다.[21]

자가면역의 원인에 관한 최근의 연구는 출생 초기에 면역계가 토양 기반의 박테리아와 상호작용을 하지 못하는 것에 주목하고 있다. 종종 '옛 친구'라고 불리는 그 잊힌 세균은 건강한 면역 기능 발달에 필요하다. 하지만 자연의 또 다른 측면에도 커다란 관심이 쏠리고 있다. 바로 충분한 햇빛 노출이다.[22] 자가면역질환 환자는 대부분 비타민 D 수치가 낮다. 비타민 D 수치가 낮은 이유가 자가면역을 일으키는 인자 때문일 수도 있지만 일각에서는 그 반대도 사실이라고 주장한다. 낮은 비타민 D 수치가 출생 전부터 면역계를 스스로 파괴한다는 것이다.

보편적인 자가면역질환 MS는 낮은 비타민 D 수치와의 연관성이 강하게 제기되었다. MS는 면역계가 뇌세포를 둘러싼 지방을 공격해 피로와 장애를 일으키는 질환이다. 북반구에서는 여름 이후에 출생한 사람이 겨울 이후에 출생한 사람보다 성인기에 MS에 걸릴 위험이 낮다.[23] 엄마는 아기에게 혈액과 모유를 통해 비타민 D를 준다. 낮은 비타민 D 수치가 수십 년 후에 병을 일으킬 수 있음을 시사한다. (최근 〈JAMA 신경학〉에 실린 연구에 따르면 비타민 D는 MS 환자에게 규칙적인 보충이 필요하다는 사실

을 뒷받침하는 증거가 충분하게 갖춰진 유일한 비타민이기도 하다.[24])

비타민 D가 자가면역을 예방하거나 치유해주는 방법 중 하나로 조절 T 세포(regulatory T cell)라는 면역 세포를 늘리는 것이 있다.[25] 일명 '티렉(Treg)' 세포는 자가면역질환의 원인을 밝히는 연구의 초점이 되었다. 면역계의 최초 대응자로서 몸에 들어온 무언가가 침입자인지 그냥 부상 부위인지를 결정하기 때문이다. 티렉은 염증과 자가면역을 부추기는 것을 포함한 면역 세포들의 반응을 억제하여 건강하고 올바른 염증 반응을 책임진다.

비타민과 자가면역의 정확한 관계는 더 많은 연구가 필요하지만 비타민이 일부 질환을 치료해주거나 적어도 진행을 늦춰줄 수 있을지도 모른다. 면역계가 소화관 내벽을 훼손하는 크론병 환자가 매일 비타민 D를 2,000IU 복용하면 증상이 완화되어 삶의 질이 개선될 수 있다는 사실이 위약 대조군 실험에서 나타났다.[26] 비타민 D가 도움 되는 다른 병으로는 1형 당뇨, 루푸스, 류머티즘성 관절염 등이 있다. 잘못된 낙인이 찍혀버린 백반증은 면역계에 의해 색소세포가 파괴되어 나타나는데 역시 비타민 D가 이로울 수 있다. 규모 작은 비맹검 방식의 실험에서 6개월 동안 고용량 비타민 D로 치료받은 환자들은 색소 파괴가 멈추었을 뿐만 아니라 25~75퍼센트까지 색소가 회복되는 모습을 보였다.[27]

이처럼 비타민 D는 거의 모든 사람에게 효과적이므로 정상 범위의 수치를 유지해야 할 가치가 충분하다. 노화 속도까지 늦춰줄 수 있다.

노화를 늦추는 비타민 D

노화의 동인은 정확히 알려지지 않았지만 과도한 염증이 원인이라는 것이 가장 유력한 가설이다. 전문가들은 염증과 노화의 밀접한 관계를 설명하고자 염증성 노화(inflammaging)라는 단어를 사용한다. 예를 들어, 관찰 연구에서는 100세와 105세 일본인들의 뛰어난 인지 기능과 자립성, 장수가 낮은 염증 수치의 중요한 예측 지표라는 사실이 나타났다.[28] 하지만 낮은 염증 수치는 여러 변수와 관련 있다. 깊은 사회적 유대감, 비가공 식단, 꾸준한 신체 활동, 삶의 목적의식 등.[29] 비타민 D가 노화를 막아주는 무기가 될 수 있다는 증거에는 뭐가 있을까?

영국과 미국의 연구진은 여성 쌍둥이 2,160명의 비타민 D 수치와 염증 지표를 살펴본 결과 비타민 D 수치가 낮을수록 염증 수치가 높다는 사실을 발견했다.[30] 쌍둥이들의 텔로미어 구조에도 큰 차이가 있었다. 노화의 생체지표로 제시되면서 널리 알려진 텔로미어는 염색체 말단의 DNA 조각인데 마치 운동화 끈 끝부분을 감싼 플라스틱이나 금속 싸개처럼 염색체가 손상되지 않도록 보호해준다(운동화 끈 끝부분은 시간이 지날수록 닳지만 텔로미어는 짧아진다). 쌍둥이들은 비타민 D 수치가 낮을수록 텔로미어가 짧았다. 비타민 D 수치가 가장 높은 이들보다 노화도 5년 정도 가속했다. 다시 말하자면 비타민 D 수치가 낮으면 DNA와 나이가 똑같아도 노화가 더 빨라졌다.

물론 인간의 노화는 연구가 어렵다. 평범한 인간의 일생에는 무수히 많은 변수가 존재하므로 인과관계를 콕 집어내기가 불가능하다. 방금 소개한 쌍둥이 연구는 비타민 D가 노화를 늦춘다는 것을 증명하지 않는다. 비타민 D 수치가 높은 쌍둥이들이 야외 활동을 즐겨서 신체 활동량이 더 많은 것일 수도 있다. 안타깝게도 인간의 노화 방지에 관한 자료는 직접 실험이 아니라 이런 관찰 연구에서 나온다. 비타민 D 같은 단 하나의 변수가 수명에 끼치는 영향을 알고 싶다면 수명이 짧고 인간과 어느 정도 유사점을 지닌 동물을 찾아 실험해야 할 것이다.

선충이 바로 그런 동물이다. 선충은 1밀리미터까지 자라고 수명이 약 2주이며 몸이 투명하다. 기대한 것처럼 멋진 동물이 아니라 실망했는가? 놀랍게도 선충(일명 예쁜꼬마선충)은 인간과 비슷한 점이 있어서 노화 연구에 적합하다. 장수와 관련된 여러 작용과 유전자의 공통점이 있고 역시 비타민 D를 합성한다. 햇빛 비타민이 선충의 노화에 주는 영향을 알아보는 벅 연구소(Buck Institute)의 실험에서는 놀라운 결과가 나왔다. 성체기 내내 비타민 D를 주입받은 선충의 평균 수명이 33퍼센트 늘어난 것이다.[31] 또한, 비타민 D는 이로운 스트레스 반응 유전자를 활성화해 단백질 수치를 유지해주었다. 노화 관련 질병의 다수가 단백질과 관련 있다는 점에서 매우 중요하다.

비타민 D를 위해 필요한 영양소

피부에서 합성되는 비타민 D는 간에 의해 $25(OH)\ D_3$로 바뀌어야만 한다. 병원에서 비타민 D의 수치를 측정할 때 바로 이것을 잰다.

그다음에는 신장에 의해 비타민 D가 활성화된 형태인 칼시트리올 (calcitriol)로 바뀐다. 모르는 사람이 많겠지만 이 두 가지 전환 과정을 수행하는 효소는 마그네슘의 도움을 받는다. 안타깝게도 미국인의 약 50퍼센트가 마그네슘을 충분히 섭취하지 않는다. 마그네슘이 부족하면 비타민 D가 쌓이기만 하고 제대로 활성화되지 못한다. 하지만 다행히 마그네슘은 녹색 채소나 아몬드, 호박씨, 지방을 제거하지 않은 요구르트, 다크 초콜릿 등에 풍부하게 들어 있다.

비타민 K₂도 현대인의 식단에서 부족해진 필수 영양소 중 하나다. 목초 먹인 소고기와 유제품, 일본의 콩 발효 식품 나토에 많이 들어 있는 비타민 K₂는 칼슘의 저장을 도와준다. 이 사실은 중요하다. 비타민 D가 칼슘 흡수를 도와주기 때문이다. 비타민 K₂는 칼슘이 뼈나 치아 같은 올바른 곳에 배치되고 동맥이나 신장 같은 부드러운 조직에는 배치되지 않도록 돕는다.

비타민 D 얻는 법

2장에서 자연적인 일주기 리듬을 살펴보았다. 하지만 인간이 적응한 주기는 태양의 일주기만이 아니다. 인간은 1년 주기에도 적응되었다. 태양의 UVB가 피부에 쉽게 닿는 여름에는 비타민 D가 쉽게 만들어진다. 하지만 여름은 영원하지 않다. 사는 곳에 따라 햇빛이 직접 닿지 않는 겨울이 몇 개월이나 계속될 수도 있다. 그렇다면 조상들은 심각한 비타민 D

결핍에 시달리지 않고 어떻게 어두운 겨울을 견뎠을까?

다행히 비타민 D는 지방 조직에 저장되어 계절에 따른 변동성으로부터 우리를 지켜준다. 비타민 A, E, K 같은 다른 지용성 비타민들도 마찬가지다. 하지만 지방 저장이 과거에는 인간의 생존에 필수적이었고 현대인에게는 비만 위기를 초래하는 것처럼, 비타민 D 저장 능력도 양날의 검이 되었다. 지방 조직이 비타민 D를 흡수하므로 과체중이면 햇빛을 충분히 받아도 비타민 D가 부족할 수 있다.[32] 과체중인 사람은 정상 체중인 사람보다 비타민 D 보충제를 두세 배는 더 먹어야 건강한 수치에 이를 수 있다는 뜻이기도 하다.[33]

비타민 D의 생성에는 피부색도 중요하다. 피부색이 짙을수록 피부에 멜라닌이 더 많다. 멜라닌은 자연의 자외선 차단제라 피부 노화를 느리게 해주지만 비타민 D가 부족할 위험이 있다(미국의 흑인들은 비타민 D 부족 위험이 무려 82퍼센트, 라틴계는 70퍼센트나 높아 전국 평균의 거의 두 배에 달한다). 백인은 여름에 10분만 햇빛을 받아도 충분하지만 피부색이 어두운 사람은 최대 2시간까지 필요하다.

FAQ

Q: 자외선 차단제를 꼭 발라야 할까?

A: 지난 20년 동안 이루어진 다수의 메타 분석 결과에서는 자외선 차단제가 가장 위험한 피부암 흑색종을 막아주는 효과가 있다는 데 의문

을 던졌다.[34] 게다가 약국에서 파는 화학성분이 들어간 자외선 차단
제는 안전하지 않을 만큼 혈류로 흡수된다(200쪽에서 자세히). 그렇
다고 피부를 그냥 태우는 것은 위험하다. 너무 오래 햇빛을 쬐지 말
고 되도록 안전한 무기질 성분(ex. 산화아연)으로 만든 제품을 사용
해 피부 손상을 막는 것이 좋다. 생물학에서는 아무리 몸에 좋은 것도
지나치면 해롭다는 사실을 기억하자!

비타민 D 생성 능력은 날이 갈수록 약해져서 똑같은 양의 햇빛을 받
아도 77세는 18세의 절반밖에 되지 않는다.[35] 그뿐만 아니라 나이가 들
수록 신장의 비타민 D 활성화 능력도 약해진다.[36] 따라서 나이가 들면
햇빛 노출(또는 비타민 D 복용량)도 늘려야 한다.

다음은 비타민 D가 충분하도록 햇빛을 쬘 시간이다. 햇빛에 피부가
타면 괜한 DNA 손상이 일어나므로 주의가 필요하다. 소중한 시간을 그
런 데 쓰지는 말자.

비타민 D 부족을 막아주는 햇빛 노출 시간

짧은 시간(5분)	긴 시간(2시간 이상)
←————————→	
젊은 나이	늙은 나이
여름	겨울
적도 근처	적도 멀리
깨끗한 공기	오염된 공기

자외선 차단제 바름	자외선 차단제 바르지 않음
노출 피부 면적 많음	노출 피부 면적 적음
밝은 피부	어두운 피부

햇빛 쐬기는 비타민 D를 보충하는 가장 이상적인 방법이다. 비타민 D를 생성하는 자연 경로를 뒷받침하는 것을 넘어 산화질소를 만들고 생체 시계를 설정하는 등 다른 효과도 있기 때문이다. 피부는 비타민 D를 필요한 만큼만 합성하고 남는 것은 분해하므로 '과잉 보충'의 위험도 없다.[37] 보충제로 대신하려면 피부에서 합성되는 것과 똑같은 비타민 D_3를 먹어야 한다. 하지만 보충제가 해로운 식단이나 생활방식을 고쳐주지는 않는다. 복용량에 관한 조언은 105쪽을 다시 참고한다.

좋은 스트레스 관리

60쪽에서 유기농 제품이 건강에 더 좋은 이유를 하나 배웠다. 제초제와 살충제로 스트레스 부담을 최소화하면 식물의 생장이 제한되기 때문이다. 이는 식물을 구성하는 이로운 화학물질이 적어진다는 뜻이다. 마찬가지로 인간도 더 강해지고 회복력을 기르려면 스트레스가 필요하다. 자연 세계만큼 그런 스트레스가 넘치는 곳은 없다.

스트레스 유형의 하나인 운동에 대한 우리 몸의 적응 반응이 어떤지는 이미 알고 있을 것이다. 운동으로 얻는 힘은 단순히 건강한 체중을 유지해주는 수단만이 아니라 정신건강 등 예상치 못한 삶의 영역까지 흘러간다. 꾸준한 운동이 심리적인 스트레스 자극에 대한 내성을 길러주는 이유도 그래서일 것이다.[38] 이처럼 어떤 스트레스가 또 다른 스트레스로부터 지켜주는 효과를 교차 적응(cross-adaptation)이라고 한다.

좋은 스트레스가 나쁘게 변할 때

우리 몸은 종류를 막론하고 스트레스—업무 스트레스, 운동 스트레스 등—상태에 놓이면 균형이 무너진다. 회복을 위해 거쳐야 하는 공통적인 단계를 알로스타틱 부하(allostatic load)라고 한다. 하지만 누적된 스트레스는 갑자기 과부하 상태로 변한다. 티핑 포인트를 어떻게 찾아야 할까? 빈 잔을 떠올려보자. 그 상태가 온전한 스트레스 내성이다. 정상적인 상태에서는 잔이 비어 있어야 한다. 그래야 열 스트레스나 고강도 운동, 스트레스 경로를 자극하는 카페인 같은 것으로 인한 스트레스가 들어갈 공간이 생긴다. 하지만 이미—충분한 회복 시간도 없이— 많은 스트레스를 견디고 있다면 잔이 절반은 차 있으므로 어떤 스트레스가 추가되어도(이로운 것이라도) 넘쳐흐른다. 알로스타틱 부하는 컨디션 저하와 탈진을 일으킬 뿐만 아니라 감염과 질병에도 취약하게 만든다.[39] 항상 전체적인 스트레스를 고려해 우선 만성 스트레스를 제거함으로써 이미 꽉 찬 잔이 아니라 빈 잔을 기본 상태로 만들어야 한다. 그렇게 하면 운동과 열, 냉기, 커피도 즐길 수 있게 된다. 161쪽에서 알로스타틱 부하를 줄이는 회복과 휴식에 대해 살펴볼 것이다.

운동과 달리 거울을 보고 변화를 즉각 알아차릴 수는 없지만 우리 몸은 열 스트레스에도 적응한다. 열이든 냉기든 몸이 온도 변화에 반응하는 목적은 오로지 하나뿐이다. 살기 위해서. 우리 몸은 약 37도 정도의 온도에서 기능하도록 만들어졌다. 그런데 시련이 닥치면 적응을 위하여 매우 강력한 변화가 줄줄이 동원된다. 이어서 건강과 기분을 개선하고 꿈꾸어온 몸매를 만들어줄 수도 있는 방법들을 알아보자.

몸을 차갑게 하기

비교적 안전한 현대 사회에 접어들기 전에는 온도가 우리 몸을 위협하는 일이 자주 있었다. 수렵 채집 시대에 꽁꽁 언 호수에서 가족의 저녁거리를 낚는다고 생각해보자. 어느 날 얼음이 깨져 차가운 물에 빠졌다. 평범한 일과를 수행하다가 갑자기 죽음의 문턱에 이르렀다. 이때 몸은 곧바로 행동을 개시한다. 근육이 수축하고 손에 잡히는 얼음을 짚고 초인적인 힘으로 물에서 빠져나간다.

체력 덕분에 생존했다고 생각하겠지만 뇌도 중대한 역할을 했다. 그날 저녁 당신은 얼음 호수에서 멋지게 빠져나온 일을 가족들에게 이야기하며 눈 깜짝할 사이에 일어난 일이지만 마치 슬로 모션 같았다고 말할 것이다. 심한 스트레스 상황에서 흔한 일이다. 감각이 고조되고 반응 시간이 빨라지기 때문이다. 뇌는 그런 일이 다시 생기지 않도록 예방책을 마련하기 위해서 사건을 고속 카메라로 상세하고 정확하게 기록한다. 그래서 당신은 평소 알아차리지도 못했던 장소, 얼음 깨지는 소리, 시간, 날씨 같은 세부 사항까지 전부 가족들에게 말해줄 수 있었을 것이다. 모든 정보가 뇌에 빠짐없이 정확하게 입력되었기 때문이다.

이러한 인지 효과는 스트레스를 받을 때 급증하는 뇌의 신경전달물질 노르에피네프린(norepinephrine) 때문이다. 이 물질은 명확한 초점과 주의, 상세한 기억 저장을 담당하고 있으며, 부족할 시 ADHD, 무기력감, 집중력 부족이 발생한다. 하지만 노르에피네프린은 우울증과도 관련 있다. 많은 항우울제가 이 신경전달물질의 수치를 올려주는 원리를 이용한다. 따라서 노르에피네프린의 힘을 이용하면 정신적 각성도를 높이고 기분도 나아질 수 있다. 비록 안전지대를 벗어나 냉기를 견뎌야 하지만 말이다.

노르에피네프린과 알츠하이머

노르에피네프린이 분비되는 뇌의 청반(locus coeruleus)이라는 곳은 85세 이상 노인의 절반이 걸리는 퇴행성 뇌 질환 알츠하이머의 '그라운드 제로(핵무기가 폭발한 지점으로 대재앙의 현장 또는 급격한 변화의 중심지 — 옮긴이)'로 주목받아 왔다. 알츠하이머 환자는 노르에피네프린이 분비되는 청반의 세포가 70퍼센트 가까이 사라진 상태이다. 노르에피네프린 감소는 치매의 진행과도 밀접한 관련이 있다. 치매 환자들은 전반적인 기능이 크게 손상되는데 노르에피네프린이 집중력과 주의, 기억 저장에 관여한다는 사실로 볼 때 놀라운 일이 아니다. 하지만 쥐 실험에 따르면 노르에피네프린에 항염증 기능도 있어서 뇌가 알츠하이머를 일으키는 변성 플라크를 제거하도록 도와줄 수도 있다.[40] 노르에피네프린만으로 알츠하이머를 예방할 수 있는지는 알 수 없지만 노르에피네프린을 증가시키는 활동(운동이나 잠시 후에 다룰 사우나 등)이 알츠하이머도 막아준다는 것은 우연이 아닐 것이다.

이 이론을 실험해보고자 폴란드의 연구진은 기분과 불안 장애 치료를 받는 환자들로 이루어진 그룹에 냉각 요법(cryotherapy)을 시행했다. 냉각 요법은 한 번에 2~3분 동안 차디찬 증기가 나오는 원형의 기구 안에 서 있는 것이다. 환자들은 3주 동안 평일마다 이 요법을 받았다. 철저한 조사 결과 냉각 요법을 받은 환자의 3분의 1이 표준 치료를 받은 환자보다 우울증 증상이 50퍼센트 이상 줄어들었다.[41] 그리고 냉각 요법을 받은 그룹의 거의 절반은 불안증이 최소한 50퍼센트 줄어들었다. 반면 대조군은 불안증이 개선되지 않았다.

냉각 요법에 위험이 따르지 않는 것은 아니다. 도시에서 인기를 끌고는 있지만 여전히 가격도 비싸다. 하지만 다치거나 파산할 위험 없이도 기분과 뇌 기능을 개선해주는 냉각 요법도 있다. 학계의 연구(〈영국 의학 저널 사례 보고〉에 수록)와 수많은 일화를 통해 얼음 목욕, 바다 수영, 찬물 샤워로 심한 우울증을 자가치료한 사람들의 사례가 공개되었다.[42] 엄청나게 차갑지 않은 온도에서도 뇌의 화학작용은 크게 변화한다. 한 연구에서는 약 14도 찬물에서 목까지 담그고 있으면 한 시간 후에 노르에피네프린 수치가 다섯 배 이상 증가한다는 사실이 밝혀졌다.[43] 냉각 요법은 스트레스 호르몬 코르티솔의 수치도 줄여준다.

일상에서 냉각 요법을 시행하려면 우선 샤워로 시작한다. 물 온도는 점차 낮추고 처음에 15초 정도로 시작해서 시간도 늘린다. 저온 충격 때문에 심박수와 호흡이 빨라져 스트레스 반응이 활성화된다는 사실을 명심해야 한다. 따라서 조심스러운 접근이 필요하다. 또한, 냉각 요법을 우울증이나 기분 개선에 활용할 때의 장기적인 부작용이나 금단 증상에 대해서도 알려지지 않았다. 물론 시중에 파는 약들도 그렇지만.

나만의 냉각 요법

나의 뉴욕 아파트에는 다행히 테라스가 있어 겨울에 상의를 벗거나 속옷 차림으로 몇 분 동안 서 있으면서 '공짜 냉각 요법'을 즐길 수 있다. 기분과 정신적 각성을 개선해주는 효과가 탁월하다. 잠시 후 다루겠지만 칼로리를 태우는 갈색 지방이 활성화되어 체중 유지도 도와준다. 하지만 단점도 있다. 이웃들과 고양이가 이상하게 쳐다본다.

칼로리를 태우는 저온 스트레스

가끔 해주는 냉각 요법의 효과는 정신적인 기능에만 제한되지 않는다. 실내 온도가 떨어지면 벽에 달린 온도 조절기로 보일러를 켤 수 있는 것처럼 우리 몸에도 비슷한 상황에서 작동하는 보일러가 있다. 그 생체 보일러는 목과 쇄골, 겨드랑이, 척추에 모이는 특수 지방 세포로 이루어진다. 이 세포들이 갈색 지방을 구성한다. 갈색 지방은 허리와 엉덩이 주변에 쌓이는 평범한 흰색 지방 세포와는 약간 기능이 다르다. 갈색 지방 세포에는 에너지 발전소 미토콘드리아가 가득하고 칼로리를 태워 전기담요처럼 몸을 따뜻하게 해준다. 인간은 약간 차가운 온도에 노출되면 갈색 지방 세포가 칼로리를 태우는데 '비오한 열 발생(nonshivering thermogenesis)'이라고 불리는 과정이다. 갈색 지방은 열 생성을 아주 좋아해서 비오한 열 발생은 신진대사의 30퍼센트를 차지한다.[44] 하지만 온도가 더 떨어지면 장기는 얼어붙지 않지만 몸이 증속 구동 상태가 되어 칼로리를 태운다. 인간을 대상으로 한 실험에서는 약 20도의 물에 몸을 담그니 신진대사율이 거의 두 배로 증가했고 약 14도에서는 세 배 이상이 됐다.[45] 이러한 에너지 소비는 일시적이지만 건강에 주는 유익한 효과는 계속된다.

2형 당뇨 환자들을 어느 정도 차가운 냉기에 노출시킨 실험도 있다. 2형 당뇨는 인슐린 저항성 때문에 혈당 수치가 높은 병이다. 따라서 인슐린 감수성이 개선되면 증상이 나아질 수 있다. 실험 참가자들은 10일 동안 반바지와 티셔츠 차림으로 하루에 6시간씩 실내 온도가 16도인 공간에서 지냈다. 식단이나 생활방식에는 변화를 주지 않았는데도 인슐린 감수성이 무려 40퍼센트나 증가했다. 장기적인 운동이 주는 것만큼 놀라운 효과였다.[46] 따라서 갈색 지방은 비만뿐만 아니라 노화와 신경퇴행성 질환과의 싸움에서도 강력한 무기가 된다.

자연이라는 약으로 스트레스 해소

일본 직장인들은 미국 직장인들보다 훨씬 더 오래 일한다. 그렇다 보니 스트레스가 넘친다. 일하다 죽는다는 뜻인 '과로사'라는 단어까지 있다. 충분히 예방할 수 있는 이 비극이 해마다 점점 더 많은 사람의 목숨을 빼앗아간다. 이런 환경 때문인지 몰라도(전체 인구의 93퍼센트가 도시에서 생활한다는 것도) 일본은 산림욕이라는 특별한 치료법의 중심지로 부상했다. 다른 나라의 과학자들도 자연에서 잠깐만 시간을 보내도 정신건강에 놀라운 효과가 있음을 발견했다.

자연이 정신을 건강하게 해주는 이유는 뇌의 슬하전전두피질(subgenual prefrontal cortex)에 주는 영향 덕분이다. 이 작은 부위는 슬픔과 죄책감, 후회, 부정적인 자기 대화 등을 담당한다.

연구에 따르면 90분 동안 자연환경에 놓인 사람들은 대조군과 비교해 슬하전전두피질의 활성도가 감소했을 뿐만 아니라(뇌 스캔 증거) 곱씹기도 줄어들었다. 곱씹기는 자신을 용서하기 어렵게 만들고 정도가 지나치면 우울증과 자살 충동으로 이어진다.[47]

자연이 정신건강에 좋은 이유를 설명해주는 원리는 또 있다. 자연에서는 비타민 D를 생성하고 24시간 생체 시계를 고정해주는 햇빛을 쬘 수 있다. 그리고 자연에서는 몸이 식어(혹은 데워져) 고대로부터 내려오는 체온 조절 시스템이 뇌에서 일어나는 여러 이로운 변화와 함께 촉발된다. 또한, 식물의 여러 화학적 성분이 담긴 공기를 들이마시면 면역 기능은 물론이고 뇌의 신경보호 작용제이자 신경 성장 인자인 BDNF도 올라간다.[48]

그렇다면 자연을 어느 정도 복용해야 효과가 있을까? <심리학 프런티어 저널(Frontiers in Psychology)>에 실린 연구에서는 자연에 20분만 있어도 만성 스트레스와 관련된 코르티솔의 수치가 크게 줄어든다는 결과를 발견했다.[49] 그 연구에서는 자연에 조금만 노출되어도 효과가 큰 만큼 최소한의 효과를 활용하거나 주말에 오랫동안 야외 활동을 즐기거나 할 것을 제안했다. 도시에 얽매여 있지 말고 자연에 몸을 담가보자.

지방 조직은 사용되지 않는 지방이 쌓이는 공간으로서만 존재하는 건 아니다. 여러 중요한 호르몬을 준비하는 기관이기도 하다. 저온에 노출되면 증가하는 아디포넥틴(adiponectin)이 그중 하나다.[50] 이는 인슐린 감수성, 글루코스의 근육 흡수(따라서 혈당 수치 감소), 지방 연소를 촉진해준다. 또한, 염증을 줄여주므로 심장 질환, 암, 알츠하이머 같은 염증성 질환에도 도움이 될 것이다.[51] 후자의 경우 아디포넥틴은 뇌의 인슐린 신호 전달을 개선해줄 수 있다.[52] 알츠하이머는 뇌의 인슐린 신호 전달에 문제가 생겨 '3형 당뇨'라고 불리기도 한다는 점에서 주목할 만한 사실이다.

갈색 지방은 좋은 지방이라 많을수록 이롭다. 다행히 어렵지 않은 방법으로 갈색 지방을 늘릴 수 있다. 낮은 온도를 두려워하지 않으면 된다. 어떤 실험에서는 건강한 사람들을 4개월 동안 온도가 통제되는 실험 센터에서 생활하게 했다. 첫 달에는 모든 방의 온도를 몸이 열을 생산할 필요가 없는 약 24도로 설정했다. 두 번째 달에는 약 19도로 낮추었다. 세 번째 달에는 다시 24도로 돌아가고 네 번째 달에는 약 27도까지 높였다. 신진대사 실험 결과 19도로 낮춘 달에 갈색 지방이 30~40퍼센트나 늘어났다. 주의사항이 한 가지 있다. 온도를 더 높인 달에는 갈색 지방이 사라졌다. 일상적인 저온 노출이 일회성 방법보다 더 효과적임을 시사한다.

몸을 뜨겁게 하기

수렵 채집 시대에는 저온뿐만 아니라 고온에 노출되는 일도 많았다. 끈질긴 추적이 필요한 사냥을 생각해보자. 이것은 인류가 활용한 가장 오래된 사냥법인데 신체 지구력도 필요하고 오랫동안 자연환경에 노출되어 있어야 했다. 우리 몸은 저온에서 몸을 데우는 것처럼 과도한 열이 일으키는 위험을 막기 위해 몸을 식히는 기제도 진화시켰다. 가장 잘 알려진 방법이 바로 땀일 것이다. 피부에서 땀이 증발하면 적정 체온을 유지하는 데 도움이 된다.

오늘날 운동이나 핫요가, 사우나 같은 활동을 할 때를 제외하면 우리 몸의 체온 조절 시스템은 주로 휴면 상태에 머무른다. 계속 먼지 날리게 놓아둔다면 조상들이 오랜 투쟁으로 갈고닦은 성장과 회복력의 기회가 약해질 것이다. 특히 석탄이나 전기로 데우는 공간에 앉아 있는 사우나 요법은 열이 건강에 끼치는 영향을 따로 연구하는 데 무척 유용했다. 그런 연구는 사우나가 '샤워'만큼 일반적인 전 세계 사우나의 메카 핀란드에서 주로 이루어졌다.

자리 라우카넨(Jari Laukkanen)은 이스턴핀란드대학교(University of Eastern Finland)의 심장학 교수이자 사우나 효과 전문가로 유명하다. 그는 진행 중인 핀란드의 심장 질환 연구 자료를 이용해 사우나가 심혈관 질환과 치매, 조기 사망 위험을 낮추는 등 건강을 크게 개선해준다는 사실을 발견했다. 사우나를 많이 할수록 위험 감소율도 커졌다. 예를 들어 일주일 4~7회 사우나가 20년 동안 알츠하이머의 위험률을 65퍼센트나 줄여주었다.[53]

다음은 라우카넨 박사가 발견한 사실을 한자리에 모은 것이다.

사우나로 인한 위험 감소율(라우카넨 외)

일주일 횟수	0~1회	2~3회	4~7회
고혈압	0%	24%	46%
뇌졸중	0%	14%	61%
치매	0%	22%	66%
알츠하이머	0%	20%	65%
조기 사망	0%	24%	40%

놀라운 수치이기는 하지만 이 결과는 사우나가 직접적인 원인임을 증명해주지 않는다. 단순히 휴식이 가져오는 효과일 수도 있다. 하지만 이 연구는 저온과 마찬가지로 고온도 몸의 스트레스 반응을 이로운 쪽으로 조절해준다는 것을 나타낸다.

사우나나 한증탕을 이용할 때 손목의 요골동맥에 두 손가락을 가져가 보라. 빠른 걷기나 조깅을 할 때처럼 심박수가 올라갔을 것이다. 열 스트레스가 운동과 비슷하게 몸에 부담을 주기 때문이다. 여러모로 유산소 운동과 비슷하게 작용한다. 열은 혈관을 팽창시키는 산화질소도 늘리고 몸 전체에 혈류도 증가시킨다(따뜻한 압박붕대를 뻐근한 관절에 감을 때도 느낄 수 있다). 순효과는 심박수와 혈압이 낮아지고 동맥 탄성이 개선된다는 것이다. 또한 체력은 높여주고 노화와 손상을 일으키는 작용은 줄여준다.

FAQ

Q: 뜨거운 목욕/증기 욕실/적외선 사우나는 모두 사우나와 비슷한가?
A: 뜨거운 목욕과 증기 욕실, 적외선 사우나도 사우나와 비슷한 효과를 낸다고 볼 수 있다. 젊고 건강한 사람들을 대상으로 시행한 연구에서는 8주 동안 뜨거운 물로 목욕했더니 사우나와 비슷하게 심혈관계의 뻣뻣함과 동맥의 두께가 개선되고 혈압이 감소했다.[54] 하지만 가장 유망한 연구는 핀란드에서 시행된 건식 사우나 연구로 정기적인 열 스트레스가 건강에 좋다는 가장 믿을 만한 결과를 보여준다.

심혈관계에 나타나는 이러한 효과는 규칙적인 사우나가 알츠하이머 위험을 줄여준다는 사실을 설명하기에 충분할 것이다. 알츠하이머는 뇌로 향하는 혈관에 역기능이 먼저 일어나 생기는 불치병이기 때문이다. 사우나의 또 다른 중요한 효과도 건강을 개선해준다. 운동과 마찬가지로 사우나는 염증의 혈액 지표를 순간적으로 올린다. 하지만 경계할 필요는 없다. 순간적인 염증 '급등'은 환경을 순화해준다. 우리 몸의 대테러 특수부대를 소환하는 것과 같다. 그래서 사우나를 꾸준히 하면 염증이 줄어든다.[55] 사우나가 만드는 염증은 몸에 이롭고 뇌를 깨끗하게 해준다.

단백질은 중요하다. 우리 몸을 제대로 작동하게 해주는 세포와 조직, 장기, 수많은 화합물을 구성한다. 단백질은 종이접기 같은 복잡한 구조로 올바르게 접혀야만 제 기능을 할 수 있다. 하지만 현대 사회의 스트레스는(만성 염증도) 단백질이 제대로 접히지 않고 끈적하게 만든다. 이것은 변성 단백질 플라크가 쌓이는 뇌에는 경계할 만한 일이다. 예를 들어, 알츠하이머는 아밀로이드 베타 단백질과 타우(tau)라는 또 다른 단백질 실타래와 함께 이루어진 플라크가 쌓이는 것이 특징이다. 타우 단백질 실타래는 단백질이 잘못 접혀 뒤엉켜서 붙은 이름이다.

다행히 우리 몸은 단백질이 아무 보호 장비 없이 스트레스와 싸우도록 두지 않는다. 스트레스가 심하면 열 충격 단백질이라는 지킴이 입자가 활성화된다. 그 자체도 단백질이지만 성벽의 지지대처럼 단백질이 잘못 접히지 않도록 지켜주고 뇌가 플라크 쓰레기장으로 전락하는 것도 막아준다. 연구에 따르면 약 98도에서 사우나를 15분 간격으로 두 차례 실시하면 열 충격 단백질이 크게 활성화되어 열 충격 단백질을 암호화하는 유전자가 약 세 배 가까이 증가한다.[56] 그리고 사우나를 반복적으로 하면(혹은 전반적으로 몸매를 가꾸거나) 열이 유도하는 친염증성 '타격'이 줄어드는 반면 열 충격 단백질 활성화의 효과는 여전히 나타난다.

일상에서 사우나를 비롯한 고온 활동을 꾸준히 즐기면 이러한 효과들이 합쳐져 관상 동맥 질환이나 알츠하이머 같은 병으로부터 자유로워지고 더 오래 살 수 있다. 건강이 양호한 장애인이나 격렬한 운동이 어려운 사람에게도 반가운 소식일 것이다.

기분을 좋게 하는 고온 스트레스

사우나는 운동과 마찬가지로 기분을 개선해주는 효과도 있다. 단 한 번만으로도 알아차릴 수 있을 것이다. 몸의 스트레스 반응이 일으키는 효과는 모든 스트레스 원인에 걸쳐 보존적이다. 저온이든 열 스트레스든 중간 강도 운동이든 전부 다 비슷한 반응을 보인다는 뜻이다. 얼음 목욕을 할 때 노르에피네프린(집중력과 주의, 기분에 관여하는 신경전달물질) 수치가 올라가는데 사우나를 할 때도 그렇다. 하지만 사우나에는 노르에피네프린 말고도 더욱더 강력한 기분 개선 효과가 있다. 이는 사우나가 뇌의 오피오이드(opioid) 시스템에 영향을 주기 때문이다.

운동을 오래 하면 기분을 좋게 해주는 물질인 엔도르핀이 분비된다는 사실은 잘 알 것이다. 마라톤 같은 지구력 스포츠 선수들이 느끼는 짜릿한 쾌감 '러너스 하이(runner's high)'도 뇌의 오피오이드 수용체와 관련 있다. 각종 처방 진통제와 불법 마약도 직접적으로 이 수용체를 겨냥

하며 지구상에서 가장 중독성 강하고 위험한 화합물로 이루어진다. 다행히 규칙적인 사우나는 이 단백질들을 대거 방출해 심각한 부작용 없이 행복감을 일으킨다.

그렇다면 사우나가 우울증 치료에도 도움이 될까? 위스콘신대학교 매디슨 캠퍼스의 찰스 레종(Charles Raison) 박사는 전신 온열이 심각한 우울증 증세에 끼치는 영향을 알아보는 선구적인 연구를 시행했다. 위약 치료와 비교했을 때 30분 사우나 1회만으로 심각한 우울증 환자들의 증상이 크게 개선되었다. 작은 효과도 아니었다. 레종 박사는 항우울 효과가 표준 약물치료보다 2.5배나 강했다고 설명했다. 게다가 그 효과가 6주 동안이나 이어졌다.

사우나는 엔도르핀 분비를 유도하는 것과 더불어 다이노르핀(dynorphin)도 불러낸다. 주로 쾌감유발제인 엔도르핀과 달리 다이노르핀은 가끔 약물 금단 증상으로 나타나는 불쾌감도 일으킬 수 있다. 그래서 운동이나 사우나를 오래 하면 메스꺼움이 느껴진다. 하지만 다이노르핀도 최종적으로는 이로운 작용을 한다. 다이노르핀이 일시적으로 상승하면 엔도르핀 수용체가 증가해 운동이나 사우나가 주는 기분 좋은 느낌에 더욱더 민감해진다.[57] 다시 말해 사우나(또는 운동)의 효과를 누리려면 처음에 불편감을 먼저 느껴야 할 수도 있다. 항우울 효과는 그보다 더 크고 점점 더 확실해질 것이다.

깨끗한 공기의 중요성

자연이라는 퍼즐의 마지막 조각은 바로 깨끗한 공기에서 숨 쉬어야 한다는 것이다. 오염된 공기는 조기 사망은 물론 인지 기능 저하 같은 심각한 부작용을 일으킬 수 있다. 대도시에서 질이 의심스러운 공기를 마시며 살아가는 나에게는 특히 심각한 문제였다. 그런 사람은 나뿐만이 아닐 것이다. 미국인의 52퍼센트에 해당하는 1억 6,600만 명이 건강에 해로운 오염된 바깥 공기에 노출되어 있다.

미국에는 두 가지 유형의 오염이 있다. 하나는 오존 오염이고 다른 하나는 미세 입자 오염이다. 후자는 대기 중의 미세먼지로 우리의 폐로 들어와서 몸속에 퍼진다. 2.5마이크로미터(이하 PM2.5) 이하의 미세먼지가 가장 위험하다. 머리카락 지름의 3퍼센트에 해당해 눈에는 보이지 않는다. 발전소, 산업 공정, 차량 배기관, 장작 난로, 산불 등으로 발생한다.

PM2.5 미세먼지는 자철석이라고 불린다. 철로 이루어진 자철석은 대도시의 공기 중에서 흔히 볼 수 있다. 코로 숨 쉴 때 몸 안이나 뇌로 들어가 해마 같은 다수의 영역을 감염시킨다. 기억 처리를 담당하는 해마는 알츠하이머 환자에게서 가장 먼저 일어나는 손상이기도 하다. 충격적이게도 이런 미세 입자는 아직 어린 3세 아이들의 뇌에서도 발견되어 염증과 인지 기능 손상을 일으키는 것으로 나타났다.

이런 미세 입자(자철석 등)가 침입하면 혈관이 역기능을 일으킨다. 어느 실험에서는 건강한 사람들이 고농도의 PM2.5에 노출되자 심박 변이도(heart rate variability, 심장 건강의 중요한 척도)가 크게 낮아지고 심박

수는 올라갔다. 이러한 심혈관계 역기능은 심장 질환을 일으키지만 부분적으로는 혈액-뇌장벽에 영향을 끼쳐 알츠하이머 같은 치매 질환을 일으키는 주요 원인이 된다.

혈액-뇌장벽은 위험할 수 있는 혈액 내 화학물질은 차단하고 글루코스 같은 필수 영양소나 연료는 통과시켜 뇌를 안전하게 지켜주는 세포막이다. 따라서 절대로 함부로 대하면 안 되는 혈관 조직이다. 혈액-뇌장벽 이상은 알츠하이머, 자폐, 다발성 경화증, 뇌전증, 파킨슨병 등과 관계있다. PM2.5는 젊은 사람들의 혈액-뇌장벽에 이상을 일으키고 알츠하이머의 두 가지 특징—아밀로이드 플라크와 타우 단백질 실타래—이 발병 전부터 나타나도록 만든다.[58]

공기 오염이 지능을 떨어뜨릴 수도 있을까? 급속한 산업화와 뒤떨어진 환경보호 정책 때문에 공기 오염이 국민의 건강을 심각하게 위협하고 있는 중국에서는 그 답을 찾고자 했다. 중국 전역에 사는 2만 5,000명 이상을 대상으로 한 연구 결과에 따르면 공기 오염 노출은 낮은 언어성 검사 결과(정도는 작지만 수학도 포함)와 관련 있다.[59] 그 연구에서는 시간의 흐름에 따른 변화율도 살펴보았는데 공기 오염에 오랫동안 노출될수록 수행 기능이 더 크게 떨어졌다. 그 실험의 저자 중 한 명인 예일대학교 공공보건대 보건정책과 경제학 교수는 NPR(미국 공영라디오방송)과의 인터뷰에서 대기 질의 규제가 엄격할수록 전체 인구층을 1년 더 교육하는 것과 똑같은 인지 개선으로 이어질 것이라고 말했다.

중국의 많은 도시가 미국보다 훨씬 더 심각한 오염과 씨름하고 있다. 하지만 미국의 문제도 심각하다. 48개 주에서 시행된 연구에서는 공기 오염원에 노출될수록 여성의 인지 기능 저하 위험이 82퍼센트, 알츠하이머는 92퍼센트나 높아진다는 사실이 발견되었다.[60] 더 무서운 사실은 알츠하이머 위험 유전자 ApoE4를 보유한 사람들이 특히 취약하다고 나타난 것이다. 알츠하이머 발병의 4분의 1이 오로지 공기 오염 때문으로 보인다고 연구진은 상정했다.

물론 해로운 오염 물질에 노출되지 않으려면 오염되지 않은 지역에서 살아야 할 것이다. 하지만 현실적으로 쉬운 일은 아니다. 게다가 도시에 살면 좋은 점도 많다. 도시에서 건강을 지키는 방법을 더 소개한다.

◆ 비타민 B를 음식이나 보충제로 섭취한다. 소규모 연구에서 건강한 사람들을 PM2.5에 2시간 동안 노출했더니 심혈관계 이상과 염증이 나타났다.[61] 그러나 매일 4주 동안 비타민 B 복합체(엽산 2.5밀리그램, 비타민 B6 50밀리그램, 비타민 B12 1밀리그램 함유)를 섭취하자 공기 오염 물질의 노출에서 보호해주는 효과가 나타났다.

◆ 오메가3가 풍부한 음식이나 피시 오일 보충제를 먹는다. 쥐 실험에서 오메가3가 PM2.5 노출로 발생한 염증과 산화 스트레스를 예방, 치료해주고 최대 30~50퍼센트까지 위험을 줄여주었다.[62] 노인 대상 실험에서도 비슷한 결과가 나타났다.[63]

◆ 십자화과 채소, 특히 브로콜리를 먹는다. 십자화과 생채소, 그중에서도 어린 브로콜리는 환경 독소를 걸러내는 간의 2단계 해독 효소를 활성화하는 설포라판(sulforaphane)을 만든다. 설포라판은 (공기 오염원 노출 전에 나흘 동안 매일 생브로콜리 1.5컵 섭취했을 때) 항산화 효소를 자극해 디젤 배기가스의 염증 효과를 무효화하는 것으로 밝혀졌다.[64] 설포라판이 신진대사를 증진하고 암을

유발하는 벤젠과 아크롤레인을 배출한다는 연구 결과도 있다.[65]

◆ 항산화 식품을 먹는다. 석탄 연소에 자주 노출되는 사람이 6개월 동안 비타민 E와 C(각각 800밀리그램과 500밀리그램)를 섭취하면 지질과 단백질 손상 지표가 줄어든다.[66] 비타민 C가 풍부한 식품에는 케일, 베리류, 브로콜리, 감귤류 과일이 있다. 비타민 E는 아몬드, 아보카도, 엑스트라 버진 올리브 오일에 풍부하다.

◆ ApoE4 유전자가 있는지 확인한다. 유전자 검사 사이트에서 알아볼 수 있다(http://maxl.ug/TGLresources에서 추천 사이트 확인). 이 유전자를 한 개나 두 개 보유한 사람은 공기 오염이 심한 장소에서 보내는 시간을 줄여야 한다.

오염된 바깥 공기가 위험할 수 있다는 것은 분명하지만 집 안 공기의 질에 대해 생각해본 적이 있는가? 실내 공기가 야외보다 열 배는 더 오염이 심할 수 있다는 사실을 알면 충격받을지도 모른다. 왜 그런지, 어떻게 하면 건강을 지킬 수 있는지는 5장에서 다룰 것이다.

오랫동안 인간은 서로 긴밀하게 이어진 자연이라는 거대한 연결망의 일부였다. 때로 너무 춥고 위험한 자연에 노출되지 않는다는 것은 반가운 진화이기도 하지만 대가도 따른다. 태양 노출, 자연적인 온도 변화, 신선하고 깨끗한 공기는 병에 걸리지 않고 건강하게 오래 살 수 있는 열쇠이기 때문이다. 큰 도시에 살건 시골에 살건 자연을 중요하게 여기고 자연이 주는 가르침을 받아들여야 한다.

다음 장에서는 운동의 미덕에 관해 이야기해보자.

Chapter 3

Summary

◆ 건강한 비타민 D 수치는 선택이 아니다. 병원에서 검사해 보고 40~60ng/mL가 되어야 한다.

◆ 중년 이상, 진한 피부색, 과체중인 데다가 위도 높은 지역에 거주한다면 건강을 위해 더 많은 햇빛과 비타민 D가 필요하다.

◆ 비타민 D 보충제는 우리의 피부가 합성하는 것과 똑같은 D_3로 먹어야 한다(비타민 D_2 아님).

◆ 뇌와 심혈관계를 개선하고 암 위험을 낮추고 자가면역을 개선 또는 예방해줄 수 있는 비타민 D의 잠재력에 대한 과학계의 관심이 점점 커지고 있다.

◆ 저온 스트레스(강이나 바다 수영, 얼음 목욕, 찬물 샤워, 냉각 요법 등)는 정신 각성도와 기분을 끌어올려 주는 강력한 효과가 있다.

◆ 저온은 신진대사와 칼로리 연소를 강화해주는 비오한 열 발생을 일으킨다.

◆ 고온 스트레스는 체내의 다른 단백질을 보호하는 열 충격 단백질을 증가시켜 신경퇴행성 질환을 예방해줄 수 있다.

Chapter

04

일어나라,
그 자체가
운동이다

쓸모 있을 수 있도록 강해지는 것.

- 조르쥬 에베르(Georges Hebert)

인생은 자전거를 타는 것과 같다. 균형을 잡으려면 계속 움직여야 한다.

- 알베르트 아인슈타인(Albert Einstein)

◆

세상에 정체될 필요가 있는 영역이 과연 있을까? 직장생활에서는 당연히 아니다. 영원히 같은 상사 밑에서 같은 직급으로 같은 월급을 받으며 일하고 싶은 사람이 어디 있겠나? 개인적인 삶에서도 정체는 바람직하지 않을 것이다. 새로운 친구를 사귀거나 소중한 사람과의 유대감을 더욱더 돈독히 하고 싶지 않은가? 정체는 지니어스 라이프의 정반대, 죽음과 부패를 뜻한다.

우리 몸도 정체를 좋아하지 않는다. 움직이도록 설계되었다. 그러나 21세기 문명은 무활동(無活動)이 만연하도록 만들었다.[1] 아무리 활동적인 사람이라도 정신없이 바쁜 일상을 살다 보면 운동할 시간을 따로 떼어놓지 않으면 안 된다. 이 장에서는 움직임과 운동의 무수히 많은 장점과 미묘한 차이에 대해 살펴본다. 건강과 웰빙에 있어서 정체가 가공 곡물이나 공업용 기름의 독소와 다를 바 없다는 사실을 알게 될 것이다.

이 장에서는 다섯 가지 유형의 활동에 집중한다. 비운동성 신체 활동, 유산소 운동, 고강도 인터벌 트레이닝, 저항 트레이닝, 회복이다. 부담스럽게 느껴질 수도 있지만 걱정할 필요 없다. 이 중에는 당신이 이미 하는 활동도 있을 테니까. 헬스장 '초짜'든 자타공인 집돌이든 근육 단련에 열중하는 베테랑이든 이 장은 몸매를 개선하는 동시에 건강과 행복, 뇌까지 챙기는 방법을 알려줄 것이다.

자리에서 일어나 움직이기

우리는 매일 하루도 빠짐없이 움직이지만 이것은 아마도 가장 과소평가 되는 활동일 것이다. 점심 먹으러 걸어가기, 전화 통화하면서 서성이기, 키보드 치기, 집 안 청소, 요리, 춤, 계단 오르기, 빨래 개기 등 별 생각 없이 하게 되는 쉬운 움직임 말이다. 잠을 자거나 편안하게 소파에 널브러져 드라마 재방송을 보지 않을 때 하는 이런 일을 비운동성 신체 활동(non-exercise physical activity)이라고 한다.

비운동성 신체 활동은 헬스장에서 하는 운동에 비해 두드러지지는 않지만 가치 없다고 무시하면 안 된다. 계속 쌓이면 건강에 큰 도움이 되기 때문이다. 특히 온종일 앉아 있는 사람이라면 더더욱 그렇다. 최소한의 노력이 들지만 매일 300~1,000칼로리를 태워주는 효과가 있다. 이것을 비운동성 활동 열 발생(non-exercise activity thermogenesis, NEAT)이라고 한다. NEAT는 일상에서 다음의 여러 방법으로 가능하다:

춤, 빨래 개기, 반려동물 산책, 스탠딩 또는 트레드밀 책상 사용, 집 안 청소, 장보기, 악기 연주, 설거지, 키보드 치기, 눈 치우기, 노래 부르기, 아이들과 놀기, 섹스, 고양이 잡기.

이런 활동이 쌓이면 하루 에너지 소비량의 절반을 차지할 수도 있다.[2] 예를 들어, 마당 관리, 청소, 집 안 수리 등은 앉아서 TV를 보는 것보다 10~15배 많은 에너지가 소비된다. NEAT는 에너지를 쓰는 효과가 매우 탁월하다. 과식했을 때 저절로 더 많이 움직이게 되는 이유도 그 때문이다.[3] 평소보다 가만히 있지 못한다면 점심에 과식했기 때문이다.

메이오 클리닉(Mayo Clinic) 연구진은 NEAT만으로 과체중을 막을 수 있는지 알아보는 실험을 했다. 정상 체중의 참가자들에게 8주 동안 매일 1,000칼로리—버거킹 트리플 와퍼 칼로리—를 더 섭취하게 하고 신체 활동을 기록했다. 예상대로 과식은 매일의 활동을 증가시켰다. (세차, 돌아다니기, 아이들과 놀아주기 등을 통해) NEAT 수치가 높은 사람들은 체중 증가 예방 효과가 두드러져서 체중을 유지할 수 있었다. 신체 활동량 증가는 참여자들마다 지방 증가가 열 배나 차이가 난 이유를 설명해주었다.[4]

강도 낮은 활동은 칼로리 연소뿐만 아니라 지단백질지방분해효소(lipoprotein lipase, LPL)에 영향을 끼침으로써 지방 저장에도 영향을 줄 수 있다.[5] 혈관 속 LPL(콜레스테롤을 운반하는 LDL과는 다르다)은 섭취한 지방이 어디로 가는지를 결정한다. 목초 먹인 소고기 패티가 들어간 햄버거나 견과류 같은 음식에 든 지방은 지방단백질이라는 작은 뗏목에 태워져 분산된다. LPL은 여러 조직이 그 뗏목의 지방을 뽑아와 근육에서처럼 연료로 사용되거나 지방으로 저장되도록 한다. 사무실 안에서 걷기, 아이들이나 반려동물과 놀아주기, 요리 같은 간단한 움직임은 모두 근육에서 LPL을 더욱더 활성화해 지방 저장을 감소시킨다.[6]

FAQ

Q: 사무직인데 어떻게 하면 NEAT를 늘릴 수 있을까?

A: 스탠딩 책상을 이용해 앉거나 교대로 앉았다 일어났다 하면서 일한다. 스탠딩 책상이 없으면 즉석에서 만들 수도 있다. 나는 주로 식탁에 빈 상자나 인테리어용 책을 쌓아 노트북을 올려놓고 이 책의 원고를 썼다. 한쪽 다리를 의자에 올려 고관절을 열어주고 5분 간격으로 다리를 바꿔준다. 가능할 때마다 스트레칭을 하거나 사무실을 한 바퀴 돌거나 계단을 오른다. 30분마다 단 2분씩이라도 좋다(오래 앉아 있을 경우 줄어드는 뇌의 혈류를 정상화해준다고 알려진 시간 간격[7]). 그리고 NEAT가 충분하면 일부러 고강도 유산소 운동을 오랫동안 하지 않아도 되지만 온종일 앉아 있는 사람은 유산소 운동을 약간 추가해주면 보완이 될 수 있다. 잠시 후에 몇 가지 보기를 들어주겠다.

음식을 먹고 난 뒤 LPL 수치는 근육에서는 낮아지고 지방 조직에서는 높아진다.[8] 인슐린을 자극하는 고탄수화물 식단과 간식이라면 더욱더 두드러진다. 이 호르몬이 고대로부터 지방 저장을 촉진해주는 이유다. 현대인의 1일 탄수화물 섭취량은 약 300그램이고 책상과 소파, 차에 앉아서 간식도 먹는다. 〈응용 생리학 저널(Journal of Applied Physiology)〉에 실린 연구에서는 "많은 사람이 하루 대부분을 신체 활동 지수가 매우 낮은 식후(食後) 상태로 보낸다"라고 했다.[9] 그런 상태에서는 지방 연소 스위치가 사실상 꺼져 뱃살이 자꾸만 늘어난다.[10]

신체 활동량이 많은 사람은 그냥 날씬한 것만이 아니다. 지방단백질 뗏목은 특히 트리글리세리드라는 형태의 지방을 싣고서 동맥을 이동한다. 트리글리세리드 수치가 높으면(즉, 혈액에 지방이 많으면) 대사증후군이 일어난다. 음식물로 섭취한 열량이 제대로 쓰이지 못하고 몸속에 쌓이고 있다는 뜻이다. 오늘날 신진대사 기능이 '양호한' 성인은 전체의 12퍼센트뿐이다.[11] 신진대사 기능이 떨어지면 수명이 줄어들고 심장 질환과 암 같은 수많은 질환의 위험이 커진다.[12] 예를 들어, 일과에 산책을 넣어 몸을 평소보다 좀 더 움직이는 것만으로 LPL이 트리글리세리드의 순환을 줄여주므로 심장 질환의 위험이 감소한다.[13]

스웨덴에서 성인 약 4,000명을 대상으로 시행한 13년간의 추적 검사에서는 저강도 신체 활동이 수명을 높여준다는 결과가 나왔다. 활동량이 가장 많은 사람은 (심장마비 같은) 심혈관계 질환의 위험이 27퍼센트, 조기 사망 위험이 30퍼센트 낮았다.[14] 건강한 사람이 아픈 사람보다 더 많이 움직이는 것은 당연하겠지만 여러 연구 결과에 따르면 온종일 주로 앉아 있는 사람이 산책이나 서 있기 같은 간단한 움직임을 틈틈이 해줄수록 본격적인 운동과 비교해도 심장 건강의 지표가 개선된다.[15]

노약자나 장애인을 위한 NEAT

NEAT는 노약자나 장애인처럼 격렬한 운동이 어려운 사람들에게도 중요한 에너지 소모 수단이 되어준다. 파킨슨병이 진행될수록 몸이 뻣뻣해지고 균형 잡기가 어려워져서 고강도 운동이 힘들었던 나의 어머니에게도 NEAT가 더욱더 중요해졌다. 나는 어머니가 넘어지지 않도록 손을 꼭 잡고 자주 산책하러 나가고 거실에서 어머니가 좋아하는 음악에 맞춰 함께 춤을 추었다. 집안일도 못 하게 하지 않고 내가 도와서 같이했다. 사랑하는 가족의 NEAT를 함께하거나 요양원에 가서 자원봉사를 해보라. 당신에게는 평범한 일이지만 상대방에게는 큰 의미가 있을 것이다.

신진대사의 측면에서 보자면 신체 활동은 절대로 하찮지도, 무의미하지도 않다. 남아도는 식품 열량을 소비해주므로 건강한 몸을 유지하는 열쇠가 된다. LPL은 그 열량 소비에 개입하는 무리의 일부분이다. 〈생리학 저널〉에는 다음과 같은 연구 결과가 실렸다. "근육 LPL의 놀라운 감수성은…… 무활동이 왜 대사성 질환의 위험 요소인지, 생활 속 가벼운 움직임이 어떻게 (에너지) 대사 이상과 관련된 병을 막아주는지 알려주는 퍼즐 조각을 제공한다." 뿐만 아니라 NEAT는 뇌 기능까지 개선해줄 수 있다.

오랫동안 앉아 있기만 하면 뇌의 혈류가 감소해 인지 기능 저하로 이어진다.[16] 하지만 간단한 운동만으로(30분마다 2분씩 걷기) 혈류가 정상화된다. 그 원리는 이렇다. 몸을 움직이면 혈압에 작은 변화가 일어나 혈액과 영양소를 뇌로 밀어낸다.[17] 뇌 혈류 감소는 장기적으로 그저 노화의 일부분이라고 착각하는 정신 기능 약화를 일으킨다. 알츠하이머와 혈관성 치매의 원인으로 여겨지기도 한다. 혈관성 치매의 경우, 뇌로 가는 혈류를 아주 작은 장애물이 연속적으로 방해한다. 작은 규모의 연구에서는 일주일에 세 번 산책하는 것만으로 초기 또는 경증 혈관성 치매 환자의 인지 기능이 개선되었다.[18]

계속 움직여야 하는 체액은 혈액만이 아니다. 아무리 정도가 작더라도 근수축은 관절에 매끄럽게 윤활유를 쳐주고 세포 외 수분을 빼내고 림프액을 스스로 수축하지 못하는 림프관으로 밀어준다. 이 배관들은 근육과 피부에 자리하면서 영양소 배달과 면역 세포의 측면도로 같은 역할을 한다. 뇌와도 연결되어 아밀로이드 베타 같은 뇌의 쓰레기 배출구가 되어준다. 이 액체가 정체되면 고인 물처럼 결코 이롭지 않다.

과학자들은 일상적인 신체 활동이 뇌 건강에 좋은지 알아보고자 나이 든 사람들의 활동량을 측정하고 연간 인지 기능 테스트 결과와 맞춰보았다. 〈신경학(Neurology)〉 학술지에 실린 이 연구에 따르면 매일 활동량이 많을수록 사고와 기억력이 양호했다. 사후(事後) 분석에서도 일상의 활동량이 많을수록 알츠하이머와 관련된 뇌의 병리학적 특징(단백질 플라크 축적 등)이 적게 나타났다.[19] 매일 몸을 움직이는 것이 치매 예방에도 도움이 되는 듯했다.

헬스장에서 할 수 있는 운동이 따로 있지만 NEAT는 건강 유지와 특히 체중 감소를 위해 꼭 헬스장에 다닐 필요가 없음을 증명해준다(물론 돈을 들여 헬스장에 등록하는 것이 강력한 동기부여가 되어주기도 하지만). 몸을 조금 더 움직이기만 해도 체력을 기르고 체중을 줄이고 가끔 하는 폭식 위험을 줄일 수 있다.

탄수화물 자리 만들기

심호흡을 한번 해보자. 혹시 느꼈는가? 지금 당신은 유산소 호흡을 했다.

이리저리 돌아다니거나 크고 작은 일을 처리하거나 계단을 오르거나 기르는 고양이를 쫓아다니는 일에는 모두 지방과 당, 산소의 혼합물이 연료로 작용한다. 모두가 항상 충분하게 공급되는 것이다[유산소(aerobic)는 '산소를 이용'한다는 뜻이다]. 유산소 운동이란 간단히 말해서 움직임의 강도를 높여 평소 에너지 생산 과정을 한 단계 끌어올리는 것이다.

NEAT와 마찬가지로 유산소 운동은 대부분 오랫동안 할 수 있다. 보통 약하거나 중간 강도로 이루어지는데 조깅, 자전거 타기, 스케이트보드 타기, 수영 등이 포함된다. 심박수가 올라가고 심호흡이 필요한 운동이다. 근육은 산소가 전달되는 속도보다 더 많은 산소가 필요할 때—예를 들어, 최대한의 노력이 필요한 고강도 인터벌 트레이닝— 무산소 대사(anaerobic metabolism)라는 대안적 에너지 상태로 바뀐다. 무산소는 '산소가 없다'라는 뜻이고 오로지 당만 태운다. 그렇다면 당은 어디에서 올까?

당 저장에 있어서 우리 몸은 공간 부족에 시달린다. 간은 당을 조금 저장할 수 있고(약 100그램) 보통은 근육이 나머지를 저장한다. 근육은 개인의 근육량에 따라 총 400그램 정도의 당을 흡수할 수 있다.[20] 많은 것 같지만 100작은술밖에 안 되는 양이 허리와 가슴, 이두박근, 삼두박근, 둔근 등 모든 근육으로 분배되는 것이다. 이 저장된 당을 글리코겐(glycogen)이라고 한다.

책상에 앉아 있을 때처럼 에너지 소모가 적을 때는 당이 그대로 남아 있다. 앉아 있는 일이 많은 사람이 하루에 탄수화물을 약 300그램 섭취한다고 해보자. 식단이 주로 곡물 가공식품으로 이루어지고 설탕이 많이 들어간 탄산음료와 주스를 마시는 현대인에게는 그리 어려운 일이 아니다. 이미 간과 근육에 당이 저장돼 있는데 끼니마다 추가되므로 항상 탱크가 꽉 찬 상태인 것이다. 저항 트레이닝과 고강도 운동은 그 당을 태워 새로운 탄수화물과 당이 들어갈 공간을 만들어준다.

격렬한 운동이나, 경주나 대회를 위한 훈련처럼 긴 고강도 운동을 꾸준히 하는 사람은 운동 전후로 탄수화물과 단백질을 섭취해주면 에너지를 유지할 수 있다. 1장에서 배웠듯이 인슐린 감수성은 낮에 가장 높아서 근육이 당을 좀 더 쉽게 흡수한다. 반면 밤이건 낮이건 운동 후에는 글루코스가 활용되는 장점이 추가된다. 근육이 말 그대로 혈당을 빨아들여 인슐린의 필요성을 줄이고 우리 몸을 효율적인 지방 연소 기계로 바꾸는 것이다.

FAQ

Q: 단백질은 얼마나 섭취해야 할까?

A: 충분한 단백질 섭취는 근육의 발달과 유지에 중요하다. 나이가 들수록 중요성이 더욱더 커진다. 최신 연구 결과에 따르면 하루에 적어도 제지방 체중 1파운드당 0.7그램의 단백질을 섭취하는 것이 웨이트 트레이닝을 하면서 제지방 체중을 키우고 유지하는 데 가장 효과적이다.[21] 따라서 탄탄한 몸매의 135파운드 여성이라면 하루에 95그램을, 탄탄한 몸매의 185파운드 남성이라면 130그램을 먹어야 한다. 몸에 지방이 많다면 목표 체중에 0.7을 곱한다. 그리고 목초 먹인 소고기, 달걀, 닭고기, 칠면조, 돼지고기, 생선, 지방을 제거하지 않은 목초 먹

인 소의 우유로 만든 그리스 요구르트(무지방 요구르트도 괜찮고 설탕이 추가된 제품만 피하면 된다)로 식단을 구성한다. 단식 시간대에 운동한다면 운동 직후에 단백질(훼이 단백질 셰이크 등)을 먹어준다.[22] 50쪽에서 단백질의 효능을 복습해도 좋겠다.

상급자 수준으로 운동을 즐기는 사람이라면 근력을 위해 탄수화물이 중요하지만 그렇지 않으면 건너뛰어도 된다. 몸이 스스로 당을 생산해 글리코겐이 자연적으로 보충될 것이다. 채소 섭취량을 늘리면 특히 그렇다. 결국, 운동 후에 탄수화물을 먹어야 하는지는 건강 상태와 목표에 달렸지만 고강도 운동을 자주 할수록 탄수화물 내성도 큰 것이 기본 원칙이다(274~275쪽 참고). 운동하고 나서 탄수화물을 섭취하지 않으면 지방 연소가 계속되고 성장 호르몬이 증가해 관절이 튼튼해지고 결합조직이 재건되는 여러 장점이 있다.[23] 우리 몸은 적응력이 매우 뛰어나고 개인차도 많으니 운동 후에 탄수화물을 섭취했다가 하지 않았다가 하는 방법을 번갈아 해보며 몸의 상태를 확인하자.

체력 올리기

체력이 좋을수록 지방과 산소가 타는 유산소 대사를 유지하면서 더욱더 강도 높은 운동을 할 수 있다. 개인의 한계치(threshold)는 최대산소섭취량(VO₂ max) 테스트로 측정할 수 있다. 강도 높은 운동을 하는 동안 개인이 이용할 수 있는 최대한의 산소량을 알아보는 테스트다. 헬스장에서 트레이너의 지시에 따라 호흡을 분석해주는 마스크를 착용하고 정적인 운동을 하면서 강도를 높여가며 측정한다. VO₂ max가 높은 사람일수록 산소를 효율적으로 다루므로 고강도 운동을 더 오래 할 수 있다. 이것이 바로 지구력이다.

당이 연소되는 대사로 바뀌는 한계치를 젖산 역치(lactate threshold)라고 한다. 강도 높은 운동 도중에 근육이 피로해져서 '화끈거리는 느낌'이 나타나는 지점이다. 힘든 운동 이후에 일시적으로 불쾌감이 들 수도 있다. 예전에 대사 폐기물이라고 여겨졌던 젖산(lactate)은 항상 근육에서 만들어져 심장과 뇌, 근육, 기타 조직의 강력한 연료로 쓰인다. 체력이 강할수록 젖산을 만들고 사용하는 능력이 뛰어나 더 큰 기량을 발휘할 수 있다.[24]

젖산과 뇌 건강

젖산 연구의 선구자 조지 브룩스(George Brooks) 덕분에 근육에서 생기는 젖산이 혈류로 들어가 뇌를 비롯한 장기의 연료로 쓰이고 케톤의 진입을 허용하는 전달물질에 파도 타듯 올라탄다는 사실이 알려졌다.[25] 뇌는 휴식을 취할 때 에너지의 약 10퍼센트를 젖산에서 가져오는데 젖산을 순환시키는 격렬한 운동은 더 많은 젖산을 뇌로 밀어

보낸다.[26] 젖산은 케톤처럼(35쪽 참고) 뇌의 주요 연료인 당을 대체한다. 알츠하이머 환자나 알츠하이머 위험 유전자 보유자(전체 인구의 25퍼센트가 보유한 ApoE4 대립 유전자), 외상성 뇌 손상 환자 등 뇌에서 당을 에너지원으로 사용하는 데 어려움을 느끼는 사람들에게는 반가운 소식이다.[27] 젖산이 파킨슨병을 막아준다는 연구 결과도 있다. 고강도 운동을 6개월 동안 실시하자 파킨슨병의 진행이 멈추었고 중간 강도의 운동은 효과가 없었다.[28]

일반적으로 체력을 늘리려면 '심장 강화(cardio)' 운동을 오랫동안 해야 한다고 알려져 있다. 심장 강화 운동은 지구력을 길러주지만 고강도 인터벌 트레이닝(high-intensity interval training, HIIT)은 적은 시간으로 부수적인 무릎과 관절 손상도 줄이면서 VO$_2$ max도 올려준다. 온라인 학술지 〈플로스 원(PLOS ONE)〉에 실린 연구에 따르면 HIIT를 12주 동안 일주일에 3회씩 실시하자 5분의 1밖에 안 되는 시간으로 심폐 체력과 지구력이 정적인 심장 강화 운동과 똑같은 수준으로 개선되었다.[29]

강도 높은 운동—짧은 시간 동안밖에 지속할 수 없는 강도—은 따라 오지 못하면 죽는다는 문자 메시지를 온몸의 세포에 보내는 것과 같다. 세포는 소멸을 원하지 않으므로 더 많은 에너지를 생산해야 하는 환경에 적응한다. 그런 적응의 일환으로 미토콘드리아의 크기가 커지거나 새 미토콘드리아가 만들어져 개수가 늘어나는 변화가 생긴다. 세포에 자리한 미토콘드리아는 ATP 또는 에너지 생산 공장이다. 당연히 미토콘드리아가 많을수록 에너지 생산량도 늘어난다. HIIT는 단 1회만으로 에너

지 수치가 올라간다.[30]

FAQ

Q: 운동은 언제 하는 것이 가장 효과적일까?

A: 아무 때나 편한 시간에 하면 된다! 일주기 리듬이 근력에 영향을 끼치기는 하지만(보통 오후에 더 강해진다) 개인에게 맞는 시간에 하면 된다. 나는 아침 공복일 때 가장 힘이 솟지만 오후 늦게 운동을 하고 단백질 풍부한 저녁식사를 푸짐하게 즐기는 것도 좋아한다. 저녁(10시 전) 운동은 숙면을 돕는다고 알려졌지만 자기 직전에는 숙면을 방해할 수 있으므로 피한다.[31]

HIIT는 선택한 종류의 운동을 전력으로 20초씩 3세트 하는 것으로 시작한다. 각 세트 사이에는 회복을 위해 1~2분씩 낮은 강도로 움직여 준다. 예를 들어, 실내 자전거를 20초 동안 격렬하게 탄 후 느리게 움직였다가 다시 격렬하게 타기를 반복한다. 밖으로 나가 오르막길을 20초씩 달릴 수도 있다. 나는 헬스장에서 운동이 다 끝나고 에어바이크를 타거나 무거운 배틀 로프(battle rope)를 잡고 흔드는 운동을 3~5회 반복한다. 엄격한 규칙을 따르지는 않아도 된다. 몸을 유산소 한계까지 밀어붙이고 회복하고 반복하는 것이 HIIT의 핵심이다. HIIT에는 다음과 같

은 운동이 있다:

점프 스쿼트, 파워 요가, 오르막길 전력 질주, 크로스 피트, 버피, 주짓수, 자전거로 전력 질주, 스피닝, 배틀 로프, 복싱.

당신의 '전력'은 형제자매나 친구의 전력과 다르다는 사실을 기억해야 한다. 자신의 한계까지 밀어붙였다가 회복 시간을 갖는다. 속도나 거리 같은 결과물이 아니라 전력을 쏟는다는 것 자체가 중요하다. 특히 질환이 있는 사람은 HIIT를 시작하기 전에 의사와 상담하는 것이 좋다. 체력이 점점 붙으면 저항(오르막길 경사도 등)을 올리거나 반복 횟수나 시간을 늘린다.

뇌 기능 끌어올리기

뇌를 생각한다면 운동은 필수다. 격렬한 움직임으로 연료와 영양소, 신경보호 물질이 뇌로 흘러들어가는 것처럼 운동 효과가 직접적으로 나타나기도 한다. 혈관 보호 같은 간접적인 효과들도 중요하기는 마찬가지다.

뇌에 연료와 산소, 영양소를 공급하는 혈관은 오늘날 끊임없는 공격에 시달린다. 1장에서 살펴본 것처럼 염증과 만성 고혈당은 거기에 토치를 갖다 대는 것과 마찬가지다. 되도록 피해야 하는 일이다. 하지만 고혈압도 매우 위험하고 또 흔해졌다. 성인 세 명 중 한 명이 고혈압인데 단지 부모 세대의 문제가 아니다. 질병통제예방센터에 따르면 오늘날 12~19

세 중 14퍼센트가 고혈압이거나 고혈압에 거의 가깝다.[32]

고혈압은 염증이나 고혈당처럼 몸에서 느껴지지 않는다. 고혈압이 자신도 모르는 사이에 죽음에 이르게 한다는 의미로 사일런트 킬러(silent killer)라고 불리는 이유가 있다. 고혈압은 조기 사망 위험만 높이는 것이 아니다. 신장과 눈, 생식기, 뇌까지 손상시킨다. 만성 고혈압은 치매와 '예비 치매'라고 불리는 경도 인지 장애(mild cognitive impairment, MCI) 같은 인지 장애를 일으키기도 한다. 대규모의 다기관 연구에 따르면 인지 기능이 정상이지만 혈압이 높은 사람들은 약물치료로 혈압을 낮추면 경도 인지 장애 위험이 줄어든다.[33]

고혈압은 어떻게 생기는 걸까? 스트레스와 설탕 범벅 음료와 가공식품에 장악된 식단이 주요 원인이다.[34] 당이 신경계를 흥분시켜 지극히 침착할 때도 생화학적 스트레스 반응을 일으킨다. 연구에 따르면 설탕이 든 음료를 한 번만 마셔도 최대 2시간 동안 혈압이 상승한다.[35] 또 다른 원인은 비만이다. 과체중인 사람은 대부분 체중만 줄여도 혈압 문제를 바로잡을 수 있다. 고혈압의 또 다른 원인은 적은 신체 활동량이다. 〈영국 스포츠 의학 저널(British Journal of Sports Medicine)〉에 실린 직접 대면 분석 결과에 따르면 운동은 약물치료만큼이나 혈압을 낮추는 데 효과적이다.[36] 미국신경학협회(American Academy of Neurology)가 정한 경도 인지 장애 공식 치료 지침에도 포함되었다. 아직 FDA의 승인을 받은 치료제가 없는 상황에서 반가운 일이다. 현재 경도 인지 장애 환자들을 위한 권고사항은 6개월 동안 일주일에 중간 강도의 유산소 운동을 150분씩 하면 인지 기능 저하를 늦추거나 회복할 수 있다는 것이다.

온종일 앉아 있는 사람이라면 규칙적인 운동으로 인지 기능을 뚜렷

하게 향상시킬 수 있다.[37] 20~30분 동안 1회만 실시해도 뇌에서 실행 기능과 기억 처리를 담당하는 영역이 활성화되어 학습에 도움이 될 수 있다.[38] 대학생들을 대상으로 한 실험에서는 외국어 수업 전과 도중에 운동을 했더니 학습 내용의 기억과 개념 통합이 향상되었다.[39] 꼭 힘든 운동이 아니어도 된다. 최대 심박수의 60~70퍼센트로 중간 강도의 유산소 운동을 해도 효과가 있다.

운동에 플러스하기

운동은 뇌의 일상적인 기능을 강화해주지만 뭔가를 배우려고 할 때 특히 유용하다. 헬스장에서 공부를 할 수는 없으니 운동을 하면서 스마트폰으로 강연이나 팟캐스트 등을 들어라. 매우 놀라운 결과가 나타날 것이다.

체력 단련은 불안과 우울증을 개선해준다고도 알려졌다. 세계보건기구는 현재 우울증으로 고통받는 사람이 3억 명에 이른다고 추정한다. 우울증에 걸리면 체력이 떨어진다는 사실은 매우 강력한 증거로 뒷받침된다. 100만 명을 대상으로 시행한 연구에서는 심폐 체력이 낮으면 우울증 위험이 75퍼센트 높은 것으로 나타났다.[40] 우울증에 걸리면 운동량이 적어져서 체력이 떨어지는 것일지도 모른다. 체력을 키우면 우울증 증상도 나아진다는 사실을 보여주는 연구 결과가 점점 늘고 있다.

세로토닌은 마음의 안정과 관련 있다고 알려진 신경전달물질이다. 세로토닌과 선택적 세로토닌 재흡수 억제제(selective serotonin reuptake inhibitor, SSRI)의 연관성에 대해 들어보았을 것이다. SSRI는 가장 흔히 처방되는 우울증 치료제이며, 뇌에서 기능할 수 있는 세로토닌의 농도를 증가시키는 원리로 작용한다. SSRI는 과잉 처방되는 경향이 있지만 우울증의 정도가 심할수록 효과가 크다고 알려졌다. 일부 우울증 증상을 없애주기도 하나 성욕 감소나 자살 충동 같은 부작용도 따라온다. 그런 부작용을 겪지 않고 몸이 스스로 세로토닌을 더 많이 분비하게 할 수는 없을까?

세로토닌은 뇌에서 단백질 식품으로 섭취할 수 있는 트립토판(tryptophan)이라는 아미노산으로 만들어진다. 트립토판은 단백질 수송체에 의해 혈액-뇌장벽을 지나 뇌로 전달된다. 정상적인 상황에서는 다른 아미노산들도 똑같은 수송체를 두고 다투지만 운동할 때는 트립토판이 우선권을 얻어 뇌에 세로토닌을 내보낸다. 운동하면 기분이 좋아지는 이유도 그 때문이다. 게다가 트립토판이 증가하면 숙면을 도와줄 수도 있다. 세로토닌은 밤에 수면 호르몬 멜라토닌으로 바뀐다.

우울증과 불안에 효과적인 운동

최근에 학술지 <우울증과 불안(Depression and Anxiety)>에 실린 메타 분석에서는 총 455명이 참가한 11건의 연구를 분석했다. 유산소 운동을 한 달 미만으로 짧게 실시해도 다양한 범위의 환자와 치료에 항우울 효과를 낸다는 사실이 밝혀졌다.[41] 연구진은 미묘한 차이의 중요성을 강조했다. 약물치료는 적어도 4주는 있어야 효과가 나타나기 때문이다. 무작위적인 임상 시험 결과에 대한 두 가지 대규모 메타 분석에서 웨이트 트레이닝도 기분 개선 효과가 있는 것으로 나타났다. 분석 결과 하나는 학술지 <JAMA 정신의학(JAMA Psychiatry)>에 실렸다. 우울증 진단 여부와 상관없이 근력 운동은 우울 증상을 개선해주었다.[42] 비교적 적은 투입만으로 큰 효과가 나타났는데 일주일에 두 번 하든 다섯 번 하든 효과가 비슷했다.

같은 연구진은 웨이트 트레이닝이 불안에 끼치는 영향을 알아보는 메타 분석도 시행했다. <스포츠 의학(Sports Medicine)>에 실린 결과에 따르면 근력 운동은 행복한 사람에게나 신체 또는 정신 질환이 있는 사람에게나 불안 증상을 크게 개선해주는 효과가 나타났다.[43] 신체를 건강하게 해주는 효과도 있지만 운동은 우울증과 불안 치료에 꼭 포함되어야 한다. 약물치료를 병행해도 괜찮다. 심리상담을 받는 것도 좋은 방법이다.

운동은 뇌의 생화학 작용을 이롭게 바꿔주는 것 말고도 노화에 따라 줄어드는 뇌의 용적을 지켜주는 효과도 있다. 그 역할을 하는 화학물질 가운데 하나가 바로 뇌유래신경영양인자 BDNF인데 격렬한 운동 도중에 수치가 증가한다. 흔히 BDNF는 뇌를 위한 기적의 성장 단백질이라고 불린다. 신경 발생(neurogenesis)이라는 과정을 통해 새로운 뇌세포를 성장시켜 뇌를 젊게 유지해주기 때문이다.

BDNF는 매우 강력하다. 배양 접시에 담긴 뉴런에 BDNF를 뿌리면 마치 잔디 인형처럼 수상돌기가 자라난다. 수상돌기는 학습을 위해 꼭 필요하다. BDNF는 알츠하이머 같은 기억 장애에 중요한 열쇠가 되어줄 것으로 보여 큰 관심을 모았다. 알츠하이머 환자는 BDNF가 50퍼센트까지 감소해 뇌가 변화하기 어렵다. 가소성(plasticity)이라는 특징이 줄어든 것이다. 따라서 운동으로 BDNF를 높여준다면 알츠하이머 같은 질환은 물론 노화에 따른 인지 기능 저하의 치료와 예방이 가능할지도 모른다.

가소성이 중요한 이유는 새로운 기억을 만들기 위해서만이 아니다. 안정적인 기분을 위해서도 중요하다. 우울증 환자들의 뇌는 변화에 저항이 심하다. 연구에 따르면 항우울제 대부분(SSRI 계열도 포함)이 BDNF도 올려준다. 뇌의 변화 수용 능력이 개선되면 오래된 패턴이 '재배선'되어 치유가 촉진된다는 가설을 세워볼 수 있다(항우울제로 수치가 올라가는 세로토닌도 신경 발생에 중요하다[44]). 반가운 소식은 운동이 항우울제만큼 효과적인 경우가 많다는 것이다.

그렇다면 유산소 운동을 얼마나 해야 할까? 이 질문에는 정해진 답이 없다. 목표에 따라 이상적인 처방이 달라진다. 지구력을 기르려고 하는가? 아니면 단순히 건강이나 체력을 위해서 하는 운동인가? 만약 후자일 경우, 일상생활에서 NEAT(걷기, 물건 옮기기 등) 형태의 활동량이 많다면 일부러 유산소 운동을 하지 않아도 된다. 그 대신 다음에 자세히 살펴볼 근력 운동에 집중하는 게 좋겠다.

온종일 앉아 있는 사람이라면 의도적인 유산소 운동이 필요할 것이다. 한 번에 30분, 일주일에 총 150분을 목표로 삼는다. 가장 좋은 방법이 무엇인가는 수많은 요인에 따라 달라지지만 무엇보다 즐기면서 하는 것이 중요하다. 운동 방법에 변화를 주어도 된다. 이를테면 웨이트 트레이닝의 휴식 시간을 줄여 유산소 효과를 거두고 목표량을 채울 수 있다.

유산소 운동의 종류는 다음과 같다:

빈야사 플로 요가, 조깅, 등산, 노 젓기 운동, 자전거 타기, 스키, 수영, 서킷 트레이닝.

심장 강화 운동이 살을 빼줄까?

유산소 운동의 효과는 다양하지만 체중 감량 효과는 종종 과대 포장된다. 심장 강화 운동은 칼로리 연소를 가속해주기는 하지만 비운동성 활동 열 발생(NEAT)이 훨씬 더 많은 칼로리를 태워준다. 특히 과도한 유산소 운동은 근력 운동과 함께하지 않으면 근육 감소와 대사 이상으로 이어져 마른 비만이 될 수 있다. 웨이크포레스트대학교(Wake Forest University) 연구진이 다이어트 중인 중년 참가자들을 대상으로 시행한 연구에서 나타난 결과를 보면 유산소 운동을 한 사람들이 웨이트 트레이닝을 한 사람들보다 근육을 두 배나 더 잃었다.[45]

여기서 우리는 어떤 교훈을 얻을 수 있을까? 유산소 운동은 우리의 몸과 마음에 놀라운 효과를 가져다주지만 몸매도 가꾸고 가끔 맛있는 디저트도 먹으려면 평소에 몸을 많이 움직이고 웨이트 트레이닝을 하고 식단을 바꾸는 것이 더 나은 전략이다.

노화를 막아주는 근력 운동

나이나 성별에 상관없이 근육량을 늘리는 것이 운동의 주요 목표가 되어야 한다. 근력 운동은 건강한 몸으로 무슨 일이든 해낼 수 있게 해주는 것뿐만 아니라(몸을 더 강인하게 만들어주는 기본적인 수단) 뼈 강화와 체중 감량, 염증 감소, 신진대사 증진 효과가 있고 가끔 탄수화물을 많이 먹어도 괜찮도록 칼로리를 태워준다.

연구에 따르면 근육이 튼튼할수록 나이가 들어도 건강하다. 시드니대학교(University of Sydney)는 8만 명을 대상으로 한 연구에서 매주 근력 운동을 하면 원인을 막론하고 조기 사망 위험이 23퍼센트 줄어든다는 사실을 발견했다.[46] 꼭 헬스장에 다니지 않아도 효과를 누릴 수 있었다. 팔굽혀펴기, 윗몸일으키기, 턱걸이처럼 몸을 이용한 근력 운동을 한 사람들도 헬스장에서 하는 운동과 비슷한 효과가 나타났다.

근력 운동과 뇌의 관계에 관한 연구는 아직 초기 단계에 머물러 있지만 노인들의 경우 근력이 강할수록 인지 기능이 양호한 게 분명한 듯하다. 경도 인지 장애 환자들을 대상으로 한 연구에서는 6개월 동안의 웨이트 트레이닝이 인지 테스트에서 기준치보다 훨씬 높은 점수를 받게 했고 개선 효과가 12개월 동안 이어졌다. 근력이 크게 발달한 사람일수록 테스트 점수가 높았고, 스트레칭 운동만 한 대조군은 인지 기능이 약

해졌다.[47]

안타깝게도 노화는 알츠하이머 같은 신경퇴행성 질환의 가장 큰 위험 요인이다. 그렇다면 나이가 들면서 근육량이 줄어드는 건 우연일까? 30세 이후로 10년마다 근육량의 3~5퍼센트가 감소한다. 하지만 웨이트 트레이닝은 언제든지 시작할 수 있다. 앉아만 있던 노인들도 6주 동안 일주일에 웨이트 트레이닝을 2~3회 하는 것만으로 근력이 50퍼센트 이상 늘어난다.[48]

웨이트 트레이닝을 할 때는 다관절 복합 운동(compound movement)에 집중해야 한다. 복합 운동은 한번에 다양한 근육군의 근육 섬유를 이용한다. 예를 들어, 벤치 프레스는 가슴, 삼두근, 어깨 근육을 사용한다. 반면 바이셉스 컬(biceps curl)은 오로지 이두근 하나만 사용하는 단관절 고립 운동(isolation movement)이다. 단관절 운동을 추가해도 되지만 특히 시작 단계에서는 최대한의 효과를 누리는 것에 집중해야 한다. 다관절 복합 운동에는 스쿼트, 턱걸이, 랫 풀 다운(lat pull down), 데드리프트, 숄더 프레스 등이 있다.

다행히 종류가 다양해서 개인의 취향에 따라 고를 수 있다. 웨이트 리프팅, 미용 체조 등도 모두 복합 운동에 포함된다. 짧은 시간 동안(세트) 전력을 다해서 실시해야 하는 운동이면 된다. 특히 웨이트 리프팅을 처음 시작할 때는 다음 차례(개수)를 반복하지 못해도 걱정할 필요가 없다.

간식 같은 운동

막간을 이용한 운동은 대부분 건강에 좋다. 다양한 유형의 운동이 혈당에 끼치는 영향을 알아본 연구에서는 아침과 점심, 저녁 식사 직전에 고강도의 오르막길 걷기나 걷기와 저항 트레이닝이 합쳐진 운동을 단 6분만 실시해도 저녁식사 전에 30분 동안 운동한 것보다 24시간 동안 평균 혈당이 더 내려간다는 결과가 나왔다.[49] 다시 말하자면 당을 태워주는(무산소) 고강도의 운동을 "간식처럼 조금만" 해도 중간 강도의 유산소 운동을 오래 하는 것보다 혈당 관리에 더 효과적일 수 있다. 그러니 운동할 시간이 없다는 핑계는 집어치우자! 식사 전에 팔굽혀펴기나 에어 스쿼트를 몇 세트만 해도 몸이 에너지의 흐름을 더욱 효율적으로 관리할 수 있다.

웨이트 트레이닝은 일주일에 세 번 전신 운동을 하는 것으로 계획한다. 날마다 운동 부위를 나눠서 진행하는 분할 방식을 선호할 수도 있지만 초보자든 상급자든 근력과 근육을 발달시키려면 똑같은 근육 운동을 일주일에 한 번 이상 해야 한다는 연구 결과가 있다.[50] 근력 운동이 끝난 후에 고강도 인터벌 트레이닝이나 유산소, 운동 회복을 도와주는 사우나를 집어넣어도 된다. 다음의 선택권을 참고해 운동 계획을 세워보자.

전신 운동

월요일	수요일	금요일
스쿼트	런지(Lunge)	
숄더 프레스	바벨 컬 (Barbell curl)	
스티프-레그 데드리프트 (Stiff-legged deadlift)	햄스트링 컬 (Hamstring curl)	
해머 컬(Hammer curl)	델트 레이즈(Delt raise)	월요일과 똑같이
랫 풀 다운	인클라인 프레스 (Incline press)	
트라이셉 푸시-다운 (Triceps push-down)	스컬 크러셔 (Skull crusher)	
벤치 프레스	턱걸이	

부분 운동

월요일(가슴/이두근)	화요일(등/삼두근)	수요일(다리/어깨)
벤치 프레스	턱걸이	스쿼트
바벨 컬	스컬 크러셔	숄더 프레스
인클라인 프레스	와이드-그립 랫 풀-다운 (Wide-grip lat pull-down)	런지
해머 컬	트라이셉 푸시-다운 (Triceps push-down)	업라이트 로우 (Upright row)
플라이(Flyes)	케이블 어시스티드 친-업 (Cable-assisted chin-up)	햄스트링 컬
		페이스 풀(Face pull)

세트와 개수는 어느 정도가 적당할까? 전신 운동을 하는 날에는 근육 부위별로 한 가지를, 부분 운동으로 나눠서 할 때는 서너 가지 운동을 고른다. 운동마다 3~4세트씩 한다. 개수는 범위를 이용해서 정하면 도움이 된다. 1~20개 사이를 반복하면 근육을 단련할 수 있다. 근력은 낮은 범위의 개수(1~5개)가 가장 효과적이다. 초보자는 8~12개로 시작한다. 웨이트의 중량을 높일 때는 개수를 줄이고 반드시 근육 제어력과 안정성이 발달한 다음에 중량을 올려야 한다.

어디에서 출발하건 올바른 자세에 집중해 천천히 나아가야 한다. 진짜 초보자나 부상을 치료 중이라면 전문 트레이너에게 몇 차례 개인 지도를 받아 올바른 자세와 방법을 익히는 것이 좋다. 조심하지 않으면 다칠 수도 있기 때문이다(특히 데드리프트와 스쿼트).

휴식을 취하는 방법

활발하게 움직이는 몸과 마음의 휴식은 약과도 같다. 하지만 침대에 누워 인스타그램을 보면 휴식이 제대로 이루어질 수 있을까? 요즘은 성실해야만 휴식의 효과를 최대한 누릴 수 있다. 이 책에서는 운동 효과를 높여주는 두 가지 유형의 휴식을 다룰 예정이다. 바로 수면과 이완이다. 둘 다 서로 다른 효과가 있는 휴식이다.

잠의 중요성은 아무리 강조해도 지나치지 않다. 숙면은 신경계의 휴식을 도와 운동으로 올린 효과를 가둬둔다. 근력 운동과 고강도 인터벌 운동으로 이루어진 운동 계획표에서는 필수적이다. 호르몬은 조직의 회복부터 성장, 에너지 사용, 배고픔에 이르기까지 모든 것을 조절하는데, 수면은 그런 호르몬을 관장하는 내분비계의 가장 중요한 제어자이다.

자는 동안에 증가하는 호르몬에는 성장 호르몬(growth hormone, GH)이 있다. 뇌하수체에서 분비되는 GH는 결합조직을 강화하고 제지방을 유지해준다. 부상을 예방하고 내일도 힘을 낼 수 있도록 운동 적응도 도와준다. GH는 운동 말고도 뇌 기능에도 이롭다. 어느 연구에서는 성장 호르몬 보충 요법이 단 5개월 만에 경도 인지 장애 환자 그룹과 건강한 대조군의 인지 기능을 모두 개선해주었다.[51]

성장 호르몬은 잠들고 얼마 후에 진폭이 가장 큰 뇌파가 나타나는 서파수면(slow wave sleep) 단계에서 분비된다. 매일 수면 시간이 7시간도 안 되면 성장 호르몬 분비가 줄어들어 뇌가 보상 차원에서 낮 동안에 성장 호르몬을 분비한다.[52] 하지만 앞에서도 언급했듯이 탄수화물 식품을 섭취하면 성장 호르몬이 억제된다. 잠이 부족할 때 먹고 싶어지는 그런 음식 말이다.[53] 야간의 음식 섭취가 성장 호르몬 분비를 방해하는 이유이자 자기 2~3시간 전에는 먹지 말아야 하는 이유다.

성장 호르몬: 단식 호르몬

성장 호르몬은 굶주림 또는 단식 상태에서 성인의 제지방을 보존해주는 역할을 한다.[54] 따라서 성장 호르몬 분비를 늘리는 가장 좋은 방법 중 하나가 바로 단식이다. 여성은 14~16시간, 남성은 18시간 동안 단식하면 성장 호르몬이 증가하기 시작한다. 24시간 단식하면 무려 2,000퍼센트나 분비되는 것으로 나타났다! 사람마다 차이가 있고 여성은 오랫동안 단식하면 부작용이 나타날 수도 있다는 사실에 주의하자(주의사항은 96~97쪽 참고).

성장 호르몬이 분비되기 시작하면 이내 테스토스테론이라는 호르몬도 분비된다. 테스토스테론은 남성의 성적 발달과 행동에 관한 호르몬으로 잘 알려졌지만 남녀 모두의 근육과 근력, 뼈 밀도, 웰빙에도 중요한 역할을 한다. 테스토스테론은 주로 자는 동안 나오므로 수면이 부족하면 테스토스테론의 분비에도 큰 차질이 생긴다. 건강한 젊은 남성들의 수면 시간을 일주일간 매일 5시간으로 제한하자 테스토스테론이 10~15퍼센트까지 감소했다.[55] 테스토스테론이 해마다 1~2퍼센트씩 줄어든다는 사실을 고려한다면 일주일만 잠을 제대로 자지 못해도 호르몬의 수치가 5~10년이나 더 늙은 사람 수준으로 떨어지는 것이다. 미국 직장인의 적어도 15퍼센트가 어떤 이유에서든 수면 부족에 시달리고 있다.

성장 호르몬과 테스토스테론은 모두 노화 방지 호르몬이라고 불리는데(후자는 특히 남성에 해당) 그 수치가 젊은 시절에 최고조에 이르고 나이가 들면서 줄어들기 때문이다. 특히 노인들은 오래 숙면하지 못한다. 따라서 수면의 최적화는 성장 호르몬과 테스토스테론의 생산을 늘려준다. 2장에서 살펴보았듯이 노화에 따라 수면 시간이 줄어드는 이유는 빛에 대한 감수성이 줄면서 생기는 일주기 조절 장애 때문인지도 모른다. 나이대와 상관없이 숙면하는 습관은 흐린 날이라도 아침에 햇빛을 받는 것부터 시작된다는 사실을 기억하자(수면 최적화 방법은 6장 참고).

잠 외에 이완도 저평가된 체력의 구성 요소다. 쉬는 것은 운동만큼이나 필수적이다! 충분한 휴식이 따르지 않는 지나친 운동은 과훈련(overtraining)으로 이어져 기량을 떨어뜨리고 피로를 일으키고 부상과 질병 위험을 높인다(116쪽 알로스타틱 부하 참고).[56]

휴식은 근육이 발달하고, 관절과 인대가 강해지고, 신경계가 늘어난 운동량에 적응할 수 있도록 해준다. 이를 통해 우리는 강인함이 근육뿐 아니라 정신에서도 나온다는 걸 알 수 있다. 다시 말해서 신경계는 근육만큼이나 근력에 중요한 역할을 한다.[57] 파워리프팅과 보디빌딩의 운동 방법은 바로 여기에서 중요한 차이가 난다. 파워리프터와 보디빌더는 둘 다 강하지만 보디빌더는 근육을 키우기 위해 훈련을 최대화했고 가벼운 중량으로 더 많은 횟수를 반복한다. 반면 파워리프터는 정신과 근육을 연결하고자 더 무거운 중량으로 근력을 훈련한다.

여기에서 배울 수 있는 교훈은 이렇다. 운동의 강도를 높이려면 적응 과정을 위해 휴식이 꼭 필요하다. 연구에 따르면 근육 단백질 합성—또는 새로운 근육 조직의 성장—은 운동한 지 약 48시간 후에 일어난다. 똑같은 근육을 두 번 단련하기 전에 이틀 동안 쉬어야 한다는 뜻이다. 물론 사람마다 필요한 휴식이 다르다. 더 힘든 운동을 하고도 남보다 휴식이 덜 필요한 사람도 있다. 여기에는 나이, 성별, 체력 수준, 영양 상태, 수면 등 수많은 요인이 작용한다. 늘 그렇듯이 개인이 직접 실험해봐야 한다.

바닥에서 보내는 시간을 늘려라

의자에 앉는 서양 문화가 사람들의 몸을 더 약하고 긴장되게 만들었다는 것은 자세 문제, 허리 통증, 심지어 소변과 대변의 제어와 성기능에 영향을 주는 골반기저근 이상이 널리 퍼져 있다는 사실로 증명된다. 습관적으로 의자에 앉아 있으면 (우리 몸에서 가장 튼튼해야 하는 근육인) 둔근이 약해지고 고관절 굴곡근이 단단히 조여진다. 그러면 요통이 생기고 허리가 약해진다. 허리를 튼튼하게 만들려고 운동하다가 오히려 크게 다칠 수도 있다. 바닥에서 보내는 시간은 어린아이들뿐만 아니라 아시아 지역과 수렵 채집 사회의 성인들에게도 일반적인 일이다. 심장과 척추, 소화기관, 생식기관 등 몸의 다양한 곳을 튼튼하게 해줄 수 있다. 자주 바닥에 앉거나 스트레칭을 할 수 있도록 요가 매트를 내놓거나 푹신한 러그를 TV 앞에 깔아둔다. 의자에 노트북을 올려놓고 책상다리로 앉아 바닥에서 일할 수 있다(처음에는 힘들지만 근육이 튼튼해지기 시작하면 수건이나 요가 블록, 베개를 깔고 앉는다).

기본적인 움직임만으로도 폐기물을 순환시키는 체액을 씻어 내리고 관절에 윤활유를 치고 뼈를 튼튼하게 해주고 장기에 산소를 공급하고 신선한 혈류와 영양소를 뇌로 보내는 일이 이루어진다. 치매와 각종 암, 심장 질환의 위험도 줄어든다. 특히 심장 질환은 전 세계의 가장 큰 사망 원인이다. 이 사실을 기억하면서 운동으로 탄탄하고 건강한 몸을 가꾸고 수명을 늘리고 뇌의 컨디션을 최상으로 끌어올리자.

다음 장에서는 아무리 애써도 일상생활에서 노출될 수밖에 없는 독소가 우리 안의 천재를 억누르고 있다는 사실과 독소로부터 몸을 지키는 방법을 알아보려 한다.

Chapter 4

Summary

◆ 움직임이 적으면 혈액과 다른 체액이 고이고 동맥에 지방
이 쌓인다. 하루 동안 최대한 많이 움직일 수 있는 방법을
찾아야 한다. 괴로워하지 않아도 된다. 앉아서도 할 수 있
는 강도 낮은 활동을 말하는 것이니까. 비운동성 활동 열
생성(NEAT)에는 걷기, 춤추기, 청소하기, 아이들이나 반
려동물과 놀아주기 등이 포함된다. 이런 활동량은 건강을
챙기고 남아도는 열량을 꾸준히 태우기 위해 운동보다 더
중요하다.

◆ 고강도 인터벌 트레이닝은 근육을 자극해 "적응하라!"라
고 외치게 만든다. 세포의 노화를 방지하는 효과도 있다.
격렬한 운동을 반복적으로 실시한다. 한 번에 20~30초밖
에 못할 정도라면 충분히 강도가 높은 것이다.

◆ 유산소 운동은 뇌의 건강과 기분, 심혈관계의 건강, 지구력
에 중요하다. 체중 감량 효과는 다소 과장되었지만 그래도
유익하다. 몇 시간 동안 트레드밀에 있을 필요가 없다. 기
존의 유산소 운동과 다른 형태로 변형해도 된다.

◆ 웨이트 트레이닝은 중요하다. 근력이 강할수록 뇌도 건강
하다. 또한, 근력 운동을 해야만 나이 들어시까지 운동을

계속할 수 있다. 운동을 계속해야 몸이 쇠약해지지 않고 근감소증(sarcopenia)도 피할 수 있다.

◆ 운동만큼이나 휴식도 중요하다. 잘 자고 자주 휴식을 취해야 한다.

Chapter

05

주변의
독소를
치워라

◆

　　당신은 건강에 좋은 음식을 먹고 매일 햇빛
도 충분히 쐬고 몸의 일주기를 존중하고 종종 자연도 즐긴다. 몸을 자주
움직이고 규칙적으로 운동을 하고 괴롭지만 가끔 찬물 샤워도 한다. 인
간을 혼란과 연약함으로 떠미는 현대 사회보다 마침내 한 수 앞선 것이
다. 그런데 이렇게까지 하는데도 몸이 개운치 않다.

　　좋은 기분을 느끼고 건강을 얻고 최고의 기량을 발휘하기 위해서는
운동과 올바른 식단, 자연과의 어울림만으로 되지 않는다. 21세기 현대
인의 안락한 삶을 완전히 둘러싸고 있으며 애초에 그런 삶을 가능하게
해주는 화학물질이 건강을 위한 노력을 좀먹을 수 있기 때문이다. 처방
전 없이 살 수 있는 의약품 등 우리 입으로 들어가는 화합물이 여기에 포
함된다. 자주 사용했다가는 모르는 사이에 건강과 웰빙에 큰 영향을 끼
친다. 하지만 이들은 집 안 곳곳에 퍼져 피부와 음식, 공기를 통해 몸으
로 들어온다.

　　나는 나날이 상태가 나빠지는 어머니를 보면서 이런 물질에 관심을
갖게 되었다. 어머니는 치매가 심해지면서 주로 집에서만 지내게 됐다.
나는 어머니가 먹는 효과도 없는 수많은 약뿐만 아니라 간병인이 쓰는
청소용품이 어머니의 건강에 어떤 영향을 끼칠지 고민하게 됐다. 개인적
인 환경에서 흔히 볼 수 있는 화학약품들은 자유자재로 우리 몸으로 들
어와 길게는 수십 년까지도 남아 있다. 북아메리카인들이 실내에서 보
내는 시간이 전체의 93퍼센트나 되므로 이제 실내 공기의 질은 중요한

문제가 됐다.[1]

이 장에서는 청소용품, 식품, 안전해 보이는 화장품과 처방전 없이 살 수 있는 의약품 등 너무도 흔한 산업 화학물질의 해로움을 파헤칠 것이다. 몸의 해독 작용을 돕고 건강을 지키는 방법도 함께 소개한다.

내분비계를 교란시키는 독소들

내분비계는 우리 삶의 거의 모든 부분을 지휘하며 최고의 영향력을 자랑한다. 내분비계는 원거리 배달원과도 같은 호르몬으로 이루어지는데 온몸의 세포에는 호르몬 수용체가 있다. 1장에서 알아본 인슐린은 내분비계 호르몬으로 지방 저장에 영향을 끼친다. 성적 흥분부터 병의 소인, 심지어 다양한 정신 상태까지 모든 것에 영향을 끼치는 수십 가지 호르몬이 존재한다. 다음에서 몇 가지 호르몬을 소개한다.

호르몬의 기능

호르몬	대표적 기능
인슐린	지방 저장과 신진대사
그렐린	배고픔
렙틴	에너지 소비, 포만감
코르티솔	스트레스, 에너지 생산

테스토스테론	근육 발달, 성욕, 생식기 발달
에스트로겐	생식 능력, 성욕, 생식기 발달
갑상선	뇌 발달, 에너지, 신진대사

호르몬은 강력한 물질이다. 섬세하게 조율된 내분비계는 아주 작은 변화가 생겨도 심각한 결과가 나타날 수 있다. 어떤 호르몬의 정상 수치가 올림픽 경기장 크기의 수영장 20개를 채우는 물의 양이라고 할 때 물이 단 한 방울만 늘어나거나 줄어들어도 몸이 반응한다는 뜻이다. 그러면 당신은 호르몬에 휘둘리고 의도치 않은 변화에 따라 나타나는 결과에 취약해진다.

가정이나 산업 화학물질은 우리가 모르는 사이에 몸속으로 들어가 호르몬 수용체를 활성화해서 호르몬을 모방한다. 자연적으로 생산된 호르몬이 원래의 장소에서 접히는 것도 방해한다. 그런 화학물질을 내분비교란물질이라고 한다. 이 물질을 추적하고 사람들에게 관련 정보를 제공하는 비영리 과학 단체(Endocrine Disruption Exchange, EDE)에 따르면 그 종류는 1,400가지가 넘고 우리는 다수를 일상에서 매일 접한다.

내분비교란물질이 위험한 이유는 활동을 예측할 수 없기 때문이다. 세상에 알려진 화학물질은 거의—물도 포함—적정량을 넘으면 해롭게 변한다. 하지만 내분비교란물질은 체내에서 호르몬처럼 행동하기 때문에 그 논리를 거스른다. 그래서 명백하게 해롭게 변하는 수치보다 훨씬 적은 양만으로도 세포의 기능에 영향을 미친다.

우리가 걱정하는 화학물질은 대부분 '약과 독의 차이는 용량'이라는 원칙을 따른다. 즉, 양이 많을수록 해로울 가능성도 크다. 독물학자들은 수십 년 동안 저용량 독성이 가능하다고 생각하지 않았고 내분비교란물질이 소량이라도 위험할 수 있다는 주장에는 여전히 찬반 논란이 있다. 그런 화학물질이 들어가는 제품의 생산과 마케팅이 막대한 규모로 이루어지지만 면밀한 조사를 피해 간다는 사실도 혼란을 더한다.

앞에서 말했듯이 자연 호르몬은 우리 몸의 많은 부분을 다스리는 만큼 환경 호르몬에 의해 동요되면 체중 증가, 대사 질환, 불임, 암 등 수많은 문제에 민감해질 수 있다. 성장기에 노출되면 그 영향이 평생 가기도 한다. 내분비교란물질이 일으키는 건강 이상에는 생식기 기형, 자궁내막증, 성조숙증, 천식, 면역 질환, 주의력결핍과잉행동장애(ADHD) 등이 있다.

내분비교란물질이 숨어 있는 곳을 다 대려면 책 한 권으로도 모자라겠지만 가장 흔한 곳이 바로 플라스틱이다.

독소의 천국 플라스틱

가장 많은 연구가 이루어진 플라스틱 화합물은 프탈레이트(phthalate)와 비스페놀(bisphenol)이다. 일반적으로 비스페놀은 플라스틱을 단단하게 만드는 데 사용되고 프탈레이트는 플라스틱을 부드럽게 만드는 데 사용된다. 비스페놀은 가구, 젖병, 캔의 내부 코팅제, 플라스틱 커트러리, 필기도구 등에 들어 있다. 프탈레이트는 일회용 플라스틱병, 포장구매 용기, 플라스틱 용기, 옷, 공업용 튜브, 빨대 등에서 발견된다. 하지만 플라스틱에만 들어 있는 건 아니다. 종이 영수증에도 비스페놀이 들어 있고 청소와 개인위생 및 미용 제품에 사용되는 인공향은 대부분 프탈레이트로 만들어진다.

비스페놀 중에서 가장 잘 알려진 비스페놀 A 혹은 BPA는 식품 포장과 재활용 가능한 물병에 흔히 사용된다. BPA에 대한 소비자들의 우려가 커지면서 많은 제조업체가 사용을 중단하고 'BPA-free' 문구를 넣게 되었다. 하지만 그렇다고 그런 제품들이 환경 호르몬으로부터 자유로운 것은 아니다. 비스페놀 S(BPS)를 사용하는 기업들도 있다. BPS에 관한 연구는 매우 적지만 인체에 BPA와 비슷한 영향을 끼칠 가능성이 크다. EDE의 책임자 캐럴 키와코스키(Carol Kwiatkowski) 박사는 "화학물질 버전의 위험한 두더지 잡기라고 할 수 있죠"라고 말했다.

연구자들은 1900년대 초부터 생리통, 폐경과 임신 증상(상열감, 구역질 등)을 줄여주고 유산을 막아줄 호르몬 대체물을 찾기 시작했다. 그러다 1930년대 런던대학교(University of London)의 에드워드 찰스 도즈(Edward Charles Dodds)라는 의학 연구자가 독일에서 30년 전에 합성된 화학물질에서 가능성을 발견했다. 비스페놀 A로, 이는 여성의 성호르몬 에스트로겐을 모방하는 듯했다. 에스트로겐 대체물은 수많은 여성의 고통을 줄여 사회에 막대한 가치를 더해줄 터였다. 그 점에서 BPA는 대성공이자 기적의 화학물질이었다. 연구자들이 훨씬 더 강력한 합성 에스트로겐 물질 디에틸스틸베스트롤(diethylstilbestrol, DES)을 발견하기 전까지는. 거의 비슷한 시기에 BPA에 엄청난 상업성을 지닌 다른 용도도 있다는 사실이 발견됐다. BPA로 저렴하면서도 강철처럼 단단하고 유리처럼 투명한 값싼 플라스틱을 만든 것이다. DES는 시중에서 약으로 팔렸고 BPA는 제조업으로 향했다.

그 후 몇십 년 동안 두 가지 물질이 우리의 생활 속에 넘쳐나게 되었다. 수많은 여성이 DES를 처방받았고 BPA로 만든 플라스틱이 시장에서 폭발적으로 늘어났다. BPA로 만든 플라스틱은 저렴하고 씻기도 편리하고 깨지지도 않고 열도 견뎠다. 갑자기 온갖 다양한 크기와 유형의 플라스틱이 우리의 집과 삶을 가득 채웠다. 수전 프라인켈(Susan Freinkel)은 《플라스틱 사회》에서 생생하게 묘사한다. "모든 제품과 시장을 통해 플라스틱은 기존 소재에 도전하고 승리해 자동차에서 강철을, 포장에서 유리를, 가구에서 나무의 자리를 빼앗았다." 하지만 문제가 있었다.

다수의 화합물은 시중에서 한참 팔린 후에야 유해함이 밝혀진다. 인류 역사상 가장 큰 실패는 납 성분 페인트, 석면 건축 단열재, 부분 수소화 지방 등이다. BPA와 화학 성분이 비슷한 DES는 운명도 비슷했다. 사회학 교수 수전 벨(Susan Bell)은 논문 〈젠더 의학: 여성을 위한 약 생산(Gendered Medical Science)〉에서 이렇게 적었다. "처음에는 해가 없고 흥미로운 생식 기술인 것 같았던 DES는 장기적으로 여성에게 심각하고 파괴적인 결과를 초래했다." 엄마의 배 속에서 DES에 노출된 여자아이들의 자궁 기형과 희귀 질암 위험이 크게 증가했다.

DES는 마침내 1971년에 사용 금지되었지만 BPA는 살아남았다. 이제는 BPA가 들어간 플라스틱에 저장된 식품과 음료수에 이 합성 에스트로겐 물질이 들어 있다는 것이 잘 알려져 있다. 카펫과 전자제품, 가구 때문에 공기 중에서도 발견된다. 열에 반응하는 종이 영수증의 코팅제로도 쓰여 피부와 손으로 입을 만지는 행위로 우리 몸에 들어온다. 이러한 이유에서 전체 인구의 93퍼센트가 소변에 상당량의 BPA가 함유되어 있으며 비만이면 수치가 더 높다.[2] 프탈레이트의 경우도 비슷하다.

우리가 BPA에 노출되는 양—복용량—은 주사기에 가득찬 DES보다 적지만 BPA를 비롯한 내분비교란물질들은 아주 적은 양에도 생리적 활성이 일어나는지도 모른다. FDA는 BPA가 안전하다고 주장하지만 동료 검토(peer review, 다른 연구자들이 투고자의 논문을 심사하는 것—옮긴이)로 이루어지는 전 세계의 대표적인 호르몬 과학 학술지를 출판하는 내분비학회(Endocrine Society)는 정책입안자들이 저용량 독성 효과를 간과하거나 아예 무시하고 있다고 주장한다.[3] 지난 20년 동안 BPA 검사 기준이 전혀 갱신되지 않았다는 사실도 도움이 안 되기는 마찬가지다.[4]

한 가지는 분명하다. BPA나 프탈레이트는 안전한 노출 수준이 없다. 하지만 이런 화학물질을 완전히 피하려는 것은 매우 짜증스러운(그리고 헛된) 일이다. 그러나 우리 몸에는 자체적인 해독 경로가 있어서 이 물질이 체내에 오래 머물지는 못한다. 따라서 가짜 에스트로겐 합성 물질에 대한 노출을 최대한 줄이려고 노력하는 것은 한번 해볼 만한 일이다. 호르몬 시스템과 수용체가 재조정을 하기 때문이다. 다음은 도움이 될 만한 기본 원칙이다.

- ◆ 플라스틱에 담긴 음식을 전자레인지로 데우지 않는다. 열은 BPA와 프탈레이트가 음식으로 스며드는 것을 가속한다. 음식을 플라스틱에 조리하거나 뜨거운 음식을 플라스틱에 보관하면 안 된다. 플라스틱 용기는 식기 세척기나 태양, 차 안 등의 열 환경에 가까이 두지 않는다.
- ◆ 플라스틱 용기에 담겨 판매되는 식품과 음료수의 섭취를 최소화한다. 플라스틱병이나 컵으로 음료수를 마신다고 죽지는 않

지만 가능하면 유리에 담긴 액체를 산다. 플라스틱 용기가 어떤 식으로 보관되었는지 알 수 없는 노릇이다. 며칠, 몇 주, 몇 달 동안 뜨거운 트럭 화물칸에 있었을 수도 있다!

◆ 캔에 든 식품과 음료수의 섭취를 최소화한다. 캔의 내장재는 보통 BPA로 만든다(탄산음료와 탄산수처럼 캔에 든 음료수가 모두 포함된다). 물론 캔 제품을 아예 이용하지 않을 수는 없겠지만 적어도 사용 빈도를 줄인다면 도움이 된다. 토마토 같은 산성 식품은 특히나 BPA가 스며들 가능성이 더 크다.

◆ 수비드 조리법을 피한다. 수비드는 비닐봉지에 음식물을 담아 끓는 물에 넣는 조리법이다. 많은 식당에서 이 방법을 이용해 음식을 데운다. BPA가 없는 비닐봉지라도 다른 플라스틱 화학물질이 들어 있을 수 있고 안전하다는 보장이 없다.

◆ 되도록 집밥을 먹는다. 음식을 준비하고 보관하는 식당들은 프탈레이트와 비스페놀의 주범이다. 1만 명이 넘는 사람을 대상으로 한 연구에서 외식을 많이 하는 성인은 다음 날 혈중 프탈레이트 농도가 35퍼센트나 더 높게 나왔다.[5] 청소년들은 농도가 더 높았는데(55퍼센트) 패스트 푸드 섭취가 많아서일 것이다.

◆ 플라스틱 용기를 유리나 세라믹으로 바꾼다. 유리와 세라믹은 조리에도 사용할 수 있고 설거지도 쉬우며 식기 세척기에도 사용할 수 있고 보기에도 더 좋다. 뚜껑은 음식과 닿지 않으면 걱정할 필요가 없다.

◆ 플라스틱 커틀러리, 접시, 컵 사용을 최소화한다. 환경보호를 위해서이기도 하지만 BPA, 프탈레이트, 스타이렌(내분비교란물질

이자 발암물질) 같은 플라스틱 소재에 대한 노출을 줄일 수 있다.

◆ 향이 들어간 제품을 피한다. 주방용 세제, 빨래 세제, 섬유유연제, 방향제, 탈취제, 개인위생 및 미용 제품 대부분이 포함된다. 무향 제품이나 식물성 에센셜 오일의 자연스러운 향이 들어간 제품을 산다.

◆ 오래된 용기는 버린다. 플라스틱은 시간이 지날수록 질이 떨어진다. 집 안의 오래된 플라스틱 용기가 낡았다면 버리는 것이 좋다.

◆ 종이 영수증을 받지 않는다. 꼭 필요할 때를 제외하고는 종이 영수증을 생략한다. 만진 후에는 꼭 손을 씻는다. 아이들에게도 같은 습관을 길러준다.

◆ 플라스틱 티백을 사용하지 않는다. 캐나다 연구진은 플라스틱 티백 하나로 우려낸 차에 120억 개의 미세 플라스틱과 나노 플라스틱 입자 30억 개가 들어 있어 우리 몸으로 16마이크로그램의 플라스틱이 들어간다는 사실을 발견했다. 종이 티백이나 잎 차를 선택한다.

무죄 추정의 원칙은 사양

무죄 추정의 원칙은 사법 체계에서는 바람직하다. 하지만 인간과 동물이 일상에서 노출될 새로운 화학물질에 적용하기에는 나쁜 원칙이다. 식품에서 보충제, 의약품과 의료장비에 이르기까지 산업 제품은 장기간의 엄격한 검사도 없이 우리 삶으로 침투하는 경우가 많다. 그런 화학 성분이 의약품이나 보충제의 까다로운 규제를 피해 가는 이유는 먹는 제품이 아니기 때문이다. 그런가 하면 우리 몸은 매우 복잡해서 이미 늦어버린 후에야 어떤 제품의 유해함이 나타난다. 하지만 증거의 부재(不在)가 부재의 증거는 아니며 신제품일수록 섭취와 노출, 이식이 이루어지기 전에 증명 책임이 커져야만 한다. 역사적으로 인류가 틀렸던 사례는 수없이 많다.

눌어붙지 않는 프라이팬 공포

과불화화합물(Perfluorinated alkylated substance, PFAS)도 매우 흔하다. PFAS는 기름과 물이 접근하지 못하게 해주므로 방수 의류, 카펫, 커버 씌워진 가구, 자동차 부품, 실란트, 식품 포장, 거품 소화기, 냄비와 프라이팬 모두 PFAS의 마법 같은 특성을 이용한다.

하지만 이 화합물은 내분비계를 교란하고 암까지 일으킬 수 있다고 밝혀졌다. 동물 연구에서는 PFAS와 신장, 전립선, 직장, 고환암의 연관성도 나타났다. 간과 갑상선 이상, 태아 발달 이상과도 관련이 있었다. 연구에 따르면 PFAS에 노출된 사람일수록 콜레스테롤 총 수치와 LDL 수치가 높고 감소한 체중을 유지하기도 어려웠다.[6] (물론 PFAS는 패스트푸드와 가공식품에도 들어 있으니 잘못된 사실일 수도 있다.)

가장 활발하게 연구된 PFAS는 FDA에 의해 사용이 금지되었지만 전체 인구의 98퍼센트에게 여전히 체내 PFAS 수치가 감지될 정도다. 그 부정적인 영향이 계속되고 있다는 뜻이다. 그 이유는 PFAS가 프탈레이트나 BPA와 달리 체내에 수년씩 머무르기 때문이다.[7] 금지는 되었지만 제조업체들은 이를 대신할 비슷한 화합물을 찾아냈다. 소비자의 의식은 제조업체들이 새로운 화학물질을(역시나 슬그머니) 잘 보이지 않게 감추는 정도의 타협만 끌어냈을 뿐이다.

이 사실을 꼭 기억하자. 오늘날 해로운 화학물질에 전혀 노출되지 않기란 거의 불가능하므로 그것 때문에 계속 스트레스받는 것은 해결책이 되지 못한다. 따라서 노출을 최대한 줄이는 것이 현실적인 목표이고 온전한 정신을 붙들고 있는 방법이기도 하다. 그런 의미에서 도움이 될 만한 몇 가지를 소개한다.

- ◆ 눌어붙지 않는 코팅된 냄비나 프라이팬은 갖다버려라. 스테인리스 스틸(니켈이 들어가지 않은 것으로), 무쇠, 세라믹 소재가 가장 안전하다. PFAS가 없다고 주장하는 논스틱 프라이팬도 있지만 그 안전성은 검증되지 않았다.

- ◆ 매끄러운 치과용 테이프는 피하라. 치과용 테이프는 치아 사이에 잘 미끄러져 들어가도록 PFAS로 만든다. 최신 연구에 따르면 치과용 테이프에 함유된 PFAS는 비활성이 아니다. 몸속으로 들어가 건강을 해칠 수 있다.[8] 치과용 테이프 말고 거친 질감으로 효과가 더 뛰어난 치실을 사용한다.

- ◆ 방오 가공된 카펫, 러그, 가구를 피하라. 얼룩이 묻지 않게 해주는 방오 가공은 유용하지만 PFAS 입자가 공기 중에 날려 몸 안으로 침투하기 쉽다. 특히 바닥과 가까이에서 움직이고 손으로

입을 자주 만지는 어린아이들은 PFAS를 비롯한 화학물질의 체내 농도가 높게 나타난다. 아이들이 내분비교란물질이 끼치는 영향에 특히 취약하다는 사실을 기억해야 한다.

◆ 안쪽이 매끄럽게 코팅된 종이로 포장된 식품을 피하라. 매끄러운 코팅으로 내유성(耐油性)을 더한 종이는 햄버거, 브리토, 각종 인스턴트 식품을 포장할 때 사용된다. 그런 종이에 담아 식품을 보관하거나 재가열하지 않는다.

◆ 방수 제품은 정말로 필요할 때만 사용하라. 방수가 아니라 PFAS가 적게 들어가는 내수 가공된 코트와 모자, 부츠, 텐트 등을 구매한다.

◆ 역삼투압 정수기를 사용하라. PFAS는 미국 전역의 식수에서 발견되어 환경에 커다란 위협을 가한다. 역삼투압 정수기는 물과 오염물질을 분리해 PFAS를 90퍼센트까지 제거해줄 수 있다.

무쇠 팬을 쓰면 안 될 때

일반적으로 무쇠 팬은 논스틱 팬의 훌륭한 대안이다. 독성 화학물질로부터 자유로울 뿐만 아니라 철분도 많이 섭취할 수 있다. 하지만 문제가 있다. 철분은 우리 몸에 꼭 필요하나 너무 많이 섭취하면 혈류에 쌓여 산화 촉진제로 작용한다. 과도한 철분이 장기를 손상하고 노화를 촉진할 수 있다는 이야기다. 어떤 사람들이 위험할까? 남성, 폐경

후 여성, 철분이 과다하게 섭취되고 저장되는 유전적 혈색소증 유전자를 가진 사람들이다. 여기에 속하는 사람이라면 목초 먹인 소고기나 닭고기 같은 영양소 밀도 높은 식품으로 철분을 섭취하고 무쇠는 자주 사용하지 않는 것이 좋다. 철분이 잘 스며드는 음식만 무쇠 팬에 요리하지 않는 방법도 있다. 토마토소스 같은 산성 식품, 스테이크나 달걀처럼 지방이 풍부한 식품 등이다. 폐경 전 여성, 채식주의자, 극단적 채식주의자, 헌혈을 자주 하는 사람에게는 무쇠 팬이 철분 섭취를 늘려주는 좋은 방법이다.

난연제

몇십 년 전만 해도 가정집에 발생한 화재로 해마다 수천 명이 목숨을 잃었다. 비극의 원인은 조리 중에 생긴 사고도, 가구에서 갑자기 자연 발화가 일어나서도 아니었다. 당시는 집 안에서 담배를 피우는 것이 일반적이었는데 소파와 안락의자로 떨어진 담뱃불이 온 집 안을 불태웠다. 해결책을 찾느라 혈안이 된 담배 회사들은 그 책임을 가구 회사들에 돌려 난연제를 사용하게 했다.[9] 그래서 어떻게 되었을까? 환경과 우리 몸에 내분비교란물질이 판을 치게 되었다.

문제의 화학물질은 폴리브롬화 다이페닐에테르(polybrominated diphenyl ethers, PBDE)인데 전자제품과 가구, 매트리스에 30년 넘게 사용되고 있다. PBDE는 암, 신경학적 결손, 생식 능력 저하를 일으킨다고 알려졌다. 또 다른 검토 연구에서는 이 물질을 태아기 쥐에 단 한 번만 투입해도 뇌에 영구적인 손상이 일어나 학습과 기억, 행동 장애로 이어진다는 사실이 밝혀졌다. 인간의 경우에는 탯줄 혈액의 PBDE 수치가 높으면 엄마의 IQ를 비롯한 복합적인 원인을 제어하더라도 아동기에 IQ가 낮게 나타났다.[10]

BPA, 프탈레이트, PFAS와 마찬가지로 PBDE는 한자리에 머물도록 설계되었을지라도 쉽게 이동할 수 있다. 가구에 흔히 사용되므로 집 안의 먼지와 섞여 돌아다닌다. 따라서 우리는 PBDE에 쉽게 노출된다. 게다가 그 영향에 가장 취약한 아동과 유아가 혈중 PBDE 농도가 가장 높게 나타난다. 카펫과 가구에서 굴러다니는 반려동물들도 큰 위험에 노출되어 있다. 2007년에 이루어진 연구에 따르면 고양이들의 PBDE 농도는 미국인 성인의 중앙값보다 100배나 높다.

내분비교란물질에의 노출을 줄이기란 결코 쉽지 않지만 충분히 가능하다. 집 안에 제대로 작동하는 화재경보기를 갖춰두고 다음의 방법을 통해 해로운 화학물질을 없애면 된다.

- ◆ 난연제가 들어가지 않은 가구를 사라. 난연제가 꼭 화재를 줄여주는 건 아니다. 규모 있는 가구 업체들은 해로운 난연제의 사용을 중단하기 시작했다.
- ◆ 아이가 있다면 제품 라벨을 꼼꼼히 읽어라. 아이들 옷에는 종종 난연제가 들어 있다. 아이들 옷은(특히 잠옷) 꼭 난연제가 들어가지 않은 것으로 산다.
- ◆ 양식 해산물을 먹지 마라. 유럽과 미국의 양식 연어에는 특히 PBDE가 많이 들어 있다.[11] 가능한 한 생선(연어 등)은 자연산으

로 먹는다.

- ◆ 브롬화 난연제가 들어가지 않은 전자제품을 사라. 요즘 많은 기업이 PBDE가 들어간 브롬화 난연제(brominated flame re-tardant, BFR)의 사용을 중단하고 있다. 국제 환경보호 단체 그린피스(Greenpeace)가 해마다 발행하는 〈친환경적인 전자제품 가이드〉에서 가장 두드러지는 노력을 보여주는 기업들에 관한 최신 정보를 얻을 수 있다.

- ◆ 먼지를 '적시거나' HEPA 필터 청소기를 사용하라. 젖은 천이나 스펀지로 먼지를 닦으면 오염된 먼지를 제거할 수 있다. 하지만 가구, 카펫, 커튼이 일반적인 종류라면 고성능미립자 제거 필터(high-efficiency particulate absorbing, HEPA) 청소기를 사용하는 것이 가장 좋은 방법이다.

- ◆ 공기청정기를 사용하라. 고성능 공기청정기는 집 안 먼지를 줄여준다. 따라서 난연제뿐만 아니라 앞에서 언급한 여러 화학물질에 대한 노출도 줄여줄 것이다.

건축 재료가 건강에 해로운 것은 아닐까?

공중보건 관계자들은 실내의 공기 질에 점점 더 큰 관심을 쏟고 있다. 특히 냉난방 비용을 줄이려고 너무 심하게 밀폐하는 경우가 많기 때문이다. 실내 공기가 나쁜 환경에 노출된 사람들은 인지 기능의 저하가 나타나는 것은 물론이고 정말로 있는 병인 '빌딩병 증후군(sick building syndrome, SBS)'에 해당하는 다양한 증상을 호소한다. 피로, 두통, 어지럼증, 구역질 등이 나타나고 증상의 심각성과 지속 기간은 건물 안에 머무르는 시간과 직접적인 연관이 있다.[12]

SBS는 이미 언급한 여러 화학물질은 물론이고 이산화탄소(농도가 높으면 인지 기능에 영향을 끼칠 수 있다), 우리가 자연적으로 배출하는 일산화탄소, 수소, 메탄, 암모니아, 황화수소 같은 약 150가지의 변덕스러운 유기 화합물을 포함한 실내 오염원에 직접 노출되는 것이 원인이라고 알려졌다. 가장 흔한 실내 공기 오염원은 무엇일까? 바로 여러 겹의 나무를 압착 가공한 프레스 우드(pressed wood)로 만든 가구와 수많은 소비재에서 나오는 포름알데히드(formaldehyde)다.

빌딩병 증후군의 해결책은 무엇일까? 창문이나 통풍구로 집과 사무실을 잘 환기시킨다. 젖은 걸레로 자주 먼지를 닦고 HEPA 필터 청소기를 돌린다. 한 장소에서 오랜 시간을 보낸다면 공기청정기를 사용하고 더 좋은 방법으로는(저렴하기도 하다) 자연의 공기 정화 식물이 있다. 213~214쪽에서 어떤 식물을 어떻게 배치하면 좋은지 살펴보자.

화장실의 독소들

우리는 일상에서 건강에 어떤 영향을 끼칠지 예측 불가능한 수많은 화합물에 노출된다. 앞에서 살펴본 것처럼 온갖 소비재에 들어가 공기와 음식으로 슬그머니 스며드는 것들도 있다. 그런가 하면 우리가 제대로 알지 못한 채 스스로 먹기도 한다. 화장실의 수납 선반에서 발견되는 수상쩍은 화학물질에 대해 살펴보자.

화장품

파라벤(paraben)은 미생물의 증식을 막는 보존제 역할을 한다. 제품 성분표를 보면 파라벤이 들어 있는지 알 수 있다. 끝에 "~파라벤"이라고 되어있는 화합물이다(메틸파라벤과 프로필파라벤이 대표적이다). 파라벤은 샴푸, 세안제, 데오도란트, 윤활제, 로션 등에 들어 있고 인스턴트 식품에도 유통 기간을 늘리기 위해 넣는다.

파라벤은 입이나 피부를 통해 쉽게 몸으로 들어가 호르몬을 교란시킨다. 아직 인간과의 인과관계는 밝혀지지 않았지만 동물 실험에서는 암을 유발하는 것으로 나타났다. 한 예로 유방에 생긴 암에서 파라벤이 발견되었다. 파라벤이 종양을 만들었다는 증거는 아니지만 호르몬을 교란하는 특성으로 보자면 매우 의심스럽다.[13]

입을 통해 몸으로 들어가는 파라벤은 간과 신장에 의해 '해독'되지만 피부로 흡수되면 체내에 축적될 수 있다. 따라서 파라벤이 들어간 크림을 매일 바르면 만성적인 노출의 위험이 크다. 거기에 입으로 섭취하는 양까지 있다. 하지만 일부 내분비교란물질과 마찬가지로 파라벤은 관련 제품의 사용을 중단하면 체내에 오래 머무르지 않는다.

다행히 시중에는 파라벤이 들어가지 않은 좀 더 건강에 좋은 제품들이 많이 나와 있다. 지역의 건강 제품 판매점이나 소규모 브랜드에서 파라벤이 없는 제품을 찾아보자. 직접 만들어 쓰면 더 좋다. 먹지 못할 것이라면 피부에도 바르지 않는 것이 가장 확실한 원칙이다!

비스테로이드 항염증제

약을 먹을 때마다 아무리 작더라도 몸이 영향을 받는다. 특히 비스테로이드 항염증제(nonsteroidal anti-inflammatory drug, NSAID)가 그렇다. 이 약물에는 아스피린, 이부프로펜, 나프록센 같은 일반적인 진통제가 포함된다. 처방전 없이 살 수 있는 약들이라 전혀 해롭지 않으리라 생각하기 쉽다.

　NSAID를 자주 먹으면 심장마비 같은 심혈관계 질환의 위험이 있다. 그 원리는 매우 복잡하지만 심장세포의 미토콘드리아를 손상시켜 에너지 생산 능력이 감소하는 것이 원인일 수 있다. 그러면 활성산소종(reactive oxygen species), 즉 자유 라디칼(free radical)이 증가해 심장 조직이 손상된다. NSAID는 혈액-뇌장벽도 통과할 수 있는데 뇌세포의 미토콘드리아에 영향을 줄 수 있는지는 알려지지 않았다. 하지만 신경퇴행성 질환의 위험이 있는 사람은 자주 복용하면 안 된다. 뇌의 미토콘드리아 역기능이 인지 기능 저하를 일으킬 수 있기 때문이다(NSAID와 치매의 분명한 연관성은 아직 밝혀지지 않았다).

　NSAID는 소화관의 건강에도 부정적인 영향을 끼친다. 내벽을 보호하는 효소를 자극하고 차단할 수 있기 때문이다. 실제로 NSAID를 자주 먹으면 위장에 궤양이나 출혈 같은 부작용이 흔하게 일어난다. 설상가상으로 NSAID는 위장의 이로운 박테리아를 건드려 클로스트리디움 디피실레(Clostridium difficile) 같은 균에 취약해지도록 미생물 군집을 바꿔놓을 수도 있다.[14] CDC에 따르면 C. 디피실레 감염으로(그리고 그로 인한 설사 증상) 해마다 50만 명이 병원 신세를 지고 3만 명이 목숨을 잃는다.

마지막으로 NSAID는 몸의 자연적인 염증 경로를 무차별적으로 바꿔놓는다. 염증은 통증과 부기가 동반되기 때문에 나쁘게만 알려져 있다. 하지만 염증은 운동이나 사우나를 통해 얻어지는 효과이기도 하다. 예를 들어, 운동이나 땀은 일시적으로 염증 지표를 급증시켜 몸이 긍정적으로 반응하게 만든다. 연구에 따르면 NSAID 같은 항염증제의 광범위한 복용은 근육 성장을 비롯해 운동의 이로운 효과를 저해할 수 있다.[15]

처방전 없이 살 수 있다고 절대적으로 안전하다는 뜻이 아님을 기억하자. NSAID를 너무 쉽게 사용하지 말고 어느 정도 통증이 클 때만 사용해야 한다. 가벼운 통증에는 커큐민(강황 뿌리에 들어 있는 성분)이나 오메가3 지방 EPA를 써보자. NSAID의 위험에 노출되지 않고 항염증 효과를 볼 수 있다.

아세트아미노펜

역시 처방전 없이 살 수 있는 가장 흔한 진통제인 아세트아미노펜(acetaminophen)은 NSAID와 달리 통증을 일으키는 염증을 차단하지 않는다. 정확한 작용 원리는 아직 논란이 많지만 신경계에 작용해 통증의 문턱을 올려 통증에 대한 내성이 커지게 하는 것으로 보인다. 하지만 이 약은 감각만 무디게 만드는 것이 아닌 듯하다. 오하이오주립대학교(Ohio State University) 연구진은 학생들에게 아세트아미노펜 1,000밀리그램을 복용하게 하고 기쁨이나 고통을 느끼는 사람들의 사진을 보여주었는데 위약 대조군과 비교해 공감이 떨어지고 긍정적인 감정이 무뎌진 것으로 나타났다.[16]

아세트아미노펜은 배 속 태아의 뇌에도 영향을 끼칠 수 있다. 아세트아미노펜에 계속 노출된 태아는 자폐 스펙트럼과 과잉 행동 위험이 높아지고[17] 자주 복용할 경우 2세 여자아이들의 언어 발달 지체 가능성이 여섯 배나 커졌다.[18] 아세트아미노펜이 정신에 끼치는 영향은 아직 정확하게 밝혀지지 않았지만 신체에 주는 영향은 좀 더 확실하다.

아세트아미노펜은 간의 글루타티온(glutathione) 생성 능력을 심하게 감소시키는 것으로 잘 알려져 있다. 글루타티온은 중요한 항산화 물질로, 몸과 뇌의 대표적인 해독제이다.[19] 아세트아미노펜이 어느 정도가 되어야 간이 영구 손상되거나 죽음까지 초래할까? 정해진 양보다 몇 번만 더 많이 복용해도 그렇다. 서양에서 아세트아미노펜 과다 복용이 응급실을 찾게 하는 질환 1위일 만도 하다(아세트아미노펜 과다 복용의 해독제는 글루타티온 전구물질 아세틸시스테인이다).

아세트아미노펜도 NSAID와 마찬가지로 가끔은 해롭지 않으니 필요하면 먹어야 한다. 하지만 특히 임산부라면 습관적으로 복용하지 않도록 주의한다.

항콜린제

불면증, 알레르기, 불안, 멀미의 공통점은 무엇일까? 바로 항콜린제(anti-cholinergic) 계열의 약으로 치료한다는 것이다. 처방전으로 살 수 있는 것도 있지만 처방전 없이 살 수 있는 종류도 많다. 뇌에 일으키는 해로운 영향을 생각하면 놀라운 일이 아닐 수 없다.

항콜린제는 아세틸콜린(acetylcholine)이라는 화학물질을 차단하는 원리를 이용한다. 아세틸콜린은 목 아랫부분에서 근육의 수축을 촉진한다. 그래서 과민성 방광증후군에 항콜린제가 처방된다. 하지만 뇌에서 아세틸콜린은 학습과 기억에 중요하다. 항콜린제를 자주 복용하면 60일이라는 짧은 기간 안에도 인지 기능 이상이 발생할 수 있다.[20] 장기 복용자는(3년 이상) 치매 위험이 최대 54퍼센트까지 높아진다.[21]

물론 가끔 사용하면 괜찮겠지만 강력한 항콜린제는 가끔 복용해도 급성 독성을 일으킬 수 있으니 조심해야 한다. 의대에서는 항콜린제 부작용을 쉽게 외우기 위해 다음과 같은 기억술이 이용된다.

'박쥐처럼 눈이 멀고(동공 팽창) 비트처럼 빨갛고(안면홍조) 토끼처럼 뜨겁고(열) 뼈처럼 메마르고(피부 건조) 미친 모자 장수 같고(착란, 단기 기억상실) 두꺼비처럼 볼록하고(요폐) 심장이 홀로 뛴다(빈맥).'

다음은 피해야 할 가장 흔한 항콜린제 목록이다. 다음 중에서 복용하고 있는 약이 있다면 의사와 상의해 더 안전한 약으로 바꾼다.

가장 흔한 항콜린제

디멘히드리네이트(Dimenhydrinate)	멀미	강한 항콜린제
디펜히드라민(Diphenhydramine)	항히스타민제 / 수면 유도	강한 항콜린제
독실아민(Doxylamine)	항히스타민제 / 수면 유도	강한 항콜린제
옥시부티닌(Oxybutynin)	과민성방광증후군	강한 항콜린제
파록세틴(Paroxetine)	항우울제	강한 항콜린제
쿠에티아핀(Quetiapine)	항우울제	강한 항콜린제
사이클로벤자프린(Cyclobenzaprine)	근이완제	중간 항콜린제
알프라졸람(Alprazolam)	항불안제	항콜린제 가능성
아리피프라졸(Aripiprazole)	항우울제	항콜린제 가능성
세티리진(Cetirizine)	항히스타민제	항콜린제 가능성
로라타딘(Loratadine)	항히스타민제	항콜린제 가능성
라니티딘(Ranitidine)	속쓰림 치료제	항콜린제 가능성

알루미늄

여름에 바비큐를 즐길 때 옥수수 같은 채소를 알루미늄 포일에 싸서 구워 먹은 경험은 누구나 한번쯤 있을 것이다. 나는 어릴 때 롱아일랜드의 동쪽 끄트머리에서 여름을 보냈는데 어머니가 그 지역에서 수확한 옥수수를 사서 그렇게 구워주었다. 하지만 우리 가족은(그리고 세상의 수많은 가족) 알루미늄 포일에는 비활성막이 형성되지 않아 알루미늄이 음식에 들어갈 수도 있다는 사실을 알지 못했다.

알루미늄은 우리 몸에서 아무런 쓸모도 없고 몸 안에서 자연적으로 발견되지도 않는다. 하지만 채소와 과일, 고기, 생선, 유제품, 식수, 화장품(피부를 통해 흡수)에도 소량이 들어 있으므로 거의 모든 인간의 체내에서 발견된다. 일반적으로 안전하다고 여겨지지만 현대인의 중금속 노출이 많이 늘어난 만큼 알루미늄에도 과학자들과 건강 지킴이들의 날카로운 관심이 쏟아졌다.

알루미늄에 관한 연구 자료는 서로 어긋난 부분이 많다. 어떤 연구에서는 여러 다양한 암과의 연관성을 시사하는 반면 또 어떤 연구에서는(규모와 기간이 충분하지 않을 수도 있다) 연관성이 발견되지 않았다. 치매에 관한 증거는 좀 더 우려스럽다. 2016년에 진행된 환경 노출에 관한 메타 분석 연구에 따르면 치매와의 연관성을 시사할 정도로 고품질의 연구가 뒷받침되는 중금속은 알루미늄뿐이었다. 알츠하이머 환자들의 뇌에서 알루미늄이 발견되었지만 그것이 병의 원인이라기보다는 결과일 수 있다.

알루미늄은 체내에 적을수록 좋다. 불필요한 노출을 최소화하고 체내에 흡수된 것을 제거하려면 다음의 간단한 원칙을 참고한다.

◆ 땀 억제제를 사용하지 않는다. 자연 성분의 데오도란트를 쓰거나 이런 제품을 아예 쓰지 않는다.

◆ 알루미늄 포일로 조리하지 않는다. 위험하지는 않지만 사용을 최소화하는 것이 좋다. 특히 고기나 산성 식품을 감싸고 고온으로 조리하면 음식에 더 잘 흡수된다.[22] 유리나 스테인리스 스틸

용기를 이용한다.

- ◆ 알루미늄을 줄여주는 정수기를 이용한다. 역삼투압 정수기는 상당량의 알루미늄을 제거해줄 수 있다.

- ◆ 제산제를 사용하지 않는다. 제산제는 비타민과 무기질(잠시 후에 자세히)의 흡수에 꼭 필요한 위산을 억제한다. 그뿐만 아니라 제산제는 알루미늄 기반이라 불필요한 체내 금속 농도를 높인다. 의학적인 이유에서 꼭 제산제를 복용해야 한다면 알루미늄이 들어가지 않은 것을 찾아라.

- ◆ 땀을 흘린다. 땀은 알루미늄을 배출되는 주요 수단이다.[23] 격렬한 운동이나 사우나가 체내 알루미늄 배출을 도와줄 것이다.

항생제

누구나 항생제를 먹어본 적이 있다. 항생제는 그동안 수많은 사람의 목숨을 구했다. 하지만 충격적인 사실은 미국에서 처방되는 항생제의 30퍼센트가 전혀 불필요하다는 것이다.[24] 항생제 남용은 심각한 결과로 이어질 수 있다.

위장에는 좋은 균과 나쁜 균이 있다. 좋은 세균은 나쁜 세균(잠재적 병원균 등)을 차단하고 항염증성 지방과 비타민 같은 건강에 좋은 화합물을 생산한다. 락토바실러스 람노서스(Lactobacillus rhamnosus) 같은 균은 환경을 통한 노출이 점점 늘어나는 수은과 비소 같은 해로운 중금속의 흡수를 줄여주기까지 한다.[25]

항생제를 먹는 것은 장에 핵폭탄을 떨어뜨리는 것과도 같다. 유익균까지 무자비하게 파괴해버린다. 그래도 시간이 지나면 회복되지만 흔하게 처방되는 항생제 시프로플록사신(ciprofloxacin) 혹은 '시프로'를 먹고 장의 생태계가 회복되기까지 6개월이나 걸릴 수 있다는 연구 결과가 있다.[26] 그렇게 균형이 깨지면 건강에 이로운 착한 균의 활동을 놓칠 뿐만 아니라 C. 디피실레(NSAID를 다룰 때 나왔다)처럼 우리를 아프게 하는 균의 숫자가 늘어난다.

항생제를 알약으로 먹는 것 말고도 공장에서 생산된 육류나 생선을 먹으면 항생제도 같이 먹는 셈이 된다. 저용량의 항생제를 동물에게 먹이면 살이 오른다. 끔찍한 환경에 갇혀서 사육되는 동물들은 병을 예방하기 위해 항생제를 먹이는 경우가 많다. 항생제의 잔여물이 고기와 우유에 남는다.[27] 그것을 먹는 인간의 뱃살이 늘어나는 것도 당연하다. 저용량 항생제는 인간도 살찌우는 듯하다. 다음은 유익균을 친절하게 대하는 방법이다.

- ◆ 가능하면 광범위 항생제를 피하라. 항생제가 꼭 필요한지 반드시 의사와 상의한다.
- ◆ 유기농 제품을 먹어라. 살충제와 제초제, 살균제는 모두 미생물을 죽이고 장의 건강한 생태계를 교란시킨다(살충제는 잠시 후에 다시 살펴보자). 유기농 제품에는 살충제가 훨씬 적게 들어 있다.[28]
- ◆ 목초를 먹이거나 자연에 놓아 기르거나, 항생제가 들어 있지 않은 고기를 먹는다. 당신뿐만 아니라 당신이 먹는 것이 무엇이냐도 중요하다.

◆ 항생제를 먹은 후에 유산균을 먹지 않는다. 최신 연구에 따르면 항생제를 먹은 뒤 유산균을 복용하면 장의 생태계가 원래대로 돌아가는 시간이 늦춰질 수 있다.[29] 유기농 채소 식단으로 균이 자연스럽게 돌아오게 하는 방법이 더 낫다.

◆ 식이섬유에 집중하라. 다양한 식이섬유를 섭취하면 장에 유익 균이 늘어난다. 짙은 녹색 채소, 파속 식물(마늘, 양파 등), 십자화 과 채소, 뿌리, 덩이줄기, 과일을 먹는다. 7장에서 어떤 식품을 사야 하는지 쇼핑 목록을 소개하려 한다.

천천히 살을 찌우는 화학물질

체중이 느는 이유는 오로지 칼로리 과잉 때문이라고들 한다. 하지만 지방이 몸 안에 얼마나 쌓이느냐는 생활 속에서 노출되는 화학물질 에도 영향을 받는다. 뉴욕대학교 연구진이 여러 세대를 대상으로 시 행한 대규모의 연구에 따르면 똑같은 열량을 섭취하고 똑같은 에너 지를 연소하는 사람은 1988년보다 2006년에 체중이 10퍼센트 더 나 간다.[30] 다시 말해 오늘날에는 더 적게 먹고 더 많이 운동해야만 약 20년 전과 똑같은 체중을 유지할 수 있다는 것이다. 관찰 연구에서는 다른 변수를 제외할 수 없었지만 낮은 수치의 항생제와 호르몬 교란 물질이 탄탄한 몸매를 가꾸고 건강해지려는 노력에 부정적인 영향을 끼치는지도 모른다.

불소

치아 관리는 중요하다. 환한 미소는 세상에 보여주는 얼굴일 뿐만 아니라 치아가 상하면 심혈관계와 신경계의 건강도 나빠진다. 불소(fluoride)의 발견은 충치를 세계적인 유행병에서 비교적 드문 현상으로 바꾸었다. 현재 불소는 치약은 물론 수돗물에도 들어 있다.

불소가 성장기 아이들이나 다른 고위험군의 충치를 예방해주는 효과가 있음은 부인할 수 없다. 하지만 불소는 잠재적 내분비교란물질이다. 치아의 표면을 덮은 에나멜질을 손상하는 식품을 자주 먹지 않는다면 불소가 추가로 필요하지 않다. 충치는 입안의 세균에 의해 전분과 당(특히 정제된 곡물 식품)이 분해되면서 발생한 해로운 산이 치아의 에나멜질을 손상해서 생긴다. 당과 정제된 곡물을 피하고 규칙적으로 치아를 관리해주면 불소의 필요성이 줄어든다.

다음은 해로운 화학물질을 피하고 치아(그리고 전반적인) 건강을 개선하는 방법이다.

- ◆ 불소 없는 치약을 사용한다. 코코넛 오일과 베이킹소다, 소금 한 꼬집, 자일리톨(xylitol)이나 에리스리톨(erythritol), 계피로 직접 만들 수도 있다. 더 간단하게는 활성탄으로 치아를 닦는다. 믿기지 않을지도 모르지만 미백 효과가 매우 탁월하다.
- ◆ 치실질을 자주 한다. 182쪽에서 말한 것처럼 PFAS로 만든 치과용 테이프가 아닌 치실을 사용한다. 치실질은 저녁에 양치질하기 전에 최소한 한 번 한다.

- 살균제 성분이 들어간 구강청결제를 피한다. 알코올이 함유된 구강청결제는 좋은 균과 나쁜 균을 모두 죽인다. 장에서와 마찬가지로 입안에서도 좋은 균은 나쁜 균을 감시한다.
- 정제된 곡물, 밀가루, 당을 피한다. 미생물에 의해 쉽게 분해되고 치아에 막 모양의 구조가 형성되어 해로운 산이 발생한다.
- 강한 산성 식품을 피한다. 물이나 차에 들어간 레몬은 괜찮지만 레몬을 직접 먹으면 산성에 의해 치아의 에나멜질이 손상될 수 있다. 희석하지 않은 식초도 마찬가지다.
- 비타민 D, A, K2를 챙겨 먹는다. 치과의사 웨스턴 A. 프라이스(Weston A. Price)는 치아 건강에 영양소가 중요하다고 주장했다. 비타민 D와 A는 K2(목초 먹인 소고기, 유제품, 낫토에 풍부)와 시너지 효과를 일으켜 뼈와 치아를 튼튼하게 해주는 칼슘을 직접 공급한다.

제산제

수많은 미국인이 산을 차단하는 약을 먹는다. 당연하지 않을까? 코미디언 래리 더 케이블 가이(Larry the Cable Guy)가 광고하는 제산제는 속쓰림 없이 피자와 칠리도그, 양파 튀김을 마음껏 먹게 해준다. 그런데 우리 몸에서 산이 분비되는 것 자체가 나쁠까, 아니면 해로운 음식을 먹는다는 신호로 지나치게 많이 분비되는 것이 나쁠까?

위산이 음식물을 제대로 분해하고 영양소를 흡수해야 한다. 세포의 해독과 뇌 기능을 위해 꼭 필요한 엽산과 비타민 B₁₂가 흡수되려면 위산이 필요하다. 칼슘, 마그네슘, 칼륨, 아연, 철 같은 무기질도 마찬가지다.[31] 위산은 식품의 단백질을 분해하고 꽤 많은 사람이 겪는 단백질의 불완전 소화로 인한 알레르기도 예방해준다.

위산이 충분해야 하는 또 다른 이유는 상부 위장관에 균이 넘쳐나지 않게 해주기 때문이다. 균은 위산을 좋아하지 않는다. 위장에 균이 많지 않은 것도 그래서다. 하지만 위산이 부족하면(저산증) 소장에 균이 비정상적으로 증가하는 소장세균과증식(small intestinal bacterial overgrowth, SIBO)이 생길 수 있다. 균이 (대장에서 멀리 떨어진) 위장관 너무 위쪽에 진을 쳐서 영양소 흡수에 문제가 생겨 가스(보통은 그쪽에서 만들어지지 않는다)와 설사 같은 불편한 증상이 나타난다.

다음은 위산을 제대로 관리하는 방법이다.

- ◆ 체중을 줄인다. 과체중은 위장과 식도의 연결 지점을 압박해 위산 과다를 일으키는 주요 원인이다.
- ◆ 정제 탄수화물은 물론 전반적인 탄수화물 섭취량을 줄인다. 연구에 따르면 저탄수화물 식단이 위산 과다를 개선해줄 수 있다. 파스타, 베이글, 시리얼, 랩 샌드위치, 롤빵 같은 것과 작별을 고하자.
- ◆ 자기 2~3시간 전에 먹지 않는다. 2장에서도 권고한 것처럼 일주기 리듬을 맞추는 데 도움이 된다.

화학 성분이 들어간 자외선 차단제

백인인 나의 어머니는 항상 햇빛을 두려워했다. 더운 지방으로 가족 여행을 갈 때는 챙 넓은 모자와 약국에서 파는 자외선 차단제를 꼭 챙겼다. 하지만 건강 전문가들이 피부암 예방을 위해 꼭 바르라고 조언하는 자외선 차단제는 별로 효과도 없을 뿐만 아니라 우리가 생활 속에서 노출되는 가장 위험한 화학물질로 이루어져 있다.[32]

자외선 차단제가 위험한 이유는 매우 위험한 화합물로 변이될 수 있기 때문이다. 약국에서 파는 대부분의 자외선 차단제에 함유된 아보벤존(avobenzone)이 자외선 복사와 수영장 소독에 쓰이는 염소와 만나면 변이될 수 있다는 사실이 최근 연구에서 밝혀졌다. 아보벤존은 간과 신장, 신경계 이상, 암을 일으키는 물질로 변했는데 그것도 실험 참가자들의 피부에서 곧바로 그러한 변화가 일어났다.[33]

걱정스러운 것은 아보벤존만이 아니다. 아보벤존은 또 다른 문제를 일으키는 다른 화학물질들과 함께 발견되는 경우가 많다. 예를 들어, 옥시벤존(oxybenzone)은 내분비를 교란시킬 가능성이 있다. 앞에서 살펴본 프탈레이트, BPA, 논스틱 성분, 파라벤처럼 성장과 발달, 생식에 영향을 끼칠 수 있다는 뜻이다. 여름마다 몸에 듬뿍 바르는 것도 모자라 아이들이 양수와 모유를 통해서도 자외선 차단제에 노출된다는 사실에 비춰 볼 때 매우 걱정스러운 일이다.

아보벤존과 옥시벤존은 파라벤과 마찬가지로 쉽게 피부에서 혈관으로 이동할 수 있다. 〈미국의학협회 저널(Journal of the American Medical Association)〉에 실린 연구에서는 온몸에 자외선 차단제를 바르고 사용

설명서에 따라 몇 시간 후 다시 바르면 아보벤존과 옥시벤존의 혈중 농도가 매우 증가한다는 사실이 밝혀졌다.[34] 독성이 나타나지 않는 안전한 허용량을 규정하는 FDA의 독성학적 역치(Threshold of Toxicological Concern) 기준을 훨씬 뛰어넘었다. 이 놀라운 사실이 밝혀지자 FDA는 제조업체들에 화학 성분이 실제로 안전한 수치임을 입증하는 증거를 요구하기 시작했다. 더 빨리 그럴 수는 없었을까?

햇빛이 인간에게 매우 유익하다는 사실은 잘 알게 되었을 것이다. 햇빛은 비타민 D를 합성하고 우리 몸의 시계를 설정하고 혈관 기능도 도와준다. 하지만 피부를 태우는 것은 절대로 좋지 않다. 햇빛을 필요한 만큼 받고 햇빛으로 인한 손상이 일어나지 않도록 각자 주의해야 한다. 과도한 햇빛 노출을 삼감으로써 자외선 차단제의 필요성을 없애는 것이 해결책이다(비타민 D 합성에 필요한 햇빛 노출 시간은 114쪽 참고). 그 밖의 유익한 방법은 다음과 같다.

- ◆ 무기질 성분으로 만든 자외선 차단제를 쓴다. 햇빛에 오래 나가 있어야 한다면 산화아연 성분으로 만든 자외선 차단제를 사용한다. 피부와 햇빛 사이에 물리적인 장벽을(화학적 장벽이 아니라) 만들어주어 안전하다.

- ◆ 화학 성분이 들어간 자외선 차단제를 피한다. 아보벤존, 옥시벤존, 옥토크릴렌(octocrylene), 에캄슐(ecamsule)이 포함된다. 거의 모든 자외선 차단제와 립밤, 립스틱에도 들어 있다. 제품의 유효성분을 확인하면 된다.

- ◆ 아스타잔틴(astaxanthin) 영양제를 먹어라. 아스타잔틴은 새우

와 연어, 연어알에 많이 들어 있는 주황색 색소다. 최근에 설치류와 인간을 대상으로 한 실험에서 아스타잔틴이 자외선이 일으키는 손상을 줄여줄 수도 있다는 결과가 나왔다.[35] 우선 하루에 4그램씩 먹는다. 특히 햇빛에 약한 피부라면 12그램까지 늘려도 된다.

주방의 독소들

지금까지 소개한 화학물질들은 현대인의 생활에서 흔히 볼 수 있는 제품들에 들어간다. 안타깝게도 우리가 먹는 음식에까지 들어가 수많은 결과를 초래한다. 환경뿐만 아니라 식품에서 가장 흔하게 발견되는 독소는 무엇인지, 노출을 최대화하는 현실적인 방법도 알아보자.

수은

수은은 알루미늄처럼 자연환경에서 흔히 볼 수 있는 중금속이다. 인체에서 아무런 기능도 하지 않지만 수치가 높아지면 독성으로 변한다. 수은은 공장에서 사육되는 가축, 수은으로 오염된 토양에서 자란 채소와 곡물에서 발견되고 특정 생선에서 수치가 가장 높다.[36]

　주변 환경에서 수은, 특히 가장 위험한 무기 수은에 정기적으로 노출되면 좋지 않다. 하지만 수은을 다루는 직업이라야 걱정할 만한 일이다. 수은이 들어 있는 생선을 먹는 정도라면 너무 염려할필요까지는 없을 것이다. 수은 수치가 높으면 위험하지만 여러 생선에는 수은의 독성 효과를 어느 정도 차단해주는 무기질 셀레늄이 들어 있기 때문이다.[37]

우리 몸과 뇌의 건강을 좌우하는 항산화 물질의 광범위한 조직망은 셀레늄에 많이 의존한다. 수은은 셀레늄 기반의 보호 물질과 결합해 무력화시키고 산화 같은 해로운 과정이 날뛰게 만든다. 몸이 회복할 틈도 없이 산화가 너무 빨리 일어나 노화와 질병을 일으킨다. 뇌가 특히 취약하다. 하지만 셀레늄이 풍부하면 건강에 좋은 생선에 함유된 소량의 수은은 크게 해롭지 않을 수 있다.

따라서 생선을 안전하게 섭취하려면 생선에 든 수은에 비해 셀레늄의 비율이 높아야 한다. 실험이 필요한 가설이지만, 참고로 생선 섭취와 수은 독성의 연관성이 발견된 실험은 일반적인 생선이 아니라 포유류, 즉 셀레늄보다 수은의 비율이 훨씬 더 높은 거두고래(pilot whale) 고기를 섭취한 경우에 관한 것이었다.[38]

가장 자주 먹는 생선들은 위험보다 이익이 더 크다. 다만 건강에 해로운 기름 섭취량이 늘어나므로 튀김 대신 오븐이나 그릴 등에 구워 먹는다. 좀 더 나이 든 사람들은 해산물을 일주일에 두 번 먹으면 인지 기능의 저하를 예방해주는 효과가 있다. 알츠하이머 위험 유전자 ApoE4를 보유한 사람은 효과가 더 크다.[39] 같은 그룹을 대상으로 한 또 다른 연구에서는 생선 섭취가 알츠하이머로 인한 뇌의 변화를 줄여주고 뇌의 수은 수치는(생선 섭취와는 연관성이 있지만) 알츠하이머 증상을 악화하지는 않았다.[40]

생선 섭취는 젊은 사람들에게도 유익하다. 임부의 생선 섭취는 태아
의 뇌 발달을 도와주고 일주일에 적어도 한 번씩 생선을 먹는 아이는 전
혀 먹지 않거나 덜 먹는 아이보다 잠을 더 잘 자고 IQ가 평균 4점 높다.[41]
그리고 생선을 일주일에 적어도 한 번 먹는 15세 남성은 18세에 이르러
IQ가 4점 올라갔다. 일주일에 두 번 이상 먹는 사람은 두 배 이상의 효과
가 나타났다.[42] 다음의 간단한 원칙을 따르면 건강에 좋은 생선을 먹으
면서 수은 수치도 줄일 수 있다.

♦ 땀을 흘려라. 땀 빼기는 역사가 깊은 해독 기법이다.[43] 운동이나
  사우나로(물론 의사의 허락을 받아야 한다) 많은 양의 수은을 몸
  밖으로 배출할 수 있다.

♦ 기름진 생선을 먹는다. 참치가 더 흔하지만 자연산 알래스카 연
  어와 대서양 고등어는 수은이 적고 오메가3가 풍부해서 건강
  에 더 좋다. 환경의 측면에서도 지속성이 있다.

♦ 생선이 아닌 식품으로 셀레늄을 많이 섭취한다. 돼지고기, 칠면
  조, 닭고기, 달걀, 소고기, 해바라기씨, 버섯, 그리고 특히 브라질
  너트에는 셀레늄이 풍부하게 들어 있다.

♦ 자유 방목한 가금류, 목초 먹인 소고기를 먹는다. 자유롭게 방
  목한 동물일수록 생선으로 만든 인공 사료를 먹지 않아 수은 수
  치가 낮다.

♦ 수은이 들어 있는 오래된 치아 충전재를 교체한다. 그런 충전재
  는 혈액과 소변, 뇌의 수은 농도를 올린다.[44] 그 영향에 대해서
  는 아직 논란이 있다. 치아 충전재를 교체할 때는 수은 노출을

최소화해주는 방법을 선택한다. 생각보다 치아 충전재에 많이 들어 있는 BPA를 피해야 한다.

셀레늄이 수은보다 많은 생선(안전)	수은이 셀레늄보다 많은 생선(피해야 함)
날개다랑어*	상어
청어	황새치
왕고등어*	고래(포유류)
고등어	
연어	
정어리	
참치*	

* 수은이 가장 많이 든 생선이므로 어린아이 임부, 수유부는 많이 섭취하지 않는다.

비소

비소 중독은 피부 질환, 구역질, 구토, 설사를 일으킨다. 많은 양을 섭취하면 암과 심장 질환에 걸리고 사망에도 이를 수 있다. 비소는 내분비교란물질이기도 해서 당질코르티코이드(대표적으로 코르티솔이 있다)를 방해한다.[45] 이 시스템에 교란이 오면 지방 증가, 근육 감소, 면역계 억제, 인슐린 저항, 고혈압 등의 문제가 나타난다.

최근 연구에서는 쌀 껍질에 무기 비소가 쌓일 수 있다는 결과가 나왔다. 그래서 어린이와 임신한 여성은 쌀을 아예 먹지 말고 나머지 사람들도 피하거나 조금만 먹는 것이 좋다(다행히 쌀은 거의 순수 전분이라 별다른 영양소가 들어 있지 않다). 다음은 자신도 모르게 비소를 섭취하는 일을 피하는 방법이다.

- 미국 남부산 현미를 피하라. 미국의 비영리기관 컨슈머 리포트의 권고에 따라 비소가 훨씬 적게 든 캘리포니아나 인도, 파키스탄산을 먹는다.
- 쌀가루로 만든 식품을 피하라. 비소가 많이 들어 있을 수 있다. 쌀 크래커, 쌀 시리얼, 쌀 우유, 쌀로 만든 프로틴 바 등이 있다.
- 정수기를 사용하라. 역삼투압 정수기는 수돗물의 비소를 줄여준다.
- 백미를 먹어라. 식당 같은 곳에서 쌀의 원산지가 확실하지 않으면 현미가 아닌 백미를 먹는다.
- 비소 오염이 적은 곡물을 선택하라. 곡물 섭취는 제한하는 것이 좋지만(아예 먹지 않거나) 가끔 먹을 때는 퀴노아가 좋다. 컨슈머 리포트의 실험에 따르면 그 어떤 종류의 쌀보다도 비소 함량이 적다.

살충제, 제초제, 살균제

비유기농 딸기에 평균 여덟 가지 살충제가 들어 있다는 사실을 알고 있었는가? 우리의 식량 공급망에는 생산량과 수익을 늘리기 위한 목적으로 종류도 다양한 살충제와 제초제, 살균제가 넘쳐난다.

현재 전 세계에서 가장 널리 사용되는 제초제는 글리포세이트(gly-phosate)다.[46] 글리포세이트는 잡초가 농작물을 공격하지 못하게 해주고 수확 직전에 잡초를 말리기 위해 사용되기도 한다. 지난 10년 동안 세계적으로 사용된 글리포세이트 제초제는 약 1,300만 톤이 넘는다. 미국에서만 1992년부터 2009년 사이에 그 사용량이 거의 열여섯 배나 증가했다. 식품과 식수, 공기, 체내에서도 발견된다.

옥수수, 대두, 카놀라유를 만드는 유채 같은 작물은 많은 양의 농약을 견딜 수 있도록 유전자 공학을 적용한 것이다[유전자 변형 생물체(genetically modified organisms, GMO)]. 이런 식품은 우리의 식탁에 오르거나 생선이나 가축의 먹이로 사용된다. 그래서 생선, 육류, 베리류, 채소, 분유, 곡물 등 수많은 식품에 상당한 양의 글리포세이트 성분이 들어간다.[47] (조리하면 안전해지지 않을까 싶겠지만 그렇지 않다. 가열 후에도 계속 남는다.)

일반적으로 살충제, 제초제, 살균제는 신경독성이고 내분비를 교란할 수 있다.[48] 그렇다면 어느 정도의 양이 위험할까? 앞에서 말한 것처럼 대답하기 어려운 문제다. 급성 효과가 나타나려면(암 등) 엄청나게 거대한 양과 심한 농축으로 노출되어야 하겠지만 적은 노출도 낮은 인지 검사 점수, 아동의 행동 및 주의력 문제, 천식, 생식계와 내분비계 이상 등 건강에 여러 가지 문제를 일으킬 수 있다.

적은 양의 글리포세이트에 계속 노출되면 암에 걸릴 수 있는가 하는 논의도 계속되고 있다. 미국 환경보호청(U.S. Environmental Protection Agency)은 제초제가 "인간에게 암을 일으킬 가능성이 없다"라고 말하지만 WHO 산하 국제암연구기관(International Agency for Research on

Cancer)은 "인간에게 암을 일으킬 수 있다"라고 말한다. 유럽 식품안전국(European Food Safety Authority)은 글리포세이트에 관해 미국 환경보호청과 같은 입장이지만 미국에서 사용되는 살충제 일부는 독성 때문에 유럽에서 금지되었다.

유기농은 완벽하지 않고 무조건 살충제가 사용되지 않는 것도 아니다(유기농 작물에도 식물성 살충제의 사용이 허용되는데 그 과정에서 유기농 작물에 화학 살충제와의 교차 감염이 일어날 수 있다). 그래도 메타 분석에 따르면 유기농에는 살충제와 제초제 성분이 적고 항산화 물질의 수치가 높다. 유기농 식단을 이용하면 몸이 해로운 화학물질을 제거할 수 있을 뿐만 아니라[49] 성인 약 7,000명을 대상으로 한 관찰 연구에서 보듯 특정 유형의 암을 예방해줄 수도 있다.[50] 일반적으로 농업에 사용되는 제초제, 살충제와 가장 큰 연관성이 제기된 암인 비호지킨림프종(non-Hodgkin's lymphoma)의 위험은 유기농 식단을 통해 무려 86퍼센트나 줄어들었다.

유기농 식단을 선택한다는 것은 환경을 위해, 사람들의 건강을 위해 항상 발전하는 식품 생산 시스템을 지원하는 것과 같다.

FAQ

Q: 유기농 제품을 사 먹을 만한 경제적인 여건이 되지 않으면 어떻게 해야 할까?

A: 전부 다 유기농으로 사지 않아도 된다. 기본 원칙만 기억하자. 전체를 다 먹는 과일이나 채소는 되도록 유기농으로 산다. 예를 들어, 피망, 십자화과 채소, 베리류, 시금치 같은 잎채소 등이다. 미국의 비영리 환경운동 단체 환경운동연합에 따르면 2016년에 수집된 여러 살충제 입자 견본 가운데 일반(비유기농) 시금치는 모든 과일과 채소 중에서 살충제 잔류량이 가장 높게 나타났다(유럽에서 식량 작물에 사용하지 못하도록 금지된 신경독성 살충제도 포함되었다). 바나나, 아보카도, 멜론, 감귤류 과일은 껍질(제스트 등)을 먹거나 사용하지 않을 것이라면 굳이 유기농으로 사지 않아도 된다. 경제적인 이유에서나 구할 수 없어서 정말로 불가능하다고 해도 걱정하지 마라. 61쪽의 세척 방법으로 안전성을 높일 수 있다.

카드뮴

카드뮴은 화산, 산불, 바위 침식 같은 자연 활동으로 인해 토양에서 발견되는 중금속이지만 산업 공정(석탄 연소 등)을 통해서도 옮겨질 수 있다. 토양의 카드뮴은 카카오, 짙은 녹색 채소, 뿌리 식물 같은 작물과 쌀이나 빵 같은 곡물 제품에 축적된다.

카드뮴은 심혈관계에 해로울 뿐만 아니라 신장과 폐, 전립선에 암을 일으키는 발암물질이다. 신장과 간을 손상하고 뇌를 감염시켜 인지 기능 장애를 일으킬 수 있다. 하버드 연구진이 2012년에 발표한 연구 결과에 따르면 체내 카드뮴 수치가 가장 높은 아이들은 가장 낮은 아이들과 비

교해 학습 장애 위험이 세 배나 더 높았다.[51]

다음은 카드뮴 노출을 최대한 줄이는 방법이다.

♦ 식품의 생산지를 확인하라. 오염 지역에서 자란 농작물은 카드
  뮴이 식품을 통해 체내로 들어가는 주요 원인이다. '멀리 떨어
  진' 지역 농산물은 재고한다.

♦ 유기농 제품을 사라. 〈영국 영양학 저널(British Journal of Nutri-
  tion)〉에 실린 300개 이상의 연구에 대한 메타 분석 결과에 따르
  면 유기농 채소와 과일에는 카드뮴이 절반 정도 적게 들어 있다.[52]

♦ 초콜릿을 까다롭게 골라라. 독립 검사 사이트 컨슈머 랩(Consu-
  mer Labs)은 일반적으로 다크 초콜릿에는 카드뮴 수치가 낮지
  만(WHO의 안전 기준에 적합) 코코아 파우더는 다섯 배나 많이
  든 경우가 많았다! (코코아 추출물은 괜찮았다.)

♦ 밀가루 식품과 빵을 피하라. 슈퍼마켓에서 파는 빵과 밀가루 식
  품은 미국인의 식단에서 카드뮴을 섭취하게 만드는 주범이다.[53]

납

납은 알루미늄, 카드뮴, 비소와 마찬가지로 자연적으로 생성되는 금속이
지만 지난 100년 동안 우리 환경에서 계속 증가해왔다. 1978년 진에는
페인트 재료로 사용되었다. BPA, 프탈레이트처럼 당시에는 괜찮다고 여
겨졌다. 납은 페인트가 빨리 마르게 해주고 내구성과 습기와 온도에 대

한 저항을 높여준다. 하지만 강력한 신경 독소로 우리 몸에까지 들어왔다.

납 성분이 들어간 페인트가 벗겨지면 마당 등 전혀 예상치 못했던 곳까지 납이 이동할 수 있다. 마당에서 노는 아이들의 손을 거쳐 입으로도 들어간다. 하지만 창턱이나 문틀, 계단 난간, 부엌 수납장 등 집 안의 자주 사용하는 장소에 납 페인트가 사용되었다면 더욱더 끔찍하다. 페인트가 오래되어 먼지가 날리면 피부와 음식, 폐에도 납이 들어간다.

납 페인트가 사용되는 장소는 벽뿐만이 아니다. 장난감과 가구를 통해서도 납에 노출될 수 있다.

2007년에 대형 장난감 제조업체(피셔프라이스)가 납 페인트를 사용한 장난감 100만 개를 리콜했으니 오래된 장난감일수록 위험할 것이다. 유아는 장난감을 입에 가져가는 일이 자주 있기 때문에 특히 중국산 페인트칠 제품을 조심해야 한다(장난감과 가구는 중국산이 많으니까). 중국에서도 납 페인트를 규제하고는 있지만 최근 연구에 따르면 중국산 장식 페인트의 절반 이상에서 기준치가 넘는 납이 검출되었고 3분의 1에는 위험할 정도로 많은 납이 들어 있었다.[54]

오염된 토양에서 자란 식품과 기계를 통해 중금속과 접촉하는 가공식품에도 납이 많이 들어 있다. 1장에서 살펴본 것처럼 가공식품의 섭취에는 수많은 위험이 따른다. 납 오염도 그중 하나다. 특히 걱정스러운 사실은 유아식 제품이 납에 오염된 것이다.[55] 납은 아이들의 뇌 발달에 위험하다(혈중 납 농도가 낮아도 행동 장애와 IQ 감소가 발생할 수 있다[56]). 과일 주스(특히 사과와 포도)도 납 수치가 높은 것으로 나타났다.

안전한 납 혈중 농도가 밝혀지지 않은 만큼 이상적인 섭취 수준이라는 것도 없다. 다음의 원칙을 바탕으로 자신과 사랑하는 가족을 지켜야 한다.

◆ 중국산 페인트칠 제품, 특히 유아 제품을 사지 않는다. 안전한 제품도 많지만 허술한 품질 관리로 인해 페인트칠 제품이 납에 오염될 가능성이 있다.

◆ 집 안에 납 페인트가 사용되었는지 확인한다. 1978년 전에 지어진 집이라면 납 성분이 들어간 페인트가 사용되었을 가능성이 있다. 페인트칠 상태가 양호하다면 괜찮지만 먼지나 벗겨진 부분은 쓰레기통에 버린다.

◆ 걸레질과 청소기 돌리기를 자주 한다. 집 안에 납 페인트가 칠해진 곳이 있다면 젖은 걸레로 먼지를 닦고 걸레는 버린다.

◆ 가공 유아식 제품과 과일 주스를 피한다. FDA의 총 식이 조사 연구에 따르면 가장 오염된 식품은 애로루트(arrowroot) 가루로 만든 쿠키, 유아용 고구마와 당근이었다. 가장 오염이 심한 주스는 사과와 포도였다.

◆ 채소를 많이 먹는다. 채소에는 납 같은 중금속이 내장으로 흡수되는 것을 줄여주는 무기질이 특히 풍부하다.

독소를 해독하는 법

지금까지 소개한 내용을 참고한다면 독소에 노출되는 것을 최소화할 수 있을 것이다. 하지만 이미 몸 안에 쌓인 독소는 어떻게 해야 할까? 그래서 해독이 필요하다. 해독(detox)은 매우 긍정적인 효과가 있지만 웰니스 산업이 앞장서서 이용하는 단어다 보니 상업적인 측면이 강조되어 개인의 힘으로는 해독할 수 없다는 개념을 내세운다. 하지만 혼자서도 해독을 할 수 있다. 우리 몸은 적극적으로 해독 작용을 한다. 그 과정을 도와주는 강력한 식단과 생활방식도 있다.

식물 가까이 두기

식물은 공간을 매력적으로 만들어주는 효과만 있는 것이 아니다. 공기 정화 효과도 있다. 식물의 공기 정화 효과는 원래 우주정거장에 신선하고 깨끗한 공기를 만드는 가능성을 찾고자 하는 목적으로 연구되었다. NASA(미국항공우주국)의 연구 과학자 빌 울버턴(Bill Wolverton) 박사는 《신선한 공기를 기르는 방법(How to Grow Fresh Air)》이라는 책에서 공기 중의 화학물질을 제거해주는 가장 효과적인 식물들을 자세히 소개한다. 그의 연구에서는 정화 효과와 관리의 수월함에 따라 가정과 사무실에 두면 좋은 공기 정화 식물을 10위까지 선정했다.

1위 아레카 야자
2위 종려죽
3위 대나무 야자
4위 고무나무
5위 황금죽
6위 잉글리시 아이비

7위 피닉스 야자

8위 피쿠스 아리

9위 보스턴 고사리

10위 스파티필럼

집 안에 식물을 놓아둔다. 특히 많은 시간을 보내는 장소라면 울버턴 박사의 설명대로 주변 6×8세제곱피트(0.17×0.23세제곱미터)에 해당하는 개인 호흡 지대 안에 식물을 두어야 한다. 조금 전에 소개한 공기 정화 식물 중에는 고양이나 강아지에 해로운 것들도 있으므로 반려동물이 있다면 구입처에 문의해서 안전한 것으로 산다.

땀 흘리기

피부는 중요한 해독 기관이다. 땀을 흘릴 때 수많은 호르몬 교란 물질과 암 유발 화학물질이 잔뜩 배출된다. 난연제, 비소와 납, 수은, 알루미늄, 카드뮴 같은 중금속, 프탈레이트와 비스페놀 A 같은 플라스틱 소재 등이 포함된다. 흥미롭게도 일반적인 배출 수단인 소변보다 땀으로 배출되는 양이 더 많다(훨씬 더 많을 수도 있다).

땀을 내는 방법은 운동 말고 사우나도 있다. 건식이든 자외선이든 땀이 충분히 날 때까지 앉아 있을 수 있는 사우나 방식을 택한다. 땀을 많이 흘리면 미량 무기질과 전해질이 배출되므로 사우나 전후, 도중에는 물을 많이 마셔야 한다. 사우나의 또 다른 장점은 125~126쪽을 다시 참고하자.

땀 흘린 뒤에는 전해질을 보충하라

땀으로 중금속과 독소만 배출되는 것이 아니다. 건강에 필요한 미량 무기질도 잃게 된다(칼슘, 마그네슘 등). 땀과 함께 가장 많이 배출되는 화합물은 나트륨과 염화물이다. 이 소중한 화합물을 어디에서 얻을 수 있을까? 식용 소금이 이 두 가지의 결합물이다. 땀을 1리터 흘리면 나트륨 460~1,840밀리그램이 배출된다. 소금 4분의 1작은술에서 4분의 3작은술에 해당하는 양이다. 운동이나 사우나로 땀을 흘린 뒤 물에 소금을 넣어 마시거나 다음번 식사에 소금을 사용하면 무기질을 보충할 수 있다. 소금에 관한 지침은 46쪽을 다시 참고한다.

과 일 과 채 소 먹 기

과일과 채소는 중금속을 비롯해 독소를 제거해주는 화합물이 들어 있는 가장 강력한 해독 식품이다. 자연적인 쓴맛을 가진 화합물은 꼭 비타민이나 무기질은 아니더라도 우리 몸의 해독 시스템인 글루타티온(가장 중요한 해독제) 같은 화합물을 상향조절해 환경 오염 물질을 무장 해제시키고 제거해준다. 유기농 제품에 더욱더 풍부하게 들어 있다.

특히 십자화과 채소는 해독 작용의 강력한 도구가 되어준다. 케일, 브로콜리, 콜리플라워, 양배추, 겨자잎, 적환무, 방울다다기양배추(모두 십자화과 채소) 같은 채소를 먹으면 입안에서 세포벽이 분해된다. 그러면 글루코라파닌(glucoraphanin)이 미로시나아제(myrosinase)라는 효소를 만나 설포라판이라는 새로운 화합물이 생성된다. 설포라판은 곤충으로부터 식물을 보호해주는 독성이지만 인간에게는 방어 반응을 일으켜서 독소를 중화하고 제거하는 효소를 활성화한다.

조리 과정에서 설포라판을 만드는 데 필요한 미로시나아제가 비활성화된다. 위장의 균이 남은 글루코라파닌을 설포라판으로 바꿔줄 수 있지만 개인이 직접 처리하는 아주 간단하고 효과적인 방법이 있다. 채소를 조리한 후에 겨자씨 가루 1그램(0.5작은술 정도)을 넣으면 된다. 겨자도 십자화과 채소라 미로시나아제가 들어 있다. 겨자씨 가루를 넣으면 설포라판이 만들어지게 할 수 있다(맛도 좋고).[57] 십자화과 채소를 생으로 조리해서도 먹어보자. 보통 브로콜리보다 설포라판 생성 능력이 100배는 더 높은 어린 브로콜리도 좋다![58]

십자화과 채소에는 시아노히드록시부탄(cyanohydroxybutane)과 다이인돌릴메탄(diindolyl methane, DIM)처럼 해독에 직접 관여하는 화합물도 들어 있다. 두 가지 모두 우리 몸의 해독 작용에 관여한다. 시중에서 파는 값비싼 해독 주스는 필요 없다.

영양소 밀도가 높은 식품 먹기

과일과 채소를 포함해 영양소 밀도가 높은 식품을 다양하게 먹으면 영양소 결핍도 피하고 독소와 싸우는 데 필요한 무기도 공급할 수 있다. 짙은 녹색 채소와 섬유질이 풍부한 채소(케일, 시금치, 루꼴라 등)는 항산화 물질과 필수 무기질이 풍부해서 소화관으로 중금속이 흡수되는 것을 줄여줄 수 있다. 2014년에 독소 노출을 줄이는 영양 전략을 검토한 전문가들은 이렇게 결론지었다. "개인의 영양 상태가 환경 독소가 일으키는 당뇨와 심혈관계 같은 질환의 심각성에 큰 영향을 끼친다는 사실이 증명되었다."[59] 영양소 밀도가 높은 식단 계획은 1장을 다시 참고하자.

냄새 고약한 식품 먹기

시스테인(Cysteine)은 우리 몸의 해독 경로에 중요한 냄새 고약한 입자 황을 함유한 아미노산이다. 소고기, 생선, 가금류, 달걀 같은 고단백질 식품과 브로콜리, 마늘, 방울다다기양배추, 콜리플라워. 케일, 물냉이, 겨자잎 같은 채소에 풍부하다. 시스테인은 우리 몸의 가장 중요한 해독제 글루타티온의 속도 제한 전구체로 중요한 역할을 한다. 다시 말하자면 글루타티온이 만들어지는 양은 시스테인이 제공되는 양에 따라 제한된다. 훼이 단백질(보편적인 운동 보충제)도 시스테인을 많이 포함하고 있다. 2003년에 나온 연구 결괴에서 훼이 단백질은 세포 내 글루타티온을 늘리고 전립선 세포가 산화로 인해 죽지 않도록 보호했다.[60]

지금까지 제안한 내용대로 전부 다 생활을 바꾸려면 부담스러울 수도 있지만 한 번만 변화를 주면 된다. (오랜 시간에 걸쳐 하나씩 변화를 주는 방법도 있지만 한번에 끝내버리는 쪽을 추천한다.)

처음에는 바꾸고 투자할 것이 많지만(난연제가 들어가지 않은 가구로 바꾸기 등) 이국적인 요리를 만들려고 갖가지 향신료를 사는 것과 비슷하다. 한번 사면 굉장히 오래 쓸 수 있다. 지니어스 라이프를 위한 투자라고 생각하자.

이 장에서 셀 수 없이 많은 위험한 화학물질을 전부 다 다룰 수는 없었지만(다 살펴보려면 책 몇 권은 될 것이다) 현대의 환경에 대해 좀 더 비판적으로 생각해보는 계기가 되었길 바란다. 지금까지 다룬 독소들을 생활 속에서 제거한다면 계속 발달하는 기술 속에서 자신과 사랑하는 가족을 지킬 수 있다. 해로운 화학물질 중독이 의심된다면 반드시 의사와 상의해야 한다.

다음 장에서는 몸과 마음이 긴밀하게 이어져 있다는 사실을 다룰 것이다. 잠, 명상, 기술과의 복잡한 관계 등 정신을 건강하게 해주는 다양한 요소들을 살펴보자.

Chapter 5

Summary

◆ 호르몬은 성적 기능부터 뇌 발달, 지방 저장까지 우리 몸의 모든 것을 좌우한다.

◆ BPA와 프탈레이트는 플라스틱을 만드는 화합물로 아무리 적은 양이라도 음식을 통해 몸속으로 들어가 호르몬을 교란할 수 있다(비단조적 용량 반응). 열과 산이 그 흡수를 촉진한다.

◆ 집 안의 먼지는 이 장에서 다룬 거의 모든 독소에 노출되는 계기가 된다. 자주 젖은 걸레질을 하고 HEPA 필터 청소기를 돌린다.

◆ 난연제가 들어간 가구와 논스틱 프라이팬을 쓰지 않는다.

◆ 내분비계를 교란할 수 있는 불소가 들어간 치약을 사용하기보다 되도록 건강한 식단을 추구하고 개인위생에 신경쓴다.

◆ 비스테로이드 항염증제(NSAID), 아세트아미노펜, 제산제, 항생제, 항콜린제의 무분별한 사용을 줄인다. 꼭 필요할 때만 사용하는 것은 괜찮다.

◆ 생선을 많이 먹되 수은보다 셀레늄의 비율이 높은 생선을

선택한다. 임부, 수유부, 어린아이는 수은 함량이 높은 생
선을 먹지 않는다.

◆　영양소 밀도가 높고 비타민과 무기질이 풍부한 식품을 먹
　　으면 자연스러운 해독 작용에 도움이 될 뿐만 아니라 독소
　　가 소장으로 흡수되는 것을 막아준다. 기본 원칙은 1장을
　　다시 참고한다.

◆　개인 호흡 지대에 공기 정화 식물을 놓아둔다.

이너
피스를
유지
하라

◆

　　　　　　　　우울증으로 고통받는 사람은 전 세계적으로 3억 명이 넘는다. 이제 우울증은 가장 두드러진 장애의 원인으로 떠오르고 있다. 불안 장애를 안고 살아가는 사람도 2억 6,000만 명에 이른다. 두 가지를 모두 앓는 사람도 많다. 우울증과 불안 장애에 취약하게 만드는 유전자도 있지만 대다수는 환경적 요인에 따른 결과다.[1]

　어머니의 인지 장애 증상이 시작되었을 때 정신과 의사는 우울증이 원인인 것 같다고 했다. 의사가 처방해준 일반적인 항우울제를 몇 년 동안 먹었고 치매 증상도 악화됐다. 우울증보다 인지 장애가 더 심하다는 사실이 분명해지자 우울증 약을 끊었다. 우리 가족은 항우울제를 끊으면 금단 증상이 나타날 수도 있다는 사실을 알지 못했다. 결국, 어머니는 돌아가실 때까지 우울증 약을 계속 먹어야 했다.

　심각한 우울증은 치매와 비슷할 수 있다. 우울증과 관련된 인지 기능 장애는 가성 치매라고도 하는데 원상태로 회복할 수 있으며 알츠하이머 같은 신경퇴행성 질환과 별로 공통점이 없다. 하지만 40세 이상 여성 네 명 중 한 명꼴(전체 인구 열 명 중 한 명)로 우울증 약을 복용한다는 사실은 우울증 약이 과잉 처방되고 있음을 보여준다. 우울증 약은 정말로 효과가 있을까? 항우울제는 증상이 가장 심각한 경우를 제외하고는 위약 효과에 지나지 않는 경우가 많다.

　현대인의 정신건강이 위협받고 있다. 우울증 또는 불안 장애를 경험하는 사람은 전체의 약 15퍼센트에 불과하지만 그 숫자가 점점 증가하고 있는 듯하다.[2] 하지만 우울증을 치유하는 도구는 제한적이다. 이 장에서는 지니어스 라이프의 마지막 퍼즐, 정신건강을 다루기로 한다. 다 읽고 나면 건강한 뇌와 행복한 마음을 위한 도구가 갖춰질 것이다.

가장 중요한 잠

대부분의 동물에게 삶은 위험의 연속이다. 유아기를 무사히 넘기지 못하는 것, 굶어 죽는 것, 더 큰 동물에게 잡아먹히는 것, 자연에 가족을 잃는 것, 짝짓기 상대를 찾지 못하는 것 등 위험 요소가 수없이 많다. 그렇게 위험한 세상에서 자연이 평생의 3분의 1이나 되는 시간을 무의식 상태로 보내도록 허락했다는 사실은 놀랍기만 하다. 하지만 수면이 깨어 있는 시간에 엄청나게 중요한 의미가 있다는 사실을 깨닫는다면 이해되는 일이다.

잠을 충분히 잘 자는 것은 지니어스 라이프에서 건강에 좋은 음식을 먹고 햇빛을 충분히 받는 것만큼이나 중요하다. 수면은 혈압과 혈당을 낮추고 호르몬을 조절하고 대사를 높여주고 몸을 튼튼하게 해준다. 궁극적인 노화방지제라고 할 수 있다. 특히 뇌에는 더더욱 그렇다. 잠은 뇌를 맑게 해주고 정보를 받고 저장하는 일이 수월하게 이루어지도록 한다. 잠을 잘 자지 못하면 정반대가 된다. 평균 수면 시간이 4시간 이하일 경우 뇌의 인지 기능이 8년이나 더 늙는다.[3]

이처럼 규칙적인 숙면이 이루어지지 못하면 온몸에 부정적인 영향이 나타나는데 이는 신진대사가 영향을 받기 때문이다. 동물과 인간을 대상으로 한 연구에서는 모두 수면이 부족하면 인슐린 감수성이 떨어지고 포도당 통제에 이상이 생겼다. 쉽게 말해 잠이 부족하면 인슐린 수치가 늘어나고(83쪽에서 살펴본 것처럼 성장 호르몬이 억제된다) 혈당이 비정상으로 높아진다는 뜻이다.

내분비학회가 발표한 연구에 따르면 단 하룻밤만 잠이 부족해도 —4~8.5시간 수면— '야간' 대사적 비만 상태가 유발됐다. 체중이 20~30파운드(9~13킬로그램) 늘어났을 때 생기는 이상과 견줄 만한 것이었다.[4] 간에서는 당과 지방 생산이 증가하고, 혈당 조절이 효율적으로 이루어지지 못했다. 시간이 지날수록 혈중 포도당은 뇌를 포함한 여러 장기로 산소를 운반하는 혈관을 손상시킬 수 있다. 하지만 다행히 수면만 개선되면 피할 수 있는— 원래 상태로 되돌릴 수도 있는— 문제들이다.

잠을 잘 자면 뇌가 명료해지는 이유는 자는 동안 뇌가 씻기기 때문이다. 이러한 세척 과정은 선택이 아니라 필수여야만 한다. 림프관을 닮았다고 이름 붙여진 글림프 시스템(glymphatic system) 덕분에 자는 동안 뇌에 뇌척수액이 분비되어 다양한 형태의 독소 찌꺼기를 씻어준다. 잠을 자는 척 뇌를 속일 수는 없을까? 글림프 시스템은 낮에는 숨겨져 있고 자는 동안에는 60퍼센트까지 부풀어 뇌척수액이 지나가도록 해준다.

글림프 시스템을 통해 세척되는 찌꺼기 중에는 아주 못된 두 가지 단백질이 있다. 알츠하이머 질환과 관련 있는 플라크와 실타래를 만드는 아밀로이드 베타와 타우 단백질이다. 깨어 있을 때 아밀로이드와 타우는 뇌에서 생산된다. 의식의 부산물이다. 하지만 잠은 그 단백질들이 제거되도록 도와준다. 잠이 부족하면 그 단백질들이 축적된다. 하룻밤만 잠이 부족해도 아밀로이드 베타는 30퍼센트, 타우는 50퍼센트가 증가한다.[5] 뇌척수액에서의 농도가 높아지면 알츠하이머의 두 가지 특징을 나타낸다.

군이 뇌에서 단백질이 걸쭉해지는 상상을 해보지 않아도 젊은 사람이 치매에 걸릴 가능성은 적다. 하지만 숙면이 나이에 상관없이 얼마나 중요한지는 정신건강의 측면만 살펴봐도 알 수 있다. 성인 여섯 명 중 한 명이 장기적으로 처방약을 먹을 정도로 현대인의 정신건강 상태가 좋지 못하다.[6] 하지만 수면 부족은 거의 모든 정신의학 증상과의 연관성이 제기되었고 우울증을 영구화할 수도 있다는 연구 결과가 점점 늘어나고 있다.[7]

잠과 우울증의 연관성은 부정적인 감정을 처리하는 편도체라는 뇌의 아몬드 알만 한 구조로 거슬러 올라가야 할 것이다. 종종 '공포 센터'라고 불리는 편도체는 불확실함에 대한 뇌의 반응을 조율한다. 불확실함은 언제든 위험이 닥칠 수 있다는 뜻이기 때문이다. 잠을 충분히 잔 상태라면 뇌에서 이성의 목소리를 담당하는 전전두엽이 편도체를 견제할 수 있다. 정말로 위협적인 상황에서만 전전두엽이 억제 효과를 발휘한다. 하지만 잠이 부족한 상태에서는 예측할 수 없어진다. 헐크가 브루스 배너(Bruce Banner)를 완전히 장악한 것이나 마찬가지다. 그 이기고 지는 싸움이 잠자는 동안에 일어난다.

잠이 부족하면 살이 찐다

잠은 포만감을 느끼게 하는 호르몬 렙틴(leptin)과 배고픔을 느끼게하는 그렐린(ghrelin)을 조절한다. 잠이 부족하면 신호가 엉망진창이되어 더 많이 먹게 된다. 그뿐만 아니라 의사결정과 충동 억제처럼 식탐을 억제하는 중요한 기능을 수행하는 전전두엽도 느슨해진다. 하루에 4~5시간밖에 자지 못하는 사람은 뇌가 특히 당과 지방이 합쳐진 음식을 거부하지 못해 매일 약 400칼로리를 더 섭취하게 된다. 수면 부족이 계속 이어지면 일 년에 15만 칼로리, 지방 약 19킬로그램을 더 섭취하게 된다.[8]

지나치게 민감한 편도체는 별것 아닌 것도 심각한 스트레스 요인으로 해석한다. 우울증이 있는 사람의 편도체가 더욱더 활성화되는 것도 놀라운 일은 아니다.[9] 하지만 놀라운 사실은 하루만 잠이 부족해도 편도체의 반응성이 60퍼센트나 커진다는 것이다.[10] 잠을 제대로 자지 못하면 짜증이 늘고 충동적으로 되는 이유도 그 때문이다. 잠이 부족하면 뇌가 계속 민감한 경계 태세를 취한다. 가장 좋은 해결책은 푹 자는 것이다.

잠은 행복감과 스트레스 회복력에도 중요하지만 당신을 매력적인 사람으로 만들어주기도 한다. 캘리포니아대학교 신경학, 심리학 교수 매슈 워커(Matthew Walker)는 수면 부족이 사회적 상호작용에 끼치는 영향을 연구했다. 잠이 부족하면 남들과 어울리고 싶은 생각이 줄어들 뿐만 아니라 혐오스러운 행동을 하게 되어 다른 사람들도 나와 어울리고 싶지 않게 만든다.[11] 사람들과 어울림이 수월해지도록 알코올을 활용하는 대신 수면의 질을 개선하는 것이 우선이다.

잠에 관한 무서운 통계

잠과 정신건강의 관계로 볼 때 우울증과 불안, 심지어 자살 충동의 비율이 수면 부족과 덩달아 증가하고 있다는 사실은 결코 우연이 아니다. 오늘날 25~55세 성인의 절반이 평일에 7시간도 채 못 자고 3분의 1은 6시간도 못 잔다. 잠을 전혀 자지 못할 때도 많다. 미국 심리학협회에 따르면 밀레니얼 세대의 절반 이상이 스트레스로 인해 지난 한 달 동안 적어도 하루를 꼬박 새웠다.

그렇다면 잠을 얼마나 자야 할까? 일반적으로 성인은 7~8시간, 10대는 9~10시간은 자야 한다. 수면은 지속시간이 중요하다. 비렘수면(non-REM) 같은 초반 단계에 우리 몸에서 일어나는 과정들이 있다. 이때 뇌의 세척이 이루어진다. 렘수면(REM) 같은 후반 단계는 기억과 정신건강을 강화해준다. 아침에 자연스럽게 깨어나도록 자는 시간을 최대로 늘려야 한다. 알람 시계가 필요하다면 깨어나기 좀 더 수월하게 해주는 슬립 사이클(Sleep Cycle) 같은 앱을 사용한다.

수면의 질을 높이려면 아침에 환한 빛의 존재가 중요하다. 햇빛이 비치는 것이 가장 좋겠지만 밝은 인공조명도 효과가 있다. 아침에 빛을 받으면 건강에 이로운 수면 호르몬 멜라토닌이 더 일찍 만들어질 뿐만 아니라 밤에 더 쉽게 잠들 수 있다. 침실은 약 18도로 선선하고 어둡게 유지한다. 밤에 노출되는 흐릿한 불빛도(환한 알람시계 화면 등) 눈꺼풀을 통과해 수면을 방해하고 다음 날 인지 기능을 떨어뜨린다는 연구 결과가 나오고 있다.[12] 암막 커튼이나 편안한 안대를 사용해도 좋다.

다음 방법으로 수면의 질을 크게 높일 수 있다.

- 일관성을 지킨다. 매일 규칙적인 시간에 잠자리에 들어 자는 시간을 최대한 늘린다. 자는 시간이 늦어지면 역효과가 일어날 수 있다. 뇌의 경계 태세가 심해져 불면증이 나타날 수 있다.
- 운동을 한다. 규칙적인 운동은 수면의 질을 높여준다. 야외 활동(햇빛에도 노출된다)이 시너지 효과를 내줄 것이다. 규칙적으로 하지 않더라도 저녁(최소한 자기 2시간 전)에 단 한 번의 운동만으로 깊이 잘 수 있다.[13]
- 자기 전에 따뜻한 물로 샤워나 목욕을 한다. 샤워나 목욕을 끝내자마자 체온이 떨어져 몸에 잘 시간이라는 신호를 보낸다.
- 글리신이나 마그네슘을 복용한다. 글리신(56쪽 참고)과 마그네슘은 자연적으로 수면을 개선해줄 수 있다.[14] 둘 다 노화 방지 효과도 강력하다. 숙면을 위해 자기 전에 마그네슘 글리시네이트(magnesium glycinate, 마그네슘이 글리신으로 결합한 것) 300~500밀리그램, 글리신 3~4그램을 먹는다.

- 침대는 오로지 잠과 섹스를 위한 공간이다. 아침에 일어나면 밤에 자기 전까지는 침대로 돌아가지 않는다. 침대에서는 음식을 먹지도, 밤에 양초를 켜놓지도 말아야 한다!

- 알코올을 피한다. 알코올은 빨리 잠들게 도와주지만 렘수면 시간이 줄어든다. 술을 마신다면 술을 깨고 자야 한다.

- 자기 전 2~3시간 동안 블루 라이트를 차단해주는 안경을 쓴다. 스마트폰, 노트북, TV 화면의 빛이 수면을 방해해 다음 날 '빛 숙취'에 시달리게 된다.

- 카페인 금지 시간을 정한다. 대사 속도가 느린 유전자를 가진 사람은 적어도 오후 4시 이후로는 카페인 섭취를 제한한다.

- 섬유질과 오메가3 지방을 많이 먹는다. 염증은 수면의 질에 영향을 준다. 오메가3 지방(연어, 고등어, 청어처럼 찬물에 사는 어종에 풍부)과 섬유질이 숙면을 통한 재충전을 도와줄 수 있다.

- 자기 2~3시간 전에는 먹지 않는다. 밤늦게 먹고 자서 아침에 거북했던 경험이 있는가? 나는 있다. 야식은 수면의 질을 해친다.[15]

디지털 안식일 갖기

21세기의 기술은 양날의 검이 무엇인지 확실하게 보여준다. 우리는 기술 덕분에 세상과의 연결과 편리함, 최고의 지식과 유흥을 손끝에서 누릴 수 있다. 하지만 기술이 현실의 상호작용을 점점 대신하고 있는 것도 사실이다. 음식과 포르노 중독과 다를 바 없는 기술 중독이 늘어나고 있다.

스마트폰은 기술의 명암을 보여주는 가장 좋은 예다. 배고픔을 장악하는 초가공식품과 마찬가지로 스마트폰 앱은 사람들의 주의집중에 똑같은 영향을 끼치도록 설계되었다. 보상 행동을 담당하는 신경전달물질 도파민을 자극하기 때문에 중독성이 있다. 인스타그램 같은 소셜 미디어 중독 행위는 마약을 하는 것과 전혀 달라 보이지만 뇌의 측면에서 보자면 다를 바가 없다.

스마트폰 중독이 끼치는 영향은 실재한다. 스마트폰 중독 때문에 잠이나 자존감, 인간관계 등 우리 삶의 중요한 부분들이 위태로워진다는 연구 결과가 계속 나오고 있다. 스마트폰 중독은 스마트폰을 사용하지 않을 때도 뇌 기능에 영향을 준다. 텍사스대학교 오스틴 캠퍼스에서 내놓은 연구 결과에 따르면 인지 과제를 수행하는 동안 옆에 스마트폰을 두고 있기만 해도 기억과 문제 해결 같은 사고 기술이 저하된다.[16] 그 연구는 우리가 모두 본능적으로 아는 사실을 확인해주었다. 스마트폰이 옆에 있으면 "중력과도 같이 관심을 잡아당긴다."

스마트폰의 또 다른 영향력은 불필요한 스트레스를 일으킨다는 것이다. 스마트폰 중독 상태에서 휴대전화기를 확인하지 못하면 코르티솔이 치솟는다. 코르티솔은 우리 몸에 에너지를 공급해 아침에 일어나게 해주지만 스트레스를 받을 때도 증가한다.[17] 만성 스트레스로 인해 오랫동안 코르티솔 수치가 높아지면 건강에 해롭다. 면역계를 억압하고 에너지를 가져오려고 조직을 손상한다. 만성적으로 코르티솔 수치가 올라가면 비만, 2형 당뇨, 심장 질환, 치매 등 수많은 문제가 나타날 수 있다.

약물 남용은 단기적으로 스트레스를 해소해줄 수 있을지 몰라도 스마트폰 중독은 그렇지 않다. 스마트폰을 볼수록 스트레스가 더 심해진다. 쉬지 않고 울리는 알림이 정신을 괴롭게 만든다. 소셜 미디어의 새로운 게시물을 확인할 때마다 정도가 더 심해진다. 소셜 미디어는 하이라이트만 모아 편집한 것처럼 오로지 행복한 모습만 보여주기 마련이다. 대부분 사람은 자신과 남을 비교하면서 불안과 우울증에 빠진다. 고립 공포감(fear of missing out, FOMO)을 느끼면서 결국 자신을 탓하게 된다.

〈사회 및 임상 심리학 저널(Journal of Social and Clinical Psychology)〉에 실린 연구에서는 소셜 미디어가 실제로 사람들을 우울하게 만드는지 알아보는 실험을 했다. 대학생들로 이루어진 두 개의 그룹이 꾸려졌다. 첫 번째 그룹은 평소와 똑같이 스마트폰을 사용했고 두 번째 그룹은 소셜 미디어 사용 시간이 하루에 30분으로 제한되었다. 2주 후에 나온 결과는 분명했다. 소셜 미디어 사용 시간을 줄이자 특히 처음에 우울증이 심했던 이들일수록 증세가 줄어들었다.[18] 외로움도 줄어들었다는 사실은 소셜 미디어가 진정한 관계 연결망은 아니라는 것을 말해주었다. 연구진은 결과를 이렇게 요약했다. "소셜 미디어 사용 시간을 하루에 30분으로 제한하면 웰빙이 크게 개선될 수 있다."

소셜 미디어와 모바일 기술은 앞으로도 우리 곁에 계속 있을 테니 건전한 사용을 위해서는 균형이 가장 중요하다. 다음은 소셜 미디어 사용 시간을 줄이는 방법이다.

◆ 소셜 미디어 사용 시간을 정해놓는다. 30분~1시간으로 해보자.

시간 추적 앱으로 사용 시간을 확인한다.

◆ 스마트폰 없이 할 수 있는 일을 찾는다. 예를 들어 헬스장에서 운동할 때는 로커에 휴대전화기를 두고 간다.

◆ 알림을 꺼놓는다. 각종 앱의 알림은 정신적으로 큰 스트레스를 준다. 소셜 미디어를 비롯해 별로 중요하지 않은 앱의 알림 설정을 꺼놓는다.

◆ 소셜 미디어 안식일을 만든다. 일주일에 하루는 스마트폰을 아예 치워버린다. 배우자와 서로의 휴대전화기를 정해진 시간만큼 숨겨놓는 것도 좋다.

◆ 친구를 끊는다. 자신이 부족한 사람이라고 느끼게 만드는 계정은 친구 끊기를 한다. 보지 않으면 괴로워할 일도 없다.

◆ 알고리즘을 미세조정한다. 소셜 미디어 알고리즘은 극단적인 관점을 수면으로 드러내 긍정적인 것보다 부정적인 것을 퍼뜨리는 경향이 있다(보통 사람들은 부정적이거나 정확하지 않은 게시물에 코멘트를 다는 경향이 있어 알고리즘이 그런 게시물을 선호한다). 이것도 괜한 스트레스가 된다.

내 삶의 목적 찾기

수많은 현대인이 번아웃에 시달린다. 피로, 직장에서의 고립감, 성과 저하 같은 증상이 따라온다. 2012년에 발표된 연구 결과에 따르면 직종마다 차이는 있지만 직장인 세 명 중 한 명이 번아웃 증후군을 겪고 있다(의사들의 경우는 40퍼센트에 달한다). 이는 알코올 남용, 인간관계 악화, 자살 충동으로 이어질 수 있다.

번아웃에 빠지지 않는 검증된 방법 중 하나는 직업이 아닌 소명을 찾는 것이다. 직업은 돈을 벌려고 일하는 것이고 소명은 자신을 위해서 일하는 것이다. 소명은 인생의 목적과 기쁨이 합쳐진 일이다. 자신이 잘하고 열정을 가지고 즐기며 사회적 욕구도 충족해주는 일이어야 한다. 이 '욕구'는 꼭 자선 목적이 아니어도 된다. 자신이 해결하고자 하는 일일 수도 있다. 먹고살기 위해 좋아하지도 않는 일을 하고 있어도 괜찮다. 그 일을 통해 어떻게 사람들을 도와줄 수 있는지 생각해본다면(가족이라도) 좀 더 목적의식을 갖고 일할 수 있다.

심리학자 조던 피터슨(Jordan Peterson)은 일에서 의미를 찾는 것을 '숭고한 목표'라고 표현한다. 그런 커다란 그림을 통해 (어떤 직업에나 따르는) 심리적 기복을 견딜 수 있게 된다. 자신이 가장 중요한 것이 아니기 때문이다. 뉴욕대학교 교수이자 혁신 분야의 권위자인 멜리사 실링(Melissa Schilling)도 비슷한 개념을 내놓았다. 그녀는 마리 퀴리(Marie Curie), 알베르트 아인슈타인(Albert Einstein), 토머스 에디슨(Thomas Edison) 같은 뛰어난 혁신가들을 분석한 결과 그들에게는 자기 자신보다 중요한 '이상주의적 목표'를 품고 평생을 바쳤다는 공통점이 있었다.

나는 약이 어머니에게 전혀 도움 되지 않는 것을 보면서 그 이유를 알아내 어머니와 비슷한 상황에 놓인 사람들을 도와주고 싶었다. 그래서 내 경험과 연구에 관심을 기울여줄 사람들을 찾아다니기 시작했다. 도움이 절실하게 필요한 사람들이 기존의 경로로는 절대로 도움받을 수 없다는 것을 나는 확실하게 알고 있었다. 만성적인 질환을 피할 수 있는(그 과정에서 활력도 얻고) 방법을 찾는 것이 내 고귀한 목표가 되었다.

고귀한 목표를 추구하기는 절대 쉽지 않을 것이다. 나는 팟캐스트나 TV 프로그램에 출연하는 것처럼 세상에서 인정받을 때마다 내가 선택한 길이 옳았음을 확인할 수 있었다. 하지만 처음에는 거절당할 때가 더 많았다. 하지만 그럴 때마다 길이 막힌 것이 아니라 과속방지턱을 지나는 것이라고 생각했다. 내가 중요한 일을 하고 있다는 확신이 있었다. 내 앞을 가로막는 사람들은 단지 더 건강하게 사는 방법이 있다는 사실을 아직 모르는 것뿐이라고.

당신의 고귀한 목표, 이상주의적 목표는 무엇인가? 가난한 지역의 공중보건 교육을 개선하는 것이 될 수도, 여행 산업에 혁신을 일으키는 것일 수도 있다. 자신의 예술 작품으로 광범위한 사람들에게 다가가 그들의 인생을 바꾸는 것일 수도, 자녀에게 건강한 식단을 제공하는 것일 수도 있다. 이런 목표는 내적인 동기를 부여한다. 돈 같은 외적인 동기보다 훨씬 더 강력하다. 내적인 동기에는 으레 돈도 따라온다.

또한, 고귀한 목표는 결과가 아니라 과정에 집중하게 해준다. 연봉을 올리는 것이든 꿈에 그리던 자동차를 사는 것이든 목표를 달성하면 쾌락 적응(hedonic adaptation)이 이루어진다. 쉽게 말해서 행복감에 익숙해진다는 뜻이다. 그래서 무언가를 계속 더 원하게 되고 그것은 부처가 말하는 모든 고통의 원인이다. 요가나 명상, 체력 단련, 악기 연주처럼 삶을 연습이라고 생각하라. 완벽함이 아니라 진전이 중요하다.

새로움 추구하기

늘 가는 커피숍에 줄 서 있을 때나 헬스장이나 직장으로 향하는 길에서 차가 막힐 때 어떤 기분이 들지는 쉽게 예측할 수 있다. 익숙한 환경은 익숙한 생각을 일으키기 때문이다. 새로운 환경에 놓이면—평소에 가던 곳 말고 새로운 커피숍에 가는 것만 해도— 예측 가능성이 사라진다. 새로운 환경은 새로운 생각을 일으킨다. 새로운 환경을 경험하는 데 여행만큼 좋은 방법은 없다.

비록 수량화는 어렵지만 여행이 건강에 좋은 이유는 수없이 많다. 쥐의 뇌는 새로운 환경에 노출되면 똑같은 환경에 머무를 때보다 뇌세포 간에 새로운 연결망이 만들어질 확률이 네 배나 높아진다.[19] 새로운 환경을 탐구할 때 주로 느끼는 경외심과 경이로움은 염증 수치를 낮춰준다.[20] 산책을 하거나 자전거를 빌려 타고 새로운 도시를 둘러보면 더욱더 활동적으로 여행을 즐길 수 있다.

여행하는 동안에는 식단도 바뀌어 새로운 맛과 향신료를 경험할 수 있다. 평소 익숙하지 않은 영양소를 접하게 된다. 음식 섭취에 제한이 없다면(알레르기 등) 여행지에서는 '벨트를 풀고' 새로운 요리를 맛보자. 늘어난 활동량이 식욕도 돋울 것이다. 유람선 여행이 아니라면 말이다.

하지만 여행을 핑계로 운동에 소홀해지면 안 된다. 여행지에서는 평소보다 많이 걷게 될 테니(4장에서 살펴본 NEAT 증가) 근력 운동에 집중한다. 헬스장이 없어도 괜찮다. 런지, 팔굽혀펴기, 의자를 이용한 딥스, 플랭크는 호텔 방에서도 할 수 있으니까. 이렇게 하면 에너지 소비량이 더 늘어나 지방이 아니라 근육이 쌓일 것이다.

시차 극복 방법

여행은 정신적으로 유익하지만 몸에는 부담이 가기도 한다. 이동하는 몇 시간 동안 줄곧 앉아 있는 것은 움직임을 갈구하는 우리 몸에는 어울리지 않는 일이다. 시차가 있는 곳으로 가면 몸의 일주기 리듬도 균형이 무너진다. 도중에 먹는 음식도 건강에 좋지 않다. 소화되기 쉬운 탄수화물과 가공유, 각종 첨가물이 들어간 가공식품이 컨디션을 떨어뜨릴 수 있다. 여행으로 갑자기 일상에 큰 변화가 생길 때는 간헐적 단식(전략적으로 굶는 것)을 통해 일주기 리듬이 받는 충격을 줄일 수 있다. 나는 야간 비행기 안에서는 음식과 카페인은 피하고 물만 마시면서 단식한다. 아침에 비행기에서 내리면 첫 아침식사를 (커피와 함께) 푸짐하게 먹는다. 2002년에 발표된 연구 결과에 따르면 일리노이에 있는 아르곤국립연구소의 시간 생물학자가 고안한 비슷한 방식이 시차증을 크게 줄여주는 것으로 나타났다.[21] 표준 시간대가 달라지면 뇌의 멜라토닌 생산 주기가 균형을 잃어 잠들기가 힘들어진다. 여행지에서 아침에 햇빛을 받으면 생체 시계가 새로운 시간대에 좀 더 빨리 적응할 수 있다. 운동도 시간 설정 효과가 강력하니 아침에 운동하면 생체 시계가 도로 자리 잡는 데 도움이 된다. 마지막으로 여행지에서 자기 전에 멜라토닌을 3~5밀리그램 먹으면 시차증이 개선된다.[22]

불가사의한 경험하기

인간의 정신은 매우 광범위하고 놀라운 일도 해낼 수 있지만 질서 유지 능력도 뛰어나다. 작가이자 철학자였던 올더스 헉슬리(Aldous Huxley)는 질서에 대한 욕구를 감압 밸브로 표현했다. 마차를 끄는 말에 두른 눈 가리개처럼 의식을 억제하는 역할이라는 것이다. 정신은 조직하고 일을 마무리 짓고 사회의 정해진 틀 안에 맞추도록 해준다. 하지만 의식의 족 쇄에는 대가도 따른다. 정신이 지나치게 경직되면 반복적인 생각과 집착, 편집증, 불안, 우울증이 나타날 수 있다.

헉슬리가 말한 밸브는 뇌의 디폴트 모드 네트워크(default mode network, DMN)일 수도 있다. DMN은 자기의식이 이루어지는 곳으로 항상 활성화되어 있다. 우리가 아무것도 하지 않을 때는 더더욱 그렇다. DMN 활동이 많다는 것은 정신이 부정적인 생각과 곱씹기에 빠져들 가능성이 크고 변화에 저항한다는 뜻일 것이다. 일상적인 상황에서 정신을 치유하는 것은 움직이는 표적을 맞히는 것처럼 어렵겠지만 DMN을 잠시 '오프라인'시키면 정신 질환의 근본적인 원인에 접근할 수 있을지도 모른다.

LSD나 마법의 버섯에서 추출한 환각 성분 실로시빈(psilocybin) 같은 환각제는 오래전부터 자기의식을 초월하는 데 사용되었다. 최근에 런던 임페리얼칼리지(Imperial College) 연구진은 환각성 화합물이 DMN을 마비시켜 우울증 같은 질환을 치료하는 기회가 될 수 있다는 사실을 발견했다. 실로시빈을 주입하자 피실험자들의 자기의식이 사라지고 주변 세상과의 일체감—에고의 소멸감—으로 바뀌었고 뇌 스캔 결과 DMN의 활동도 감소한 것으로 나타났다.[23]

존스홉킨스대학교 의대(Johns Hopkins University School of Medicine) 연구진은 똑같은 환각제가 DMN 내의 활동을 줄여줌으로써 생명을 위협하는 암 환자들의 우울증도 완화해줄 수 있는지 실험했다. 암 환자의 다수가 우울증을 겪는다. 거의 절반이 심한 우울증이나 기분 장애를 나타낸다. 피실험자들은 환각제를 주입받은 후 소파에 누워 헤드폰으로 마음을 진정시켜주는 음악을 들었다. 모니터로 면밀한 관찰이 이루어지는 가운데 눈을 감고 "믿음으로 내려놓고 마음을 열라"라는 지시가 내려졌다. 결과는 놀라웠다.

실험 후 참가자의 80퍼센트가 불안과 우울증 증상이 크게 줄어들었다. 가장 희망적인 사실은 효과가 계속 이어진 것이었다. 똑같은 비율의 환자들이 6개월 후에도 우울증 완화 효과가 계속되었다. 다수가 그 경험을 '영적'이라고 표현했다. 가장 큰 효과를 보인 환자들은 자녀의 탄생과 비교할 수 있을 정도로 삶에서 가장 의미 있는 경험 중 하나라고 표현했다. 실험 전에는 암에 걸린 것에 대해 근시안적인 관점으로 바라보았지만 실험 후에는 죽음에 대한 두려움이 사라졌다고 한 이들도 많았다.[24]

이 치료법이 어떤 환자들에게 가장 효과적인지 알고 위험을 최소화하는 방식도 고안하려면 더 많은 연구가 필요하다. 하지만 DMN 해제에 따른 불가사의한 경험은 우울증 환자들의 짐을 걷어내는 효과가 큰 듯하다. 환각제가 강력한 촉매제 역할을 했겠지만(일부 환자들에게는 꼭 필요하기도 하고) 명상처럼 에고가 소멸하는 경험을 자주 한다면 환각제 없이도 환각 치료의 효과를 누릴 수 있을 것이다.

다음의 방법을 통해 디폴트 모드 네트워크를 안전하게 해제할 수 있다.

◆ 명상하라. 규칙적인 명상이 DMN 활동을 줄여준다는 연구 결과처럼 명상은 지나치게 활성화된 DMN을 진정시켜줄 수 있다. 명상은 잠시 후에 간단한 연습법과 함께 다시 살펴보겠다.
◆ 호흡운동을 하라. 의식적으로 호흡을 제어하는 호흡운동은 오래전부터 요가의 일부분이었고 의식 상태를 바꿔줄 수 있다. 우울증, 불안, 트라우마에 대한 효과가 수많은 연구를 통해 밝혀졌다.[25]
◆ 감각을 꺼라. 감각 차단 탱크는 의식을 바꿔주는 효과로 인기를 끌고 있다. 외부의 감각 정보가 차단되면 시각 또는 청각 환각 상태가 일어난다.

소음 노출 줄이기

나는 뉴욕에 살면서 주변 소음이 얼마나 큰 스트레스를 주는지 분명히 알게 됐다. 길을 걷거나 전철을 탈 때도 충격적인 수준의 소음을 견뎌야만 했다. 주변 소음이 청각에 얼마나 해로울지 걱정스러웠지만 영향받는 것은 귀뿐만이 아니라는 생각도 들었다. 자세히 알아보니 소음이 건강에 끼치는 해로운 영향은 이미 일반적인 문제가 되어 있었다. 바로 소음공해라는 이름으로 말이다.

고대에 소음은 위험을 뜻하는 경고였다. 사자의 포효, 뱀의 소리, 요란한 폭포 소리, 가족이나 친구의(또는 적의) 비명이 들리면 즉각 관심을 쏟지 않으면 안 되었다. 갑자기 울려 퍼지는 커다란 소리는 갑자기 눈앞에 뭔가가 나타나는 것보다 더 거슬린다. 두 가지가 합쳐져야만 공포 영화를 보다가 자리에서 벌떡 일어나게 된다. 하지만 영화가 아닌 현대인의 일상생활은 너무도 시끄러워졌다. 현대의 원치 않는 소음은 고대의 포식자와 똑같은 스트레스 반응을 일으킨다.

청각은 다른 감각과 달리 의식적으로 해제할 수 없다. 시끄러운 소리가 코르티솔 같은 스트레스와 관련된 호르몬을 분비한다는 연구 결과를 생각하면 안타까운 일이다. 집에서 만성적인 소음에 노출되면 심장 질환과 2형 당뇨 위험이 커지는 이유도 그 때문일 수 있다. 덴마크 연구진은 집 안에서 들리는 교통 소음이 10데시벨 높아질수록 2형 당뇨에 걸릴 위험이 14퍼센트 증가한다는 사실을 발견했다.[26] 교통 소음이 심한 주거지역은 오염이 심하거나 저소득 지역일 수도 있을 것이다. 이 연구에서는 그런 변수가 통제되었는데도 상관성이 나타났다.

소음공해가 일으키는 가장 눈에 띄는 문제는 바로 우리의 정신건강일 것이다. 침투적인 소음은 짜증을 유발한다. 연구에 따르면 소음이 일으키는 성가심은 정신에 심각한 피해를 준다. 〈플로스 원〉에 실린 연구에서는 공항 소음에 자주 노출되면 우울증과 불안 장애에 걸릴 위험이 두 배 높아진다는 결과가 나왔다.[27] 우울증은 세계적으로 장애의 가장 큰 원인이고 세계보건기구는 서유럽에서만 소음공해로 해마다 건강수명 160만 년이 사라진다고 추정한다.

스트레스 호르몬은 학습과 창의력에도 영향을 끼치는데 특히 아이들이 소음공해의 위험에 가장 취약하다. WHO에 따르면 공항 소음이 심한 지역에 사는 아이들은 스트레스 수치가 높을 뿐만 아니라 글을 읽는 나이가 느려지고 주의력도 약하다. 학습 장애로 자극적인 약물치료를 받는 아이들이 늘어나고 있는데 집중 치료로 넘어가기 전에 아이들의 환경을 살펴봐야 할지도 모른다.

어떻게 하면 생활 소음에 대한 노출을 줄일 수 있을까? 조용한 동네로(혹은 좀 더 높은 층으로) 이사하는 것이 가장 효과적이겠지만 현실적인 방안은 아니다. 다음은 스트레스를 일으키는 소음 노출을 효과적으로 줄이는 방법이다.

- 주변 소음을 제거해주는 헤드폰을 산다. 비행기처럼 시끄러운 환경에서는 구세주와도 같다. 주변 상황을 파악하기 어렵게 만들므로 운전 중이나 도시 환경에서는 사용하지 않는다.
- 이어플러그를 사용한다. 잘 때, 시끄러운 기기를 사용할 때, 명상할 때 소음을 효과적으로 막아준다.
- 베개를 머리 위에 놓고 잔다. 옆으로 자거나 엎드려서 자는 사람에게(적어도 나에게는) 매우 효과적이다.
- 백색 소음 기계나 선풍기를 사용한다. 인간은 일정하게 반복되는 소음에는 익숙해진다. 주파수가 일정하고 세기가 약한 백색 소음으로 성가신 생활 소음을 가려줄 수 있다. 에어컨이나 선풍기가 효과적이다.
- 시끄러운 식당과 술집을 피한다. 사람들이 술집과 식당에서 술을 많이 마시는 이유는—사회적 압박감 말고도— 소음 때문에

스트레스를 받아서일지도 모른다. 되도록 조용한 곳을 찾는다.

소음이 우리 어머니의 병에도 영향을 끼쳤을까? 영원히 알 수 없겠지만 그래도 한 가지는 확실하다. 어머니는 소음공해가 심한 뉴욕의 도심에서 오래 살았다.

약 대신 명상하기

나도 명상을 시작하기 전에는 지금 당신과 똑같은 생각을 했다. "단 몇 초도 머리를 비울 수가 없는데 매일 몇 분을 어떻게 해!" 하지만 명상은 머리를 비우는 것이 아니다. 마음과 친구가 되는 것이다. 명상은 수영이나 자전거 타기처럼 매일 꾸준히 하든 하지 않든 매우 유용한 기술이다.

인간은 오랫동안, 요가를 다룬 베스트셀러가 나오기 한참 전부터 요가를 해왔다. 요가의 정확한 기원은 모호하지만 수렵과 채집을 하면서 살아가던 원시시대의 조상들이 모닥불을 보면서 처음 생각해냈으리라고 여겨진다. 수천 년이 흐르는 동안 요가는 체계를 갖추어 발전했고 무려 5,000년 전에 쓰인 인도의 성서 탄트라(tantra)에서도 요가 기법이 언급됐다.

명상에는 다양한 효과가 있다. 꾸준히 해야만 나타나는 효과도 있지만 단 한 번만으로 얻어지는 효과도 있다. 스트레스, 불안, 우울증 증상을 완화해준다. 염증 수치도 낮춰준다(아마도 스트레스 호르몬에 긍정적인 영향을 끼치기 때문).[28] 뇌 기능도 더욱 활발해진다. 심지어 DNA 손상을 막아주는 텔로미어가 짧아지는 속도를 늦출 수도 있다.[29] 하지만 가장 실질적인 효과는 바로 감정 조절에 관련된 것이다.[30]

상사나 배우자에게 시원하게 쏘아 붙여주지 못한 말이 나중에야 생각난 적이 있는가? 꼭 한발 늦어서 답답하기 짝이 없었을 것이다. 많은 사람이 겪는 일이다. 그 원인은 스트레스가 창의적 사고에 끼치는 영향 때문이다. 과거에 스트레스는 신체적 위험을—사람 사이의 갈등이 아니라—뜻했다. 신랄한 몇 마디가 화난 곰에게서 도망치는 데 도움 될 리 없었다. 우리 몸의 반응 방식은 지금도 비슷하지만 현대의 스트레스는 생명을 위협하는 시련인 경우가 드물다.

또 다른 일반적인 상황을 떠올려보자. 순간적으로 발끈해서 친구나 가족에게 심한 반응을 보이고 나중에 후회해본 적이 있는가? 애초에 진심도 아닌 말을 충동적으로 해버리고 후회한 경험은 누구나 있을 것이다. 투쟁-도피 반응의 한가운데에서 결국 날카로운 이빨을 드러내는 아름답지도 않고 후회스러운 행동을 하게 된다.

이 두 가지 상황의 공통점은 명상을 통해 스트레스 자극과 그 반응의 거리를 떨어뜨리면 충분히 예방할 수 있다는 것이다. 그 거리가 바로 의식이다. 명상은 의식을 넓히고 반응성을 줄여 심리적 스트레스가 심할 때도 가장 창의적이고 자애로운 최고의 자신이 될 수 있는 여유를 선사한다.

Q: 명상 앱이 도움 될까?

A: 명상 앱은 도움이 되지만 이미 디지털 기기를 너무 많이 사용하고 있으니 지나치게 앱에 의존하는 것은 좋지 않다. 명상법을 배우면(디지털 기기를 사용하지 않고) 자기 안에서 나오는 힘이 생긴다. 물고기가 그냥 주어지는 것과 잡아서 얻는 것의 차이라고 할 수 있다. 다행히 명상을 가르쳐주는 곳이 많으니 주변에서 한번 찾아보자. 개인 혹은 온라인 수업에 등록하면 더 좋다.

간단한 명상부터 시작하려면 음악을 끄고 휴대전화기도 벨소리가 나지 않게 설정해둔다. 명상 도중에 소리가 난다고 큰일 날 것은 없지만 되도록 불필요한 방해 요인은 없애는 것이 좋다. 편안하게 앉는다. 등을 받쳐도 괜찮다. 심호흡하면서 자세를 가다듬는다. 팔을 겹치게 두지 않는다. 눈을 감고 호흡에 집중하면서 천천히 들이마시고 내쉰다.

호흡에 집중하려고 할 때 생각이 흐트러지기 시작할 것이다. 쇼핑 목록, 아이들, 확인하지 않은 이메일과 문자 메시지 같은 잡념이 떠오른다. 지극히 정상적인 일이다. 자신을 야단치지 말고 다시 호흡으로 주의를 집중하면 된다. 생각은 정상이다. 세계적으로 유명한 명상 지도자인 내 친구 에밀리 플레처가 늘 하는 말이지만 생각을 멈추려고 하는 것은 심장이 뛰지 못하게 하려는 것과 같다.

생각이 계속 자연스럽게 떠오를 것이므로 명상의 목적은 생각을 없애는 것이 아니다. 오히려 생각이 떠오르는 것을 허락하고 또 인정하기까지 하고서 다시 천천히 의식을 호흡으로 가져간다(호흡 대신 주문을 사용하는 명상법도 있지만 원리는 똑같다). "생각아, 난 널 사랑하지만 나중에 보자!"라고 말한다고 상상해보자. 긴장이 풀리고 마음이 단단해지면 의식과 반응 사이에 더 큰 공간이 생겨서 일상에 큰 도움이 될 것이다.

8주 동안 하루에 15분씩 명상하는 목표를 세워 실천해보자. 뉴욕대학교 연구진은 명상 경험이 전혀 없는 사람들이 그 방법대로 했을 때 대조군과 비교해 부정적인 기분과 불안이 줄어들고 주의력과 작업 기억, 인식, 감정 조절이 개선되었음을 발견했다.[31] 명상은 아침에 일어나자마자(커피나 음식 섭취 전) 하는 것이 가장 좋다.

명상을 잘하는 사람과 못하는 사람은 없다. 계속할수록 더 큰 효과를 볼 수 있을 것이다.

공간 돌아보기

"행동으로 생각을 바꾸는 것이 생각으로 행동을 바꾸기보다 훨씬 쉽다"라는 말이 있다. 행동이 생각을 만든다는 뜻이다. 웃는 행위만으로 행복이 느껴지고 스트레스의 생리적 효과가 줄어든다는 연구 결과가 보여주듯 과학적으로도 뒷받침되는 사실이다. 마음이 해로운 쪽으로 움직여도 우리의 의지에 따라 좀 더 다루기 쉬운 상태로 만들 수 있다.

공간은 생각에 영향을 준다. 3장에서 자연이 몸과 마음의 건강에 이롭다는 사실을 배웠다. 자연의 부재가 어떤 결과를 가져오는지 도시만큼 잘 보이는 곳은 없다. 미국 레크리에이션공원협회(National Recreation and Park Association)에 따르면 녹지가 적은 곳은 녹지가 가장 많은 곳보다 우울증 환자의 비율이 33퍼센트나 높다. 불안 장애를 진단받은 비율은 44퍼센트나 높았다.

도시건 시골이건 주변 환경은—가구 포함— 생각에 영향을 끼친다. 중국에서 고대로부터 내려오는 풍수지리설에는 위치와 배치가 건강과 행복에 영향을 끼친다는 원리가 담겨 있다. 공간의 흐름을 최적화해주는 올바른 배치는 조화로운 느낌을 심어주고 반대로 잘못된 배치는 균형이 무너져 혼란을 준다. 명상과 마찬가지로 풍수에 담긴 고대의 지혜는 과학적으로 서서히 증명되고 있다.

캐나다 워털루대학교(University of Waterloo) 연구진은 가구가 인간의 정서적 삶을 어떻게 바꾸는지 알아보는 혁신적인 연구를 시행했다. 피실험자들을 두 그룹으로 나누어 각각 흔들리는 테이블과 의자와, 안정적인 테이블과 의자에 앉히고 유명인사 커플들의 사진을 보여주었다. 불안정한 테이블에 앉은 사람들은 커플들이 헤어질 것이라고 예상한 경우가 많았다.[32] 가구는 피실험자들의 가치관까지 바꿨다. 기우뚱한 테이블에 앉은 사람들은 부부 관계에서 안정성을 높여주는 믿음 같은 가치가 가장 중요하다고 답한 반면, 안정적인 테이블에 앉은 사람들은 불안정성을 높여주는 즉흥성 같은 가치를 선호했다.

생활의 93퍼센트를 실내에서 보내는 현대인에게 주변 환경을 돌아보는 것은 그 어느 때보다 시급한 과제가 되었는지도 모른다.

그 외의 방법들

지니어스 라이프에는 건강도 중요하지만 삶을 어떤 자세로 살아가는지도 중요하다. 내가 어머니에게 배운 가르침을 이 공간을 빌려 독자들에게도 전한다.

동물에게 친절하기

나의 어머니는 평생 동물의 권리를 지지했다. 특별한 경우가 아니면 고기를 먹지 않았고 그것도 가금류와 생선만 먹었다. 어머니의 희생을 보면서 인간의 가장 중요한 도덕적 책임은 자신과 사랑하는 사람들을 향해야 하며 거기에는 동물이 제공하는 영양분을 이용하는 것도 포함된다는 것을 이해할 수 있었다.

고기를 먹는 사람이 동물도 부당하게 취급되지 않고 존중받을 권리가 있다는 주장을 옹호할 수 있을까? 당연히 그렇고 또 그래야만 한다. 가능하다면 동물과 환경을 친절한 자세로 대하는 농업 방식을 지지하라. 포장지에서 '자연 방사한', '100퍼센트 목초만 먹인', '인도적인 방식으로 사육한' 같은 문구를 찾아라(유기농은 사육장에 가둬놓고 유기농 곡물 사료를 먹였다는 뜻일 수도 있으므로 인도적인 방식으로 생산했다는 의미로는 충분하지 않다). 푸아그라, 분유나 우유 먹여 키운 송아지처럼 동물들에 불필요한 고통을 초래하는 식품은 피한다.

화장품과 집 안 청소 제품은 동물 실험을 하지 않는 브랜드를 사용한다. 제품 라벨에 적혀 있을 것이다. 토끼의 눈에 집어넣어 안전성을 검증한 로션을 쓸 필요가 없다. 더 친절한 방법으로 만들어진 제품은 얼마든지 많다(제품의 안전성 확인 방법은 5장 참고).

마지막으로 동물은 사지 말고 입양한다. 세상에는 집이 필요한 강아지와 고양이가 수없이 많다. 반려동물은 절대 사지 마라. 보호소에 사랑받을 자격이 있는 건강한 동물들이 얼마든지 있는 데다 강아지를 돈 주고 사면 강아지 공장이 성행하게 돕는 셈이다. 수많은 이유에서 비인도적으로 운영되는 곳들이 많다. 게다가 잡종이 순종보다 더 건강하고 흥미진진하다.

사람에게 친절하기

친절은 친절을 낳는다. 삶은 소용돌이와 같아서 많은 사람에게 큰 상처를 남긴다. 아무리 운 좋은 사람들도 사랑하는 이들이 늙고 병들고 세상을 떠나는 아픔을 겪어야 한다. 타인의 아픔에 공감하고 가능하다면 짐을 나누려고 하자. 불친절한 사람은 아마도 상상할 수도 없이 깊은 고통을 겪어서 그런 것으로 생각하고 친절로 대하자.

외로운 사람의 친구가 되어주기

외로움은 현대 사회에 널리 퍼져 있다. 2018년에 보험사 시그나(Signa)

가 실시한 설문조사에 따르면 미국인의 절반이 외로움을 느끼고 젊은이들의 고통이 더 크다.[33] 외로움은 슬픔만 안겨주는 것이 아니다. 최근에 미국 심리학 재단이 주최한 콘퍼런스에서 발표된 연구 결과에서는 사회적 연대가 약한 사람일수록 일찍 사망할 위험이 50퍼센트나 높아진다고 했다.[34] 어머니는 항상 나에게 외로운 사람들의 친구가 되어주라고 하셨다. 어색해하거나 소외당하는 사람에게 먼저 다가가보자. 새로운 친구도 사귀고 한 사람의 목숨을 구할 수 있을지도 모른다.

약자의 편에 서기

강인함은 미덕이다. 하지만 누구나 강한 것은 아니며 강한 사람도 항상 강한 것은 아니다. 자신이 가진 힘으로 약자를 괴롭히고 이용하는 사람이 있다면 이의를 제기하라. 자녀에게도 같은 가르침을 주자. 또래를 괴롭히는 아이들이 점점 늘어나고 있다. 미국교육통계센터에 따르면 학생 다섯 명 중 한 명이 괴롭힘을 당한 적이 있다고 한다.

나보다 적게 가진 사람과 나누기

언젠가 뉴욕 전철에 탔는데 객차 간 통로 문이 열리는 소리가 들렸다. 나는 쳐다보지도 않고 또 걸인이겠거니 생각했다. 고개를 들어보니 심한 화상으로 코와 귀를 잃은 사람이었다. 손잡이에 기댄 손에는 손가락이 없었다. 목에는 자비를 구하는 깡통을 메고 있었다.

　너무도 끔찍한 그의 상태에 나는 할 말을 잃었다. 그때 내 지갑에는 20달러짜리 지폐뿐이었는데 걸인에게 그렇게 큰돈을 준 적은 한 번도 없었다. 어찌해야 할지 몰랐다. 결국 나는 아무것도 주지 않는 더 간단한 방법을 택했다. 그는 다음 칸으로 갔다. 그때 자비를 베풀지 못한 것은 내 내 큰 후회로 남았다.

　자비를 베풀어라. 당신보다 많이 가지지 못한 사람에게 꼭 필요한 돈이나 시간, 물건을 나눠주라는 뜻이다. 가을이나 봄마다 옷장을 정리해 입지 않는 옷은 자선 단체에 기부한다. 주방도 마찬가지다.

거짓말하지 않기

돈 미겔 루이스(don Miguel Ruiz)는 《네 가지 약속》에서 말로 죄를 짓지 말라고 한다. 솔직하지 못한 말은 삶에 고통과 한계를 만든다. 어머니가 그 책을 읽은 것 같지는 않지만 우리 형제에게 항상 사실만을 말하라고 가르치셨다.

　상처가 되더라도 항상 사실을 말하려고 노력하라. 그리고 자신에게 솔직하라. 우리는 문제를 감추기 위해 자신을 속이지만 장기적으로는 자신에게 상처가 될 뿐이다. 동화 작가 닥터 수스는 "하고 싶은 일을 하고 느끼는 대로 말하라. 그에 대해 왈가왈부하는 사람은 당신에게 중요하지 않고 당신에게 중요한 사람은 왈가왈부하지 않을 것이기 때문이다"라고 했다. 항상 진실하라.

기회가 있다면 남을 가르치기

누구나 남에게 유용할 만한 기술을 가지고 있다. 그런데 마치 자신의 재능을 나누면 그 힘과 가치가 줄어들 것이라는 가난한 마음 자세를 가진 사람이 많다. 남에게 가르침을 주는 기회를 즐기자. 자신의 능력을 더욱더 갈고닦는 기회가 된다. 가르치는 것이 배우는 최고의 방법이라는 말도 있다!

남을 이용하지 않기 (이용당하지도 말기)

우리 집에서는 종종 이디시어(홀로코스트 이전에 중앙 및 동부 유럽에서 사용된 유대인 언어—옮긴이) 표현을 썼다. 뉴욕에서 유대인으로 산다는 것은 그런 것이니까. 지금은 거의 다 잊어버렸지만 그래도 기억나는 말이 있다. "거저 먹으려고 하지 마라"라는 말이다. 한마디로 남에게 빌붙지 말라는 뜻이다. 너그러움은 훌륭하다. 하지만 받는 쪽이라면 상대방의 너그러움을 이용하려고 해서는 안 된다. 그리고 너그러움을 베푸는 쪽이라면 이용당하면 안 된다. 분명한 경계를 정하라. 자신을 존중하고 거절해야 할 때는 분명히 거절하라.

틀렸음을 인정하기

틀려도 괜찮다. 세상에 100퍼센트 옳은 사람은 없으니까. 하지만 자신이

틀렸을 때 고집을 부리는 것보다 잘못된 것은 없다. 일에서나 생활에서나 실수했을 때는 인정하라.

용감하기

우리 집에서 용기는 미덕이었다. 용기는 여러 형태로 나타날 수 있다. 그동안 미뤄왔던 병원 진료나 치료받기, 프레젠테이션하기, 불편하지만 진실을 알아야 하는 사람에게 진실을 말하기. 어머니는 어떤 모습이든 용기 있는 행동을 칭찬해주셨다. 자신부터 용기 있게 행동하고 남에게도 용기를 주고 용기 있는 사람을 보면 칭찬하라.

감사하기

어머니는 치매라는 낯선 병과 씨름한 8년 동안 자신을 불쌍하게 여기지 않았다. 적어도 겉으로 드러낸 적은 없었다. 오히려 이렇게 말씀하셨다. "지금 이 자리에 있어서 행복하구나." 감사하라는 것은 더 큰 것을 꿈꾸면 안 된다는 말이 아니다. 어떤 상황에 놓여 있고 무엇을 원하든지 지금 가진 것에 감사할 줄 알라는 뜻이다. 나보다 적게 가진 사람들도 많다.

겸손하기

당신은 분명히 멋진 사람이지만 너무 자만하면 안 된다. 혼자 살아가는 세상이 아니다. 수많은 이유로 모두가 서로에게 기대며 살아간다. 사람마다 가진 기술과 재능도 다르다. 당신은 노래방에서 '퍼플 레인(Purple Rain)'을 누구보다 멋들어지게 부르지만 옆의 음치는 세금 신고의 달인이다. 둘 중에 누가 더 나은지 어떻게 판단할 수 있을까?

생각을 바꾸기

강인한 몸과 맑은 뇌, 건강한 식습관 등 무엇이든지 원하는 결과를 얻으려면 행동을 바꿔야 한다. 그런데 애초에 원치 않은 행동을 가져온 핵심적인 믿음을 바꾸지도 않은 채 무턱대고 뛰어드는 사람들이 너무 많다. 야심 차게 새해 계획을 세우지만(헬스장 다니기, 다이어트 시작하기 등) 얼마 못 가서 포기하는 어리석은 모습에서도 잘 나타난다. 새로운 행동을 지속하려면 행동보다도 핵심 믿음이 먼저 바뀌어야 한다. 앞에서 말한 삶의 목적이 생활방식에 적용되는 경우라고 할 수 있다. 건강에 좋은 음식을 먹으려고 하지 말고(행동) 자신이 건강한 삶을 살 자격이 있으며 충분히 해낼 수 있다는 핵심 믿음에 집중해야 한다. 믿음을 바꾸고 마음 자세를 확인하고 현재에 충실하면 결과는 따라온다.

모든 사람에게 들어맞는 식단이 없는 것처럼 가장 좋은 라이프 스타일을 위한 처방도 없다. 각자 자신의 인간관계와 일, 사생활과 관련된 의무에 따라 계획을 세워야 한다. 하지만 지금까지 살펴본 기본적인 원칙을 참고한다면 정신건강을 해치는 가장 시급한 문제들을 바로잡을 수 있을 것이다.

다음 장에서는 지니어스 라이프의 모든 조각을 한데 모아 종합적인 계획을 세우고 최고의 식단을 위한 쇼핑 가이드를 소개할 것이다.

Chapter 6

Summary

◆ 잠은 건강의 여러 측면과 관련해 강력한 조절 기능을 한다. 기분과 체중, 심지어 인간관계에도 영향을 끼친다.

◆ 스마트폰을 사용하지 않는 시간을 정한다. 연구에 따르면 스마트폰 중독은 우울증을 영속화한다.

◆ 일에서 행복을 얻으려면 원대한 소명, 즉 고귀한 목표를 찾는다. 에고를 지우고 자신만의 변치 않는 북극성을 찾아라.

◆ 여행을 자주 한다. 건강에도 좋고 낭만과 지성에도 새로운 숨결을 불어 넣어줄 것이다.

◆ 에고를 내려놓게 해주는 경험을 추구한다. 건강에도 보상 효과가 나타난다.

◆ 지나친 소음 노출을 주의한다. 청각은 해제하기가 어려운 감각이라 소음으로 인한 스트레스에 노출되기 쉽다.

◆ 규칙적으로 명상한다. 적어도 명상법을 익혀놓으면 필요할 때 활용할 수 있다.

◆ 환경이 생각에 영향을 끼친다는 사실을 기억한다. 불안이나 우울증처럼 보이는 증상은 불안정한 환경이 끼친 영향일 수도 있다.

지니어스
라이프를
위한
4주
플랜

◆

    지금까지 건강한 식단, 일주기 리듬, 자연, 운동, 생활 속의 독소, 수면 등 지니어스 라이프를 아우르는 모든 측면을 살펴보았다. 이 원칙에 따라 생활하면 활력이 생기고, 브레인 포그가 개선되고 불안이 줄어들고 행복감이 커졌다는 사실을 곧장 알아차릴 수 있을 것이다.

    하지만 모든 원칙을 하루 24시간에 적용해 생활한다는 것 자체가 초보자들에게는 벅차기만 하다. 그래서 이 장에서는 각각의 원칙을 하루 24시간 속에 어떻게 집어넣으면 되는지 알려줄 것이다. 맛있고 영양가 있는 자연식품으로 주방을 채우는 쇼핑 방법을 설명하고 고전분 식품에 대한 내성을 평가하는 '나의 탄수화물 점수'를 소개한다. 그다음에는 '지니어스의 24시간'을 예로 들어줄 것이다.

    지니어스 라이프로 가는 첫걸음은 성공률이 높아지도록 환경을 재설계하는 것이다. 나는 이것을 기초 공사라고 부른다.

1주차: 기초 다지기

첫째 주에는 스트레스와 호르몬의 조절을 도와주는 쪽으로 주변 환경을 설계한다. 이것만으로도 컨디션이 좋아지고 식단을 바꿔야 하는 둘째 주에 대비해 마음도 굳게 다질 수 있다. 내분비교란물질 없애기, 수면 최적화하기, 스트레스 줄이기가 포함된다.

내분비교란물질 없애기

5장에서 살펴본 것처럼 우리는 일상에서 치명적인 화학물질에 노출되어 살아간다. 프탈레이트와 비스페놀 A 같은 플라스틱의 원료로 쓰이는 화학물질, 난연제와 파라벤 등이 포함된다. 이 화학물질들은 우리 몸의 모든 작용을 이끌어주는 호르몬을 방해한다. 특히 아직 성장기에 놓인 어린아이들이 가장 취약하다. 하지만 호르몬 교란은 어른들에게도 배고픔 수치 증가, 지방 축적, 대사 질환과 암, 성욕 감소, 불임 등 수많은 문제를 일으킨다.

생활 속에서 화학물질에 전혀 노출되지 않기는 불가능하지만 다음의 원칙을 통해 노출을 최소화할 수 있다. 우선 다음의 것들을 없애야 한다. (무엇으로 대체해야 할지는 이어서 설명하겠다.)

◆ 플라스틱 식품/음료수 용기: 플라스틱 통, 플라스틱 병, 플라스틱 주전자, 플라스틱 필터 통이 달린 커피메이커, 비닐 랩 등 가열된 식품이나 음료와 직접 닿는 플라스틱은 전부 없앤다.
◆ 난연제: 방염 처리된 가구, 난연제가 들어간 옷(특히 아이들 옷은 난연제가 사용되지 않았을 경우 명시된다).
◆ 냄비와 프라이팬: 논스틱 코팅된 제품. 특히 오래되고 낡은 것들.

- ◆ 화장실용품: 치과용 테이프, '~파라벤' 성분이 들어간 화장품, 화학 성분으로 만든 자외선 차단제.
- ◆ 인공 향이 들어간 제품: 식물성이 아닌 '향'이 들어간 모든 제품. 화장품, 빨래 세제, 청소용품, 섬유유연제 등.
- ◆ 종이 영수증: 종이 영수증을 만지지 않는다. 비스페놀 A가 들어 있다. 만진 후에는 손을 잘 씻는다.

그리고 젖은 걸레질과 청소기 돌리기를 자주 해줘야 한다(마른 걸레질은 해로운 화학물질 가득한 먼지를 다른 곳으로 옮기는 것밖에 되지 않는다).

내분비계에 안전한 제품 사용하기

방금 말한 물건을 없애고 다음의 것들로 바꾸면 예민한 호르몬계를 안전하게 지킬 수 있다. 처음에는 투자 비용이 좀 들지만 건강이 얻는 효과는 값으로 따질 수 없다.

- ◆ 유리그릇과 병 사용하기. 저렴한 파이렉스(강화 유리) 세트는 오랫동안 쓸 수 있다. 깨질까 봐 걱정된다면 스테인리스 스틸 소재로 마련한다. 플라스틱 뚜껑은 식품이나 음료와 직접 닿지 않으면 괜찮다.
- ◆ 난연제를 사용하지 않은 가구와 의류 사용하기. 집 안에 연기 감지기가 있으면 굳이 난연제가 들어간 제품은 필요 없다.

- 역삼투압 정수기 사용하기. 수질이 걱정된다면 역삼투압 정수기로 오염물질에의 노출을 크게 줄일 수 있다.
- 자연 향 제품 사용하기. 향을 즐기려면 식물성의 에센셜('진액'을 뜻하는 essence에서 나온 말이다) 오일로 만든 제품을 산다.
- 외출할 때에는 재활용 가능한 유리나 스테인리스 스틸 소재의 물병 사용하기. 공항을 비롯해 많은 공공장소에서 물병을 채울 수 있는 식수대가 제공된다.
- 집에 공기 정화 식물 두기. 반려동물이 있다면 주의한다. 213~214쪽을 다시 참고한다.

수면 최적화하기

미국 드라마 〈왕좌의 게임(Game of Thrones)〉에서 좀비 화이트 워커를 이기려면 궁극적으로 나이트 킹을 죽여야만 했다. 수면의 개선은 나이트 킹을 죽이는 것과 비슷하다. 그 문제만 해결되면 삶의 모든 측면이 최적화되기 때문이다. 75쪽에 철저한 원칙이 나와 있지만 핵심 사항은 다음과 같다.

- 수면 위생을 연습한다. 침실은 잠을 위한 성소가 되어야 한다. 어둡고 거슬리는 소음이 없어야 한다.
- 밤에 블루 라이트를 피한다. 자기 몇 시간 전에 블루 라이트를 차단해주는 안경을 쓰거나 디지털 기기를 전부 *끄고* 조명을 약

하게 하면 도움이 된다.

◆ 규칙적으로 자고 일어난다. 금요일과 토요일에 2~3시간씩 늦게 자면 매주 표준 시간대가 바뀌는 것이나 마찬가지다. 시차를 겪는 상태로 일주일을 시작하니 월요일이 힘든 것도 당연하다.

◆ 숙면을 위해 일과를 최적화한다. 오전에 햇빛 쐬기, 운동, 비운동성 활동 모두 숙면을 도와준다.

스트레스 관리하기

지니어스 라이프에는 스트레스를 피하고 줄이는 것이 매우 중요하다. 만성 스트레스—운동할 때 일시적으로 몸에 가해지는 스트레스와 다르다—는 면역계와 기억을 손상하고 창의성도 떨어뜨린다. 뱃살도 찌운다. 스트레스는 과식의 주범이지만 영양소의 섭취를 떨어뜨린다. 스트레스가 소화에 부정적인 영향을 끼치므로 복부 팽만이나 설사 같은 불쾌한 증상이 나타난다(앞에서 발표해야 할 때 설사 증상을 겪는 사람들이 많다).

다음은 스트레스를 효과적으로 관리하는 방법이다.

◆ 운동을 해라. 운동은 보약이다! 스트레스 호르몬을 낮추고 엔도르핀을 증가시킨다. 엔도르핀은 (사우나 할 때도 분비) 기분을 개선해주고 천연 진통제 역할을 한다.

◆ 거절하는 법을 배워라. 자신이 원하고 필요로 하는 것을 중요시하고 건강과 행복을 해치는 일은 과감히 거절할 줄 알아야 한

다. 절대로 감당할 수 없는 수준까지 무리하지 않는다. '나를 위한 시간'을 우선시하라.

◆ 스크린 타임을 제한하라. 기술은 스트레스를 더한다. 디지털 타임을 줄이고 디지털 기기 없이 할 수 있는 일을 한다. 자전거 타기, 헬스장에서 휴대전화기를 로커에 두고 운동하기 등이 있다.

◆ 뉴스 소비를 줄여라. 오늘날의 뉴스는 사람들의 관심을 끌려고 일부러 자극적으로 만들어지고 광고 매출을 위해 조작될 수도 있다. TV와 소셜 미디어의 뉴스 소비를 모두 줄인다.

◆ 집 안 분위기를 잡아라. 나만을 위해 분위기를 잡으면 좀 어떤가? 사귀는 사람이 집에 올 때처럼, 하지만 오직 나를 위해서 집 안을 정리한다. 에센셜 오일(싸구려 인공 향 말고)을 이용해 불안을 줄여주는 아로마요법도 준비하고 차분하면서도 즐거운 음악 목록도 만든다.

◆ 명상 계획을 세워라. 245쪽에서 간단한 명상법을 복습한다. 명상은 규칙적으로 해도 되고 필요할 때 투입할 수도 있다.

◆ 심호흡을 해라. 길게 천천히 호흡하는 것만으로 신경계가 안정되어 휴식과 소화 단계로 들어갈 수 있다. 특히 식전이나 순간에 집중하고 싶을 때 유용하다.

주방 정리하기

밀, 옥수수, 쌀로 된 곡물 식품이나 곡물의 소비를 최소화해야 하는 중요한 이유가 있다. 하루 칼로리 섭취량의 절반 이상을 이루는 이런 식품은 영양이 적고 칼로리만 높다. 오늘날 널리 퍼진 비만을 초래할 뿐만 아니라 영양소 결핍 위기를 일으킨다는 뜻이다. 구체적으로는 어떤 의미일까? 체중을 줄이거나 유지하기가 힘들고 스트레스와 노화에 취약해진다는 뜻이다.

다양한 곡물이 가공을 거쳐 초감칠맛의 인스턴트 및 가공식품으로 탄생한다. 누구나 쉽게 이용할 수 있고 종류도 무수히 많은 곡물 가공제품은 적당히 먹을 수가 없어 위험하다. 게다가 내분비계를 교란하는 환경 호르몬(포장지에서 흡수), 글리포세이트 잔류량(곡물 농업의 건조제로 사용), 중금속까지 들어 있다. 치아 건강에도 해롭다. 통곡물을 가끔 먹는 사람들이 많겠지만 곡물 가공제품은 절대 먹지 말아야 한다. 피해야 할 제품은 다음과 같다.

- ◆ 곡물 가공제품: 빵, 파스타, 랩 샌드위치 빵, 시리얼, 과자류, 면, 간장, 칩, 크래커, 쿠키, 귀리(글루텐 무첨가 통귀리는 제외), 페이스트리, 머핀, 피자 도우, 도넛, 그래놀라 바, 케이크, 팬케이크 가루, 주스, 튀긴 제품, 인스턴트 냉동식품. 식품 성분표에 쌀가루와 밀

가루, 강화 밀가루, 통밀가루, 잡곡 가루가 들어간 모든 제품.

빵: 위험한 식품

빵은 인류의 사랑을 가장 오래 받고 있는 식품 중 하나지만 가공식품이라는 사실은 변함이 없다. 대부분 빵은 첨가된 합성 비타민 빼고는 빈 칼로리다. 미국인의 식단에서 나트륨의 가장 큰 비중을 차지하는 정제 소금, 그리고 밀과 보리, 호밀에 들어 있는 단백질 글루텐만 가득하다. 점성과 기분 좋은 질감의 글루텐은 다양한 품종의 밀에 높은 수치가 들어가도록 재배되고 일부 제품에는 (랩 샌드위치 빵 등) 더 첨가되기도 한다. 이제 글루텐은 간장과 그레이비 소스 같은 다수의 가공하지 않은 식품에까지 들어간다.

인간이 완전히 소화할 수 없는 글루텐이 현대인의 식단에 흔해졌다는 사실은 너무도 안타까운 일이다. 글루텐은 상당히 많은 사람에게 소화 이상을 일으킨다. 예를 들어, 셀리악병 환자는 장내 방어벽의 투과성이 증가하는 등 격렬한 면역 반응이 일어나 염증성 독소가 혈액에 침투할 수 있다. 셀리악병이 없는 사람도 강도는 약하지만 똑같은 증상을 겪는다.[2]

그렇다면 빵을 먹으면 안 되는 걸까? 셀리악병이나 밀가루 알레르기가 없으면 적당히 먹어도 되지만 자가면역이나 염증성 질환이 있는 사람은 아예 먹지 않기를 추천한다. '건강에 좋은' 빵으로는 발아 곡물과 발효를 통해 글루텐 함량이 줄어든 사워도우(sourdough)가 가장 좋다. 나는 빵이 먹고 싶으면 곡물이 들어가지 않은 빵을 먹는다(팰리오 빵이라고도 한다). 요즘은 아몬드나 코코넛 등 영양가 풍부한 가루로 만든 제품이 시중에 많이 나와 있다. 종류를 막론하고 모든 빵은 과식하기 쉬워서 위험하다는 것을 기억하자.

설탕이 들어간 간식거리와 설탕이 들어간 음료수는 서양인의 식단에서 빈 칼로리의 주범이다. 빈 칼로리는 해가 없지 않다. 영양소 결핍을 일으키고 뱃살을 늘리고 비만 관련 질환에 걸리게 한다. 미국심장협회 학술지 〈서큘레이션(Circulation)〉에는 설탕이 든 음료가 일으키는 암이나 심장 질환 같은 병으로 해마다 약 20만 명이 목숨을 잃는다는 충격적인 연구 결과가 실렸다.[3] 이런 정크 푸드를 끊는 것이(앞에서 말한 곡물 가공식품도) 뱃살을 줄이는 가장 효과적인 방법일 것이다.

◆ 설탕이 들어간 식품과 음료: 사탕, 에너지 바, 그래놀라 바, 인스턴트 오트밀, 아이스크림, 프로즌 요구르트, 잼/과일 절임, 그레이비, 케첩, 시중에 판매되는 샐러드드레싱, 과일 주스, 과일잼이 아래에 깔린 요구르트, 탄산음료, 스무디, 스포츠음료, 설탕이나 주스가 첨가된 건조 과일.

◆ 농축 감미료: 꿀, 메이플 시럽, 콘 시럽, 아가베 시럽 또는 아가베 넥타, 흑설탕, 흰설탕.

화학 첨가제에 관한 연구는 계속 진행되고 있지만 동물 실험에서는 부드러운 질감을 위해 가공식품에 들어가는 합성 유화제가 장의 미생물 생태계를 염증이 생기기 쉬운 상태로 바꾼다는 것을 시사한다. 장의 염증은 장에만 국한되지 않고 뇌를 비롯한 온몸의 장기에 영향을 끼친다.

◆ 공업용 유화제: 폴리소베이트 80(polysorbate 80), 카복시메틸셀룰로스(carboxymethylcellulose) 성분이 들어간 모든 제품. 주로 아이스크림, 커피 크림, 견과류 우유, 샐러드드레싱에 들어 있다.

육류와 유제품은 무조건 품질이 중요하다. 가공 육류와 치즈에는 화학 첨가제와 대사 물질이 들어 있다. 절인 고기에 사용되는 보존제인 아질산나트륨이 그중 하나다. 아질산나트륨은 니트로사민(nitrosamine)이라는 화학물질로 변화하는데 니트로사민은 발암물질인 데다 대사 이상을 일으킨다(비타민 C는 니트로사민이 만들어지는 것을 효과적으로 억제한다).

◆ 공장에서 가공된 고기와 치즈: 곡물 사료 먹고 자란 붉은 고기, 사육장에서 대량 생산된 닭고기, 가공 치즈와 치즈 스프레드.

일반적인 조리용 기름을 피하면 오메가6 지방산의 섭취를 최소화할 수 있다. 이런 지방은 매우 미묘하고 해로운 성질 때문에 염증을 일으키는 주요 원인이 된다. 인공적인 트랜스 지방도 들어 있다. 이런 변종 지방은 먹어도 안전하다고 할 수 있는 허용범위가 아예 없다. 앞에서 말한 곡물 제품과 스프레드, 드레싱, 쿠킹 스프레이에 숨어 있다.

◆ 일반적인 조리용 기름: 마가린, 버터 스프레드, 쿠킹 스프레이, 카놀라유, 콩기름(식물성 기름이라고도 한다), 면실유, 해바라기씨유, 포도씨유, 쌀겨유, 밀 배아유, 옥수수유. 이런 기름은 각종 소스, 마요네즈, 샐러드드레싱에 들어 있다. (유기농이어도 사용하지 않는다.)

◆ 비유기농, 비발효 대두 제품: 두부.

◆ 합성 감미료: 아스파탐(Aspartame), 사카린(saccharin), 수크랄로스(sucralose), 아세설팜-K(아세설팜 칼륨이라고도 함).

기름에 관한 한마디

1장에서 다룬 것처럼 주방에서 기본적으로 사용하는 기름은 엑스트라 버진 올리브 오일이어야 한다. 심장에 이로운 지방과 역시 건강에 좋은 피토케미컬(phytochemical)이 합쳐진 기름이다. 실제로 엑스트라 버진 올리브 오일에 함유된 화합물은 부작용의 위험 없이 저용량의 이부프로펜과 똑같은 항염증 효과를 가진 것으로 나타났다. 유기농 제품에는 항염증성 화합물이 30퍼센트나 더 들어 있으니 형편이 된다면 유기농을 이용한다.[4]

엑스트라 버진 올리브 오일이 건강에 좋은 조리용 기름이라는 사실은 수많은 연구에서 확인되었다. 이 기름의 효능은 최악의 경우에는 중화될 수 있지만 그래도 지방이 매우 안정적이고 손상에 대한 저항성이 강하다. 하지만 높은 온도에서는 포화도가 더 높아 상온에서 굳는 지방을 이용하는 것이 최선이다. 여기에는 버터, 코코넛 오일, 우지가 있다. 건강한 지방이라고 하더라도 단백질이나 탄수화물 1그램당 두 배 정도로 칼로리가 높으니 너무 많이 먹으면 안 된다! 조리할 때 필요한 만큼 넣고(보통 1큰술이 적당) 생 엑스트라 버진 올리브 오일 1~2큰술(120~240칼로리)을 샐러드드레싱으로 혹은 달걀이나 채소에 추가한다.

매일 먹어야 하는 식품

건강에 도움이 되는 식품들은 배 속에 잘 넣어주어야 한다. 그중 다수는 지니어스 푸드다. 뇌가 건강한 뇌세포를 만들고 수많은 스트레스로부터 자신을 보호하는 데 필요한 영양소들을(DHA 지방 등) 제공해준다는 뜻이다.

- ◆ 기름과 지방: 엑스트라 버진 올리브 오일, 아보카도 오일, 코코넛 오일, 목초 먹인 우지, 유기농 또는 목초 먹인 버터와 기.
- ◆ 단백질: 목초 먹인 소고기, 자유 방목한 가금류, 자유 방목한 돼지고기, 양고기, 들소고기, 엘크 고기, 자유 방사란 또는 오메가3 달걀, 자연산 연어, 정어리, 안초비, 조개류와 갑각류(새우, 게, 바

닷가재, 조개, 굴)

- ◆ **견과류와 씨앗류:** 아몬드, 아몬드 버터, 브라질너트, 캐슈, 마카다미아, 피스타치오, 피칸, 호두, 아마씨, 해바라기씨, 호박씨, 참깨, 치아시드.
- ◆ **채소:** 혼합 녹색 채소, 케일, 시금치, 콜라드 그린, 겨자잎, 브로콜리, 근대, 양배추, 양파, 버섯, 콜리플라워, 방울다다기양배추, 사우어크라우트, 김치, 피클, 아티초크, 브로콜리 싹, 그린빈, 셀러리, 청경채, 물냉이, 아스파라거스, 마늘, 리크, 펜넬, 셜롯, 쪽파, 생강, 히카마, 파슬리, 물밤, 김, 해초류.
- ◆ **비전분 뿌리 식물:** 비트, 당근, 적환무, 터닙, 파스닙.
- ◆ **저당 과일:** 아보카도, 코코넛, 올리브, 블루베리, 블랙베리, 라즈베리, 자몽, 키위, 피망, 오이, 토마토, 주키니, 스쿼시 호박, 노란호박, 가지, 레몬, 라임, 카카오닙스, 오크라.
- ◆ **허브, 양념, 소스:** 파슬리, 로즈메리, 타임, 고수잎, 세이지, 강황, 계피, 쿠민, 올스파이스, 카르다몸, 생강, 고추, 고수 씨, 오레가노, 호로파, 파프리카, 소금, 후추, 식초(사과식초, 백식초, 발사믹 식초), 겨자, 서양고추냉이, 타프나드(tapenade), 살사, 영양 효모.
- ◆ **유기농 발효 대두:** 나토, 미소, 템페, 글루텐 무첨가 유기농 간장.
- ◆ **다크 초콜릿:** 최소 카카오 함량 80~85퍼센트 이상이 더 좋다.
- ◆ **음료:** 정수한 물, 커피, 차, 무가당 아몬드/아마/코코넛/캐슈밀크.

단백질로 '간식 과식'을 피하라

1장에서 살펴본 것처럼 단백질은 더 건강하고 회복력 있는 몸을 만들어주는 강력한 도구가 되어준다. 제지방 체중을 유지하고 늘려주고 포만감도 크다. 간식 과식—칼로리가 낮은 간식을 너무 많이 먹는 것—이 일어나기 쉬운 만큼 포만감도 주면서 특별식처럼 느껴지는 좀 더 나은 간식이 필요하다. 다음의 좋은 선택권 중에서 골라보자.

◆ 설탕이 적게 들어간 소고기나 칠면조, 연어 육포
◆ 빌통(고기를 실온의 대기에 말린 아프리카식 육포)
◆ 저장 처리하지 않은 고기 조각
◆ 지방을 제거하지 않은 혹은 무지방 요구르트
◆ 영양 효모 뿌린 자연 방목한 돼지 껍데기
◆ 삶은 달걀

가끔 먹어야 하는 식품

◆ 유제품: 목초 먹인 우유로 만든 항생제와 호르몬이 첨가되지 않은 요구르트와 경질 치즈.
◆ 콩과 식물: 콩, 렌틸콩, 완두콩, 병아리콩, 후무스, 땅콩.
◆ 섬유질 추출물: 치커리 뿌리 추출물이 들어간 식품, 타피오카 섬

유질, 가용성 옥수수 섬유, 이눌린. 무가당 감미료와 섬유질원으로 사용되는 재료들이다. 적당량은 괜찮지만 너무 많이 섭취하면 가스, 복부 팽만감이 생길 수 있다. 이 섬유질들이 정말로 소화 흡수가 잘 안 되게 하는지는 아직 정확히 밝혀지지 않았다.

◆ 감미료: 스테비아, 비GMO 당알코올(에리스리톨이 가장 사용하기 좋고 그다음은 자작나무에서 추출되는 자일리톨이다), 몽크 푸르트(나한과), 알룰로스.

Q: 지방을 제거하지 않은 유제품과 무지방 유제품 중에 무엇을 먹어야 할까?

A: 성인은 유제품이 필수적이지는 않다. 하지만 유제품을 즐기는 사람들은(아마 유당 불내증이 있는 성인의 75퍼센트에 해당하지 않는 사람들) 이 사실을 참고한다. 지방이 제거되지 않은 유제품을 섭취하면 심장과 대사 건강에 좋았지만 저지방과 무지방 유제품에서는 그런 보호 효과가 나타나지 않았다.[5] 따라서 유제품은 지방이 제거되지 않은 것으로 선택한다. 비타민 K_2나 항암 효과가 발견된 공액리놀레산(conjugated linoleic acid, CLA) 같은 건강에 좋은 성분이 많이 들어 있다. 그렇다면 저지방이나 무지방 유제품은 지니어스 라이프에 들어갈 자리가 있을까? 그렇다. 무지방 그리스 요구르트는 포만감을 주

는 훌륭한 간식이다. 지방이 제거되지 않은 제품보다 단백질이 더 많고 칼로리는 더 낮다. 설탕이 추가되지 않도록 과일이나 다양한 토핑을 올려서 먹는다(나는 베리류, 키위, 카카오닙스를 가장 좋아한다).

체중 감소와 건강을 위해 단백질 먼저 먹기

놀랄지도 모르지만 음식을 먹는 순위에 따라 건강해지고 살도 뺄 수 있다. 식사할 때 단백질을 가장 먼저 먹고 그다음은 섬유질 풍부한 채소, 탄수화물을 맨 마지막에 먹는다. 이 방법이 왜 효과적일까? 단백질은 포만감이 크다. 닭고기(혹은 소고기, 생선)를 먼저 먹으면 단백질 욕구가 충족된다. 섬유질이 풍부한 채소가 그다음이다. 섬유질은 수분을 흡수해 위에서 팽창한다. 그러면 위에서 뇌로 보내는 배고픔 신호가 꺼진다. 쌀처럼 전분이 많고 영양소 밀도가 낮은 음식을 맨 나중에 먹어(가끔 디저트도) 남은 배고픔을 채우면 된다. 최신 연구에 따르면 이 방식대로 식사할 경우(탄수화물을 맨 나중에 먹는 것) 식후의 배고픔이 줄어든다.[6] 나중에 배가 덜 고프다는 것이다. 빵은 피하고 탄수화물을 맨 나중에 먹자!

4주차: 나의 탄수화물 점수 알아보기

2주 동안 저탄수화물, 고단백질 식단을 실시하면 두 가지 효과가 있다.

영양소 밀도가 높은 자연식품으로 필수 영양소를 섭취할 수 있고 대사의 유연성이 회복된다. 즉, 몸이 심한 배고픔을 느끼지 않고 지방을 연료로 활용할 수 있다. 저탄수화물 식단으로 인슐린 수치를 떨어뜨리고 고강도 운동과 근력 운동을 해주면 지방에 적응이 된다. 가장 좋은 점이 있다. 둘째 주 이후로 탄수화물 식품을 다시 식단에 넣을 수 있다.

일주일에 고구마와 쌀을 몇 회나 먹어야 할까? 안타깝게도 모든 사람에게 맞는 조언은 없지만 다음에 나오는 탄수화물 점수는 탄수화물 섭취량을 최적화하도록 도와준다. 0에서 시작해 해당하는 칸에 나온 점수를 더한다. 그렇게 나온 점수가 고탄수화물 식품을 일주일에 몇 회나 먹어야 하는지를 뜻한다.

나의 탄수화물 점수는?

탄수화물 내성 낮음(1주일에 0~4회)		탄수화물 내성 높음(1주일에 8~14회)	
당뇨 전 단계 또는 2형 당뇨*	(0)	당뇨 전 단계나 2형 당뇨 해당 사항 없음	(+4)
불룩한 뱃살	(0)	날씬한 허리	(+2)
주로 앉아서 생활	(0)	활동량 많음	(+4)
운동 거의 하지 않음	(0)	근력 운동이나 고강도 인터벌 트레이닝 규칙적으로 실시 (1주일에 3~5회)	(+4)

* 2형 당뇨나 당뇨 전 단계에 해당하는 사람은 탄수화물 불내성이 있으므로 앞에서 소개한 '매일 먹어야 하는 식품'에 집중한다. 당뇨약을 복용하고 있다면 의사와 상의한다. 탄수화물 섭취를 갑자기 줄일 때 처방 약에 조절이 이루어지지 않으면 당뇨병성 케톤산혈증이라는 위험한 증상이 나타날 수 있다.

탄수화물 점수가 10점 나왔다면 다음의 탄수화물 식품을 매주 10회까지 먹을 수 있다. 결국은 개인적인 실험과 지속 가능성, 기분이 가장 중요한 결정요인으로 작용할 것이다. 자주 배고픔을 느끼면 탄수화물 섭취를 줄여보고 배고픔이 잘 통제되면 다시 추가한다.

탄수화물 점수를 알면 다음의 고탄수화물 식품을 먹을 수 있다. 통과일의 1회 제공량은 6온스(170그램)로 사과나 오렌지 한 개와 똑같다. 낮이나 운동 후에 섭취하는 것이 가장 좋다.

◆ 전분이 함유된 뿌리채소: 감자, 고구마.

◆ 글루텐이 들어 있지 않은 비가공 곡물: 메밀, 쌀(현미, 백미, 야생쌀), 낱알 곡물, 퀴노아, 수수, 테프, 글루텐 무첨가 귀리, 비GMO 옥수수나 팝콘. 귀리에는 원래 글루텐이 들어 있지 않지만 밀가루를 사용하는 제품과 같은 시설에서 제조되어 글루텐에 오염되는 경우가 많다. 따라서 포장지에 글루텐 무첨가라고 되어 있는 것을 고른다.

◆ 달콤한 통과일: 사과, 살구, 망고, 멜론, 파인애플, 석류, 바나나에는 다양한 영양소와 섬유질이 들어 있다. 수분이 제거되고 당이 농축된 말린 과일은 많이 먹기 쉬우므로 주의한다.

곡물을 제한해야 하는 이유

특히 뱃살이 심한(내장지방) 과체중이라면 어느 정도 인슐린 저항성이 있어서 혈당이 제대로 조절되지 않을 것이다. 그러면 곡물을 끊고 섬유질 풍부한 채소와 단백질만 섭취해야 할 수도 있다. 인간은 곡물을 꼭 먹지 않아도 되고 곡물은 다른 곳에서 쉽게 얻을 수 없는(고농축이나 생체 이용성이 있는 형태의) 영양소를 제공하지도 않는다는 사실을 기억하자. 내장지방이 없거나 꾸준히 운동하는 사람은 걱정하지 말고 유기농 옥수수나 쌀밥을 먹어도 된다. 단백질과 채소(특히 전분이 들어 있지 않은 종류)가 더 영양소가 풍부하다는 사실을 잊지 말자.

24시간 지니어스 라이프

기상

지니어스의 아침은 알람 시계 없이 자연스럽게 눈을 뜨는 것으로 시작한다. 많은 사람에게 비현실적인 일이겠지만 가능한 한 일찍 잠자리에 들면 도움이 된다. 꼭 정해진 시간에 일어나야 한다면 자연스럽게 일어날 수 있도록 도와주는 슬립 사이클 앱을 추천한다. 그 회사와는 아무런 관계도 없지만 스마트폰의 마이크를 이용해 얕은 수면 상태에 접어들었을 때 깨어나게 해준다. 휴대전화기를 옆에 두어야 하므로 보고 싶은 유혹이 든다는 것이 유일한 단점이다. 따라서 자기 전에 비행기 모드로 설정해두는 것이 좋다.

아침

잠에서 깨 가장 먼저 할 일은 (화장실에 다녀온 후) 물 한 잔을 마시는 것이다. 8온스(약 240밀리리터) 정도가 적당하다. 나는 미네랄 소금을 조금 넣어 전해질을 보충한다. 방의 습도, 온도, 땀을 흘렸는지 등 여러 요인에 따라 정도는 다르지만 자는 동안 탈수 상태가 된다. 그리고 저탄수화물 식단은 나트륨 부족이 되기 쉽다. 특히 아침에 일어날 때마다 약간 어지러운 사람은 질 좋은 소금을 물에 넣어 마시면 컨디션에 도움이 된다.

FAQ

Q: 하루에 물을 얼마나 마셔야 할까?

A: 가벼운 탈수 증상도 인지 기능과 기분의 저하로 이어질 수 있으므로 수분 보충이 중요하다.[7] 사람마다 차이는 있지만 아침에 일어나자마자 한 잔을 마시고 소변이 투명하거나 연한 노란색을 띨 정도로 하루 동안 마셔주면 된다. 수프나 육수, 디카페인 차 같은 수분 식품이

나 과일, 채소를 먹으면 물을 조금 적게 마셔도 된다. 카페인을 섭취하거나 땀을 많이 흘리면 물도 많이 마셔주어야 한다(건조한 날씨에서는 땀을 흘리지 않아도 탈수가 이루어진다).

아침에 물을 마신 다음에는 2장에서 중요성을 배운 일주기 시계를 설정해야 한다. 눈이 은은한 햇빛에 노출되면 뇌의 24시간 시계가 고정된다. 테라스나 마당이 없고 날씨가 따라주지 않는다면 창문을 열어두기만 해도 괜찮다. 아침에 적어도 30분 동안 자연광이 비치는 공간에 머무른다.

이때 휴대전화를 보지 말고 스트레칭이나 심호흡, 명상을 한다. 명상한다면 커피나 카페인 음료를 마시기 전이 좋다. 아침 명상은 머리를 맑게 하고 현재에 머무르고 시작될 아침에 주의를 집중하게 해준다. 245쪽에 나오는 간단한 명상법을 활용한다.

이제 일어난 지 어느 정도 되었으니 드디어 커피를 마셔도 된다! 이렇게 조금 기다리는 데는 다 이유가 있다. 각성 효과를 내는 코르티솔은 일어나자마자 수치가 가장 높다. 자연적인 일주기 리듬의 일부분인 코르티솔은 일어난 지 30~45분이 지나면 수치가 줄어들기 시작해 커피를 마실 때쯤에는 타이밍이 잘 맞는다.

커피: 이로울까 해로울까

커피에 들어 있는 카페인은 적은 양으로도 정신을 깨워준다. 신체적 수행 능력과 힘도 올려줄 수 있다. 하지만 아무리 좋은 것도 지나치면 해로운 법이다. 카페인은 피로를 느끼게 하는 뇌의 화합물을 차단하는 원리로 작용한다. 하지만 커피가 만드는 에너지는 하늘에서 뚝딱 떨어지는 것이 아니다. 미리 빌리는 것이다. 그래서 카페인에 의존하면 한 잔을 더 마실 때마다 금단 현상을 치유하는 것밖에 되지 않으므로 시간이 지날수록 수행이 떨어진다.

확실히 커피는 이롭기도 하다. 커피에 관한 연구 문헌을 살펴보면 커피가 이롭다는 쪽으로 기우는 듯하다. 적어도 일반 대중에는 그렇다. 대규모 연구에서는 하루에 커피를 한 잔 마시면(디카페인도 포함) 16년 동안 심장 질환, 암, 뇌졸중, 당뇨, 호흡기 질환, 신장 질환으로 사망할 가능성이 12퍼센트 낮았고 하루에 2~3잔 마시는 사람은 18퍼센트 낮았다.[8] 하지만 사람마다 스트레스와 유전자 등 여러 요인에 따라 카페인 내성이 다르다. 게다가 커피는 점점 크기도 커지고 독해지고 있다. 16온스(약 470밀리리터) 콜드 브루 한 잔에 무려 200밀리그램의 카페인이 들어 있다. 집에서 내리는 커피의 두 배나 된다. 한마디로 요약하자면? 커피가 모두에게 좋은 것은 아니다.

카페인 의존과 과다 섭취라는 악순환에 빠졌다면(멍하고 피곤한 느낌으로 알 수 있다) 몇 달에 한 번씩 일주일 동안 커피를 끊어 카페인에 대한 민감성을 회복해보자. (처음 끊을 때는 며칠 동안 디카페인을 마셔도 된다.) 3~4일의 고비를 넘기면 앞으로 커피를 전혀 마실 필요가 없어질 수도 있다. 다시 마신다면 최소한의 양으로 마시고—필요할 때마다 작은 잔으로 추가— 일주일에 하루나 이틀을 쉬어서 카페인의 효과가 제대로 나타나도록 한다. 이렇게 하면 카페인에 휘둘릴 일이 없다.

아침 운동을 즐기는 사람들이 많다. 아침에 운동을 할 수 있는지 없는지는 자신에게 달렸다. 나도 아침 운동을 즐기지만 운동을 언제 하느냐가 효과에 지대한 영향을 주지는 않는다. 시간대는 상관없지만 근력 운동과 고강도 인터벌 트레이닝을 꼭 함께해야 한다. 온종일 앉아 있었거나 앉아 있을 거라면 유산소 운동도 해주면 좋다. 종류별로 살펴보면 운동 루틴은 4장을 참고한다.

너무 높은 변기 사건

변기가 너무 높으면 소화에 악영향을 줄 수 있다. 로스앤젤레스의 내 월셋집 아파트 매니저가 어느 날 상의도 없이 변기를 새로 설치했다. 미국장애인법을 준수하는 그 변기는 전의 것보다 훨씬 높았다(앉고 일어나기는 편할지 모르지만 배설 작용에는 정말 나쁘다). 새 변기를 사용한 후로 소화 기능이 완전히 이상해졌다. 볼일을 보고도 좀처럼 개운하지가 않고 온종일 속이 더부룩했다. 최악은 따로 있었다. 도무지 이유를 알 수 없다는 것이었다. 식단이 바뀐 것도 아닌데. 그리고 몇 달이 지나서야 알게 됐다. 변기가 문제였다.

인간은 오랫동안 쭈그려 볼일을 보았고 적어도 전 세계의 12억 명은 여전히 그렇게 하고 있었다. 나는 높은 변기에서 볼일을 보면 직장을 둘러싼 치골직장근(puborectalis muscle)에 제약이 가해진다는 사실을 힘들게 배웠다. 그러면 볼일을 보는 동안 일직선이어야 하는 항문직장각이 짧아진다. 집 안의 변기가 높다면 나처럼 하면 된다. 변기용 발판을 사서 무릎이 고관절보다 위로 올라온 상태로 볼일을 본다. 소화와 건강, 기분까지 바뀐다는 사실에 깜짝 놀랄 것이다!

늦은 아침

늦은 아침은 하루의 첫 식사를 하기에 안성맞춤인 시간이다. 물론 첫 식사는 원할 때 아무 때나 해도 된다. 일반적으로 첫 식사는 아침에 일어나 1~3시간 후에 하고 자기 2~3시간 전에는 먹지 않는 원칙을 지키면 된다. 아침식사를 어떤 음식을 먹는 하루가 될지 결정하는 시간이라고 생각하면 좋다.

첫 식사는 반은 단백질, 반은 채소로 구성한다. 다양한 채소로 이루어진 기름진 샐러드를 먹어도 된다. 내가 가장 즐겨 먹는 첫 식사이기도 하다(기름진 샐러드란 영양소의 흡수를 도와주는 엑스트라 버진 올리브 오일을 적당량 넣는다는 뜻이다). 단백질과 익힌 채소를 먹어도 된다. 매번 다양하게 종류를 바꿔보자! 포만감도 있고 영양도 풍부한 완벽한 식사다.

자신에게 맞는 방식을 찾으면 꾸준히 지켜나간다. 연구에 따르면 아침을 거르면 포도당 처리의 효율성이 떨어질 수 있지만 평소에 아침을 먹는 사람만 그렇다.[9] 아침을 9시에 먹든 12시에 먹든 일관성을 지키는 것이 중요하다는 뜻이다.

지니어스 라이프는 생리적으로 적절한 시간대에 음식을 섭취해야 한다는 일주기성 생리학의 최신 연구 결과를 활용한다. 다시 말해서 낮에 먹고 밤에는 먹지 말아야 한다는 뜻이다. 먹는 시간을 제한하면 혈당과 혈압, 염증을 일으키는 산화 스트레스가 모두 줄어드는 효과가 있다.[10] (간식을 즐기는 사람도 이렇게 하면 총 섭취 칼로리를 줄이기가 더 쉬워진다.)

완벽한 첫 번째 식사

목초 먹인 소고기 (170그램) 짙은 녹색 채소 (280그램) 드레싱: 엑스트라 버진 올리브 오일 1~2큰술 발사믹 식초 1~2큰술 소금 후추 마늘	닭가슴살(170그램) 볶아낸 브로콜리 (280그램) 토핑: 레몬즙 엑스트라 버진 올리브 오일 분쇄 고추 겨자씨 가루 소금	달걀(3개, 중간 크기) 스크램블: 시금치(60그램) 피망(60그램) 아보카도 2분의 1개 토핑: 엑스트라 버진 올리브 오일 1큰술 토마토 살사 2큰술

항상 음식에 집중하면서 먹어야 한다. 스마트폰은 치우고 TV를 보면서 먹지도 않는다. 연구에 따르면 식사를 하는 동안 주의가 분산되면—

인쇄물이나 스마트폰 등— 칼로리 섭취가 평균 15퍼센트 늘어난다.[11] 방해가 될 만한 것을 치우고(스마트폰, TV, 흥미진진한 연예지 등) 음식에 집중하면서 먹으면 간단하고 박탈감도 느껴지지 않는 방법으로 칼로리 섭취를 줄이고 살도 빠진다.

초저녁

초저녁은 저녁식사를 하기에 가장 완벽한 시간이다. 우리 조상들은 그 시간에 모닥불에 둘러앉아 요리하고 이야기도 주고받았을 것이다(밤에는 멜라토닌 수치가 올라가기 시작해 잠이 우선순위가 된다). 저녁식사를 하기 전에 자리에 앉아 심호흡해서 부교감 신경계를 깨운다. 휴식과 소화 활동을 담당하는 부교감 신경계가 활성화되면 영양 흡수는 늘어나고 소화불량은 줄어든다.

저녁은 단백질과 채소를 곁들여 풍성하게 먹어야 한다. 자유롭게 실험해보자. 포만감이 크고 영양가가 높은 음식을 먹으면 양을 자제하거나 칼로리를 계산할 필요가 없어진다. 물론 그렇게 하면 다이어트 정체기를 무사히 넘길 수 있지만 말이다. 브로콜리나 콜리플라워, 방울다다기양배추 같은 십자화과 채소를 볶거나 구워서 먹는다.

요리사들은 재료의 양보다 질을 강조하는데 나 역시 전적으로 지지하는 철학이다. 요리가 더 건강하고 맛있어지고 지중해 스타일의 식사를 쉽고 저렴하게 즐길 수 있게 해준다! 다음의 재료들은 주방에 항상 있어야 한다:

달걀, 소금, 후추, 마늘 가루, 겨자씨 가루, 엑스트라 버진 올리브 오일, 목초 먹인 소의 우유로 만든 버터, 애플 사이다 식초, 레몬과 라임, 발사믹 식초.

이렇게 간단한 재료들을 갖춰놓으면 어떤 고기와 채소도 맛있게 요리할 수 있다. 엑스트라 버진 올리브 오일은 낮은 온도에서는 괜찮지만 고온으로 요리할 때는 버터나 기를 사용해야 한다(기는 정제 버터로 발연점이 훨씬 높다). 엑스트라 버진 올리브 오일 병을 식탁에 소스처럼 올려두자.

음식을 잘 씹어서 천천히 먹어야 한다. 소화는 입안에서 시작된다. 씹는 행위만으로 위산과 효소가 영양소를 분해해 흡수할 준비가 갖춰지고 건강에 좋은 화합물도 만들어진다. 설포라판이 그중 하나인데 십자화과 채소를 생으로 씹을 때 만들어진다(익혀서 겨자씨 가루를 뿌려도 된다). 216쪽에서 살펴본 것처럼 설포라판은 환경 호르몬의 해독을 도와준다.

음식에 감사하면서 먹는다. 고기를 먹을 때는 영양소를 공급해주는 동물의 희생을 감사하게 여긴다. 완전히 만족할 때까지 먹고 숟가락을 놓는다. 저녁식사 후에는 주방도 영업 끝이고 그날의 먹는 시간도 끝났음을 기억한다. 이제 몸이 잠과 휴식 활동에 접어들어야 하는 시간이다. 한마디로 저녁식사를 푸짐하게 해야 한다.

외식

인간관계는 지니어스 라이프에서 중요한 부분이다. 사회적 유대감이 삶의 충만감과 장수에 도움이 되기 때문이다(은둔자로 산다면 지니어스 라이프도 의미가 없다). 하지만 사회적 의무는 건강한 삶을 위한 목표와 부딪힐 때가 많다. 압박감 때문에 술이나 건강에 해로운 음식을 먹게 된다. 사람들을 만날 때는 되도록 술이 빠진 건강한 식당과 활동을 골라보자. 어쩔 수 없이 술을 마셔야 한다면 다음과 같은 방법으로 손상을 최대한 줄인다.

◆ 맥주보다는 증류주를 마신다. 보드카나 테킬라가 좋다. 설탕이 들어간 희석 음료는 피한다[비터(bitter, 칵테일에 넣는 첨가주—옮긴이)나 라임은 괜찮다]. 와인도 괜찮다. 설탕이 적게 들어간 드라이 와인을 마신다.

◆ 중간에 물을 자주 마신다. 화장실에 자주 간다면(알코올은 이뇨제 역할을 한다) 물에 약간의 소금이나 라임을 넣어서 즉석 전해질 칵테일처럼 마셔준다.

◆ 술은 빈속에 마신다. 보통은 빈속에 마시지 말라고 하는데 알코올의 효과를 약하게 만들려는 것이다. 하지만 술을 적당히 마신다면 빈속에 마셔야 알코올의 효과가 나타나기 시작하는 최소량이 줄어든다. 그러면 간의 부담도 적어진다. 음식물 소화보다 독소(알코올) 제거를 우선으로 처리하기 때문이다.

◆ 잠들기 전에는 술이 깨야 한다. 알코올은 잠을 방해한다. 자기 전에 술이 깨야 수면의 회복 효과를 볼 수 있다.

무엇보다 적당히 마셔야 한다는 사실을 기억하자! 여성은 하루에 한 잔, 남성은 한두 잔이다. 그러면 알코올의 장점도 누리고(원활한 인간관계,

스트레스 해소 등) 손상을 최소한으로 막을 수 있다.

지니어스의 무알코올 칵테일

술을 마시지 않는 사람은 따분하다고 누가 그랬는가? 나는 2019년에 콜롬비아 보고타에서 그곳 사람들이 즐기는 환상적인 음료를 알게 되었다. '탄산수 미첼라다'라고 했다. 원래 미첼라다(michelada)는 맥주와 토마토 주스를 섞어서 만드는 멕시코의 알코올음료로 잔 가장자리에 소금이 묻혀 나온다. 그런데 콜롬비아 사람들은 그것을 술도 토마토도 들어가지 않고 칼로리도 없는 음료로 변신시켰다. 상쾌하고 건강에도 좋고 만들기도 쉽고 저렴하기까지 하다. 게다가 술집이나 식당에서 칵테일 못지않게 신나는 분위기 속에서 즐길 수 있다.

준비물:
라임 2분의 1~1개
탄산수 12온스
얼음 6개
굵은 소금 2큰술
기다란 잔 1개
접시 1개

만드는 방법:

접시에 소금을 골고루 펼쳐놓는다.

반으로 자른 라임을 잔 가장자리에 뿌린다.

마가리타를 만들 때처럼 잔을 거꾸로 들고 소금을 뿌린 접시에 찍어 가장자리에 소금을 묻힌다. 골고루 코팅해준다.

잔에 얼음을 넣는다.

나머지 라임을 잔에 넣는다(잔의 크기에 따라 더 넣어도 된다).

잔에 탄산수를 붓는다.

아무 때나 마셔도 된다! 제로 칼로리지만 라임으로 비타민 C가, 소금으로 전해질이 보충된다. 에너지를 빼가는 알코올도 없고 칵테일만큼 근사해 보인다!

자 기 전

잠잘 준비는 저녁식사 이후에 시작된다. 영화나 TV를 보거나 책을 읽을 수도 있을 것이다. 영화나 TV를 본다면 다 보고 나서 자기 전까지 휴식을 취할 시간이 있도록 조절해야 한다. 자기 직전까지 본다면 블루 라이트를 차단해주는 안경을 써서 멜라토닌 분비가 억제되는 정도를 줄인다. 자기 2~3시간 전에 써야 한다.

마지막 당부

이 책에서 소개한 지침이 당신의 몸과 마음을 건강하게 만들어주기를 바란다. 책에 나온 내용을 바탕으로 직접 연구와 실험을 해봐도 좋다. 건강에는 정해진 답이 많지 않다. 사람마다 유전자와 습관, 생활환경, 선호가 다르기 때문이다. 실제로 질문의 답이 "~에 따라 다르다!"인 경우가 많다. 사람마다 필요가 다르고 시간에 따라 바뀌기도 한다. 지금 당신에게 필요한 것은 10년 후와 다르다.

이 책에서 소개한 정보가 많이 어긋난 환경에서 살아가는 현대인들의 건강과 행복을 크게 개선해줄 것은 확실하다. 그러나 과학은 발전을 거듭하고 있어서 지금 맞는 것이 나중에는 틀리게 될 수도 있다. 그래도 우리는 적극적으로 나서서 건강을 챙겨야 한다. 어머니에게 찾아온 그 낯선 병을 물리치기 위해 할 수 있는 일이 거의 없다는 사실이 너무 큰 충격이었다. 건강은 건강할 때 지켜야 한다는 사실을 절실하게 깨달았다.

세상은 변했고 각종 디지털 기기도 계속 우리와 함께할 것이다. 인공조명과 기후 변화도 마찬가지다. 플라스틱도 가공식품도. 하지만 정보가 있으면 자신과 사랑하는 가족들이 며칠, 몇 달, 몇 년을 더 건강하게 살 수 있는 선택을 지금 내릴 수 있다. 당신은 병으로 일찍 죽지 않을 권리가 있다. 행복하게 오래오래 살 권리가 있다. 그런 삶이 바로 지니어스 라이프다. 몸과 마음을 건강하게 가꾸고 제대로 된 음식을 먹고 주변 환경에 주의를 기울인다면 나의 어머니나 수많은 이들과는 다른 운명을 맞이할 수 있다.

감사의 말

책을 쓴다는 것은 쉽지 않은 일이다. 특히나 가족을 잃은 슬픔 속에서 책을 쓴다는 것은 더더욱 어려운 일이었다. 내가 포기하지 않도록 끝까지 격려해준 사람들에게 정말 감사하다. 우선 이 책을 꼭 써야 한다는 나의 사명을 믿어준 나의 에이전트 자일스 앤더슨, 캐런 리날디 대표와 하퍼 웨이브 출판사 모두에게 감사하고 싶다.

나의 형제 벤과 앤드루, 아버지에게도 감사한다. 내 고양이 델릴라도 고맙다. 이 책의 오타는 다 녀석 때문이다.

훌륭하고 사랑 많은 친구들 세라 앤 스튜어트, 크레이그 클레멘스에게도 고맙다. 사랑해.

좋은 친구이자 알츠하이머 예방 선구자 리처드 아이작슨에게도 감사하다. 당신은 전설입니다. 나에게 영감을 주고 이 책의 메시지를 다듬어주어 고맙습니다.

친구 마크 하이먼, 데이비드 펄뮤터, 드루 푸로히트, 앤드루 루어에게도 감사한다.

큰 도움을 준 천재들, 크리스틴 로버그, 살 디 스테파노, 크리스 마스터존, 케이트 애덤스, 캐럴 키와트코스키도 고맙다.

인스타그램과 페이스북, 유튜브, 트위터를 팔로해주시는 분들, 〈지니어스 라이프〉 팟캐스트 시청자들, 언제나 변함없는 성원에 감사드린다.

나를 믿고 다큐멘터리 〈브레드 헤드(Bread Head)〉를 꿋꿋하게 후원해준 모든 분에게도 감사하다.

그리고 이 책에 인용된 연구의 연구자들, 연약하지만 품격 있는 인체와 두뇌에 관한 미스터리를 밝혀준 그들에게 깊은 감사를 전한다. 여러분의 헌신에 큰 빚을 졌고 감사드린다.

마지막으로 이 책을 읽어준 모든 독자에게 감사하고 싶다. 모두 여러분 덕분입니다. 고맙습니다.

참고문헌

들어가는 말

1   Max Lugavere, Alon Seifan, and Richard S. Isaacson, "Prevention of Cognitive Decline", Handbook on the Neuropsychology of Aging and Dementia ed. Lisa Ravdin and Heather Katzen (Springer, Cham, 2019): 205–29.

2   Hugh C. Hendrie et al., "APOE ε4 and the Risk for Alzheimer's Disease and Cognitive Decline in African Americans and Yoruba", International Psychogeriatrics 26.6 (2014): 977–85.

3   A. M. Noone et al., SEER Cancer Statistics Review, 1975–2015, National Cancer Institute, Bethesda, MD, https://seer.cancer.gov/csr/1975_2015/, based on November 2017 SEER data submission, posted to the SEER website, April 2018.

4   CDC Newsroom, "Cancers Associated with Overweight and Obesity Make Up 40 Percent of Cancers Diagnosed in the United States", Centers for Disease Control and Prevention, October 3, 2017, www.cdc.gov/media/releases/2017/p1003-vs-cancer-obesity.html.

5   Ashkan Afshin et al., "Health Effects of Dietary Risks in 195 Countries, 1990–2017: A Systematic Analysis for the Global Burden of Disease Study 2017", Lancet 393, no. 10184 (2019): 1958–72.

6   George DeMaagd and Ashok Philip, "Parkinson's Disease and Its Management: Part 1: Disease Entity, Risk Factors, Pathophysiology, Clinical Presentation, and Diagnosis", P & T: A Peer-Reviewed Journal for Managed Care and Hospital Formulary Management 40.8 (2015): 504–32.

서론

1 Joana Araujo, Jianwen Cai, and June Stevens, "Prevalence of Optimal Metabolic Health in American Adults: National Health and Nutrition Examination Survey 2009–2016", Metabolic Syndrome and Related Disorders 17, no. 1 (2019): 46–52.

2 Jeffrey Gassen et al., "Inflammation Predicts Decision-Making Characterized by Impulsivity, Present Focus, and an Inability to Delay Gratification", Scientific Reports 9 (2019); Leonie J.T. Balter et al., "Selective Effects of Acute Low-Grade Inflammation on Human Visual Attention", NeuroImage 202 (2019): 116098; Felger, Jennifer C. "Imaging the Role of Inflammation in Mood and Anxiety-Related Disorders", Current Neuropharmacology 16, no. 5 (2018): 533–558.

3 Ole Kohler-Forsberg et al., "Efficacy of Anti-Inflammatory Treatment on Major Depressive Disorder or Depressive Symptoms: Meta-Analysis of Clinical Trials", Acta Psychiatrica Scandinavica 139.5 (2019): 404–19.

Chapter 1 | 음식, 제대로 알고 먹어라

1 Christopher D. Gardner et al., "Effect of Low-Fat vs. Low-Carbohydrate Diet on 12-Month Weight Loss in Overweight Adults and the Association with Genotype Pattern or Insulin Secretion: The DIETFITS Randomized Clinical Trial", JAMA 319.7 (2018): 667–79.

2 Isaac Abel, "Was I Actually 'Addicted' to Internet Pornography?", Atlantic, June 7, 2013, www.theatlantic.com/health/archive/2013/06/was-i-actually-addicted-to-internet-pornography/276619/

3 Kevin D. Hall et al., "Ultra-Processed Diets Cause Excess Calorie

Intake and Weight Gain: An Inpatient Randomized Controlled Trial of Ad Libitum Food Intake", Cell Metabolism 30 (2019): 67–77.

4   Sadie B. Barr and Jonathan C. Wright, "Postprandial Energy Expenditure in Whole-Food and Processed-Food Meals: Implications for Daily Energy Expenditure", Food & Nutrition Research 54 (2010) doi:10.3402/fnr.v54i0.5144.

5   Gloria Gonzalez-Saldivar et al., "Skin Manifestations of Insulin Resistance: From a Biochemical Stance to a Clinical Diagnosis and Management", Dermatology and Therapy 7.1 (2016): 37–51, doi:10.1007/s13555-016-0160–3.

6   W. J. Lossow and I. L. Chaikoff, "Carbohydrate Sparing of Fatty Acid Oxidation. I. The Relation of Fatty Acid Chain Length to the Degree of Sparing. II. The Mechanism by Which Carbohydrate Spares the Oxidation of Palmitic Acid", Archives of Biochemistry and Biophysics 57.1 (1955): 23–40.

7   Andrew A. Gibb and Bradford G. Hill, "Metabolic Coordination of Physiological and Pathological Cardiac Remodeling", Circulation Research 123.1 (2018): 107–28.

8   Deniz Senyilmaz-Tiebe et al., "Dietary Stearic Acid Regulates Mitochondria in Vivo in Humans", Nature Communications 9, no. 1 (2018): 3129.

9   P. W. Siri-Tarino et al., "Saturated Fat, Carbohydrate, and Cardiovascular Disease", Americal Journal of Clinical Nutrition 91, no. 3 (2010): 502–9, doi:10.3945/ajcn.2008.26285.

10   Christopher E. Ramsden et al., "Re-evaluation of the Traditional Diet-Heart Hypothesis: Analysis of Recovered Data from Minnesota Coronary Experiment (1968–73)", BMJ 353 (2016): i1246.

11   Stephan J. Guyenet and Susan E. Carlson, "Increase in Adipose Tissue Linoleic Acid of US Adults in the Last Half Century", Advances in Nutrition 6, no. 6 (2015): 660–64.

12   Manish Mittal et al., "Reactive Oxygen Species in Inflammation and Tissue Injury", Antioxidants & Redox Signaling 20.7 (2014): 1126–67.

13   Karen S. Bishop et al., "An Investigation into the Association Between DNA Damage and Dietary Fatty Acid in Men with Prostate Cancer", Nutrients 7, no. 1 (2015): 405–22, doi:10.3390/nu7010405.

14   H. Lodish et al., Molecular Cell Biology, 4th edition (New York: W. H. Freeman, 2000), section 12.4, "DNA Damage and Repair and Their Role in Carcinogenesis", available from https://www.ncbi.nlm.nih.gov/books/NBK21554/

15   Shosuke Kawanishi et al., "Crosstalk Between DNA Damage and Inflammation in the Multiple Steps of Carcinogenesis", International Journal of Molecular Sciences 18, no. 8 (2017): 1808, doi:10.3390/ijms18081808.

16   Bruce N. Ames, "Prolonging Healthy Aging: Longevity Vitamins and Proteins", Proceedings of the National Academy of Sciences 115, no. 43 (2018): 10836–44.

17   Somdat Mahabir et al., "Dietary Magnesium and DNA Repair Capacity as Risk Factors for Lung Cancer", Carcinogenesis 29, no. 5 (2008): 949–56.

18   Takanori Honda et al., "Serum Elaidic Acid Concentration and Risk of Dementia: The Hisayama Study", Neurology (2019).

19   Jessica E. Saraceni, "8,000-Year-Old Olive Oil Found in Israel", Archaeology, www.archaeology.org/news/2833–141217-israel-galilee-olive-oil.

20   Felice N. Jacka et al., "A Randomised Controlled Trial of Dietary Improvement for Adults with Major Depression (the 'SMILES' trial)", BMC Medicine 15, no. 1 (2017): 23.

21   Marta Czarnowska and Elzbieta Gujska, "Effect of Freezing Technology and Storage Conditions on Folate Content in Selected Vegetables",

Plant Foods for Human Nutrition 67, no. 4 (2012): 401–6.

22   Kristen L. Nowak et al., "Serum Sodium and Cognition in Older Community-Dwelling Men", Clinical Journal of the American Society of Nephrology 1, no. 3 (2018): 366–74.

23   Andrew Mente et al., "Urinary Sodium Excretion, Blood Pressure, Cardiovascular Disease, and Mortality: A Community-Level Prospective Epidemiological Cohort Study", Lancet 392, no. 10146 (2018): 496–506.

24   Loren Cordain et al., "Origins and Evolution of the Western Diet: Health Implications for the 21st Century", American Journal of Clinical Nutrition 81, no. 2 (2005): 341–54.

25   Robert R. Wolfe et al., "Optimizing Protein Intake in Adults: Interpretation and Application of the Recommended Dietary Allowance Compared with the Acceptable Macronutrient Distribution Range", Advances in Nutrition 8, no. 2 (2017): 266–75, doi:10.3945/an.116.013821.

26   Robert W. Morton et al., "A Systematic Review, Meta-Analysis and Meta-Regression of the Effect of Protein Supplementation on Resistance Training-Induced Gains in Muscle Mass and Strength in Healthy Adults," British Journal of Sports Medicine 52, no. 6 (2017): 376–84, doi:10.1136/bjsports-2017–097608.

27   Michaela C. Devries et al., "Changes in Kidney Function Do Not Differ Between Healthy Adults Consuming Higher-Compared with Lower- or Normal-Protein Diets: A Systematic Review and Meta-Analysis", Journal of Nutrition 148, no. 11 (2018): 1760–75, doi:10.1093/jn/nxy197.

28   Stuart M. Phillips, Stephanie Chevalier, and Heather J. Leidy, "Protein 'Requirements' Beyond the RDA: Implications for Optimizing Health", Applied Physiology, Nutrition, and Metabolism 41, no. 5 (2016): 565–72.

29   Claudia Martinez-Cordero et al., "Testing the Protein Leverage Hypothesis

in a Free-Living Human Population", Appetite 59, no. 2 (2012): 312–15.

30   David S. Weigle et al., "A High-Protein Diet Induces Sustained Reductions in Appetite, Ad Libitum Caloric Intake, and Body Weight Despite Compensatory Changes in Diurnal Plasma Leptin and Ghrelin Concentrations," American Journal of Clinical Nutrition 82.1 (2005): 41–48; S. J. Long, A. R. Jeffcoat, and D. J. Millward, "Effect of Habitual Dietary-Protein Intake on Appetite and Satiety", Appetite 35, no. 1 (2000): 79–88.

31   Klaas R. Westerterp, "Diet Induced Thermogenesis", Nutrition & Metabolism 1, no. 1 (2004): 5, doi:10.1186/1743–7075–1–5.

32   Claire Fromentin et al., "Dietary Proteins Contribute Little to Glucose Production, Even Under Optimal Gluconeogenic Conditions in Healthy Humans", Diabetes 62, no. 5 (2013): 1435–42, doi:10.2337/db12–1208.

33   W. M. A. D. Fernando et al., "Associations of Dietary Protein and Fiber Intake with Brain and Blood Amyloid-β", Journal of Alzheimer's Disease 61, no. 4 (2018): 1589–98.

34   Joel Brind et al., "Dietary Glycine Supplementation Mimics Lifespan Extension by Dietary Methionine Restriction in Fisher 344 Rats", FASEB Journal 25, no. 1 (2011).

35   Richard A. Miller, et al. "Glycine Supplementation Extends Lifespan of Male and Female Mice", Aging Cell 18.3 (2019): e12953.

36   Enrique Melendez-Hevia et al., "A Weak Link in Metabolism: The Metabolic Capacity for Glycine Biosynthesis Does Not Satisfy the Need for Collagen Synthesis", Journal of Biosciences 34, no. 6 (2009): 853–72.

37   Joseph Firth et al., "The Effects of Dietary Improvement on Symptoms of Depression and Anxiety: A Meta-Analysis of Randomized Controlled Trials", Psychosomatic Medicine 81, no. 3 (2019): 265–80, doi:10.1097/PSY.0000000000000673.

38   Donald R. Davis, Melvin D. Epp, and Hugh D. Riordan, "Changes in USDA Food Composition Data for 43 Garden Crops, 1950 to 1999", Journal of the American College of Nutrition 23, no. 6 (2004): 669–82.

39   Irakli Loladze, "Hidden Shift of the Ionome of Plants Exposed to Elevated CO_2 Depletes Minerals at the Base of Human Nutrition", eLife 3 (2014): e02245, doi:10.7554/eLife.02245.

40   Donald R. Davis, "Trade-Offs in Agriculture and Nutrition", Food Technology 59, no. 3 (2005): 120.

41   Marcin Baranski et al., "Higher Antioxidant Concentrations, and Less Cadmium and Pesticide Residues in Organically Grown Crops: A Systematic Literature Review and Meta-Analyses", British Journal of Nutrition 5, no. 112 (2014): 794–811.

42   Zhi-Yong Zhang, Xian-Jin Liu, and Xiao-Yue Hong, "Effects of Home Preparation on Pesticide Residues in Cabbage", Food Control 18, no. 12 (2007): 1484–87; Tianxi Yang et al., "Effectiveness of Commercial and Homemade Washing Agents in Removing Pesticide Residues on and in Apples", Journal of Agricultural and Food Chemistry 65, no. 44 (2017): 9744–52.

43   Martha Clare Morris et al., "Nutrients and Bioactives in Green Leafy Vegetables and Cognitive Decline: Prospective Study", Neurology 90, no. 3 (2018): e214–22.

44   Emily R. Bovier and Billy R. Hammond, "A Randomized Placebo-Controlled Study on the Effects of Lutein and Zeaxanthin on Visual Processing Speed in Young Healthy Subjects", Archives of Biochemistry and Biophysics 572 (2015): 54-57; Lisa M. Renzi-Hammond et al., "Effects of a Lutein and Zeaxanthin Intervention on Cognitive Function: A Randomized, Double-Masked, Placebo-Controlled Trial of Younger Healthy Adults", Nutrients 9.11 (2017): 1246, doi:10.3390/nu9111246.

45   Marcia C. de Oliveira Otto et al., "Everything in Moderation—Dietary Diversity and Quality, Central Obesity and Risk of Diabetes", PLOS ONE 10, no. 10 (2015): e0141341.

46   Bernard P. Kok et al., "Intestinal Bitter Taste Receptor Activation Alters Hormone Secretion and Imparts Metabolic Benefits", Molecular Metabolism 16 (2018): 76–87, doi:10.1016/j.molmet.2018.07.013.

▌Chapter 2 | 낮에 일하고 밤에는 쉬어라

1   Valter D. Longo and Satchidananda Panda, "Fasting, Circadian Rhythms, and Time-Restricted Feeding in Healthy Lifespan", Cell Metabolism 23, no. 6 (2016): 1048–59, doi:10.1016/j.cmet.2016.06.001.

2   Patricia L. Turner and Martin A. Mainster, "Circadian Photoreception: Ageing and the Eye's Important Role in Systemic Health," British Journal of Ophthalmology 92, no. 11 (2008): 1439–44.

3   Neil E. Klepeis et al., "The National Human Activity Pattern Survey (NHAPS): A Resource for Assessing Exposure to Environmental Pollutants," Journal of Exposure Science and Environmental Epidemiology 11, no. 3 (2001): 231.

4   David Montaigne et al., "Daytime Variation of Perioperative Myocardial Injury in Cardiac Surgery and Its Prevention by Rev-Erb Antagonism: A Single-Centre Propensity-Matched Cohort Study and a Randomised Study", Lancet 391, no. 10115 (2018): 59–69.

5   Fariba Raygan et al., "Melatonin Administration Lowers Biomarkers of Oxidative Stress and Cardio-Metabolic Risk in Type 2 Diabetic Patients with Coronary Heart Disease: A Randomized, Double-Blind, Placebo-Controlled Trial", Clinical Nutrition 38, no. 1 (2017): 191–96.

6   D. X. Tan et al., "Significance and Application of Melatonin in the Regulation of Brown Adipose Tissue Metabolism: Relation to Human Obesity", Obesity Reviews 12, no. 3 (2011): 167–88.

7   Ran Liu et al., "Melatonin Enhances DNA Repair Capacity Possibly by Affecting Genes Involved in DNA Damage Responsive Pathways", BMC Cell Biology 14, no. 1 (2013): 1.

8   Leonard A. Sauer, Robert T. Dauchy, and David E. Blask, "Polyunsaturated Fatty Acids, Melatonin, and Cancer Prevention", Biochemical Pharmacology 61, no. 12 (2001): 1455–62.

9   M. Nathaniel Mead, "Benefits of Sunlight: A Bright Spot for Human Health", Environmental Health Perspectives 116, no. 4 (2008): A160–67, doi:10.1289/ehp.116-a160.

10   Tina M. Burke et al., "Effects of Caffeine on the Human Circadian Clock in Vivo and in Vitro", Science Translational Medicine 7, no. 305 (2015): 305ra146–305ra146.

11   Lisa A. Ostrin, Kaleb S. Abbott, and Hope M. Queener, "Attenuation of Short Wavelengths Alters Sleep and the ipRGC Pupil Response", Ophthalmic and Physiological Optics 37, no. 4 (2017): 440–50.

12   James Stringham, Nicole Stringham, and Kevin O'Brien, "Macular Carotenoid Supplementation Improves Visual Performance, Sleep Quality, and Adverse Physical Symptoms in Those with High Screen Time Exposure", Foods 6, no. 7 (2017): 47.

13   Shawn D. Youngstedt, Jeffrey A. Elliott, and Daniel F. Kripke, "Human Circadian Phase-Response Curves for Exercise", Journal of Physiology 597, no. 8 (2019): 2253–68.

14   Katri Peuhkuri, Nora Sihvola, and Riitta Korpela, "Dietary Factors and Fluctuating Levels of Melatonin", Food & Nutrition Research 56, no. 1 (2012): 17252.

15   Kazunori Ohkawara et al., "Effects of Increased Meal Frequency on

Fat Oxidation and Perceived Hunger", Obesity 21.2 (2013): 336–43; Hana Kahleova et al., "Meal Frequency and Timing Are Associated with Changes in Body Mass Index in Adventist Health Study 2," Journal of Nutrition 147, no. 9 (2017): 1722–28.

16   Eve Van Cauter, Kenneth S. Polonsky, and Andre J. Scheen, "Roles of Circadian Rhythmicity and Sleep in Human Glucose Regulation", Endocrine Reviews 18, no. 5 (1997): 716–38.

17   Frank A. J. L. Scheer et al., "Adverse Metabolic and Cardiovascular Consequences of Circadian Misalignment", Proceedings of the National Academy of Sciences 106, no. 11 (2009): 4453–58; Yukie Tsuchida, Sawa Hata, and Yoshiaki Sone, "Effects of a Late Supper on Digestion and the Absorption of Dietary Carbohydrates in the Following Morning", Journal of Physiological Anthropology 32, no. 1 (2013): 9.

18   Megumi Hatori et al., "Time-Restricted Feeding Without Reducing Caloric Intake Prevents Metabolic Diseases in Mice Fed a High-Fat Diet", Cell Metabolism 15, no. 6 (2012): 848–60.

19   Kelsey Gabel et al., "Effects of 8-Hour Time-Restricted Feeding on Body Weight and Metabolic Disease Risk Factors in Obese Adults: A Pilot Study," Nutrition and Healthy Aging preprint (2018): 1–9; Elizabeth F. Sutton et al., "Early Time-Restricted Feeding Improves Insulin Sensitivity, Blood Pressure, and Oxidative Stress Even Without Weight Loss in Men with Prediabetes", Cell Metabolism 27, no. 6 (2018): 1212–21.

20   Manolis Kogevinas et al., "Effect of Mistimed Eating Patterns on Breast and Prostate Cancer Risk (MCC-Spain Study)", International Journal of Cancer 143, no. 10 (2018): 2380–89.

21   Catherine R. Marinac et al., "Prolonged Nightly Fasting and Breast Cancer Prognosis", JAMA Oncology 2, no. 8 (2016): 1049–55.

22   Patricia Rubio-Sastre et al., "Acute Melatonin Administration

in Humans Impairs Glucose Tolerance in Both the Morning and Evening", Sleep 37, no. 10 (2014): 1715–19.

23   David Lehigh Allen et al., "Acute Daily Psychological Stress Causes Increased Atrophic Gene Expression and Myostatin-Dependent Muscle Atrophy", American Journal of Physiology–Heart and Circulatory Physiology 299, no. 3 (2010): R889–98.

24   Javier T. Gonzalez et al., "Breakfast and Exercise Contingently Affect Postprandial Metabolism and Energy Balance in Physically Active Males", British Journal of Nutrition 110, no. 4 (2013): 721–32.

25   Elizabeth A. Thomas et al., "Usual Breakfast Eating Habits Affect Response to Breakfast Skipping in Overweight Women," Obesity 23, no. 4 (2015): 750–59, doi:10.1002/oby.21049.

26   Ricki J. Colman et al., "Caloric Restriction Reduces Age-Related and All-Cause Mortality in Rhesus Monkeys", Nature Communications 5 (2014): 3557.

27   Rai Ajit K. Srivastava et al., "AMP-Activated Protein Kinase: An Emerging Drug Target to Regulate Imbalances in Lipid and Carbohydrate Metabolism to Treat Cardio-Metabolic Diseases", Thematic Review Series: New Lipid and Lipoprotein Targets for the Treatment of Cardiometabolic Diseases, Journal of Lipid Research 53 no. 12 (2012): 2490–514.

28   Belinda Seto, "Rapamycin and mTOR: A Serendipitous Discovery and Implications for Breast Cancer", Clinical and Translational Medicine 1, no. 1 (2012): 29.

29   Francesca LiCausi and Nathaniel W. Hartman, "Role of mTOR Complexes in Neurogenesis", International Journal of Molecular Sciences 19, no. 5 (2018): 1544, doi:10.3390/ijms19051544.

30   Alessandro Bitto et al., "Transient Rapamycin Treatment Can Increase Lifespan and Healthspan in Middle-Aged Mice", eLife 5 (2016): e16351.

31 Sebastian Brandhorst et al., "A Periodic Diet That Mimics Fasting Promotes Multi-System Regeneration, Enhanced Cognitive Performance, and Healthspan", Cell Metabolism 22, no. 1 (2015): 86–99, doi:10.1016/j.cmet.2015.05.012.

32 Ibid.

33 Sushil Kumar and Gurcharan Kaur, "Intermittent Fasting Dietary Restriction Regimen Negatively Influences Reproduction in Young Rats: A Study of Hypothalamo-Hypophysial-Gonadal Axis", PLOS ONE 8, no. 1 (2013): e52416.

Chapter 3 | 몸속 숨은 에너지를 찾아라

1 Thomas J. Littlejohns et al., "Vitamin D and the Risk of Dementia and Alzheimer Disease", Neurology 83, no. 10 (2014): 920–28.

2 Lewis O. J. Killin et al., "Environmental Risk Factors for Dementia: A Systematic Review", BMC Geriatrics 16, no. 1 (2016): 175.

3 Joshua W. Miller et al., "Vitamin D Status and Rates of Cognitive Decline in a Multiethnic Cohort of Older Adults", JAMA Neurology 72, no. 11 (2015): 1295–303.

4 Jingya Jia et al., "Effects of Vitamin D Supplementation on Cognitive Function and Blood A-Related Biomarkers in Older Adults with Alzheimer's Disease: A Randomised, Double-Blind, Placebo-Controlled Trial", Journal of Neurology, Neurosurgery & Psychiatry (2019): jnnp-2018.

5 Robert Briggs et al., "Vitamin D Deficiency Is Associated with an Increased Likelihood of Incident Depression in Community-Dwelling Older Adults", Journal of the American Medical Directors Association 20, no. 5 (2019): 517–23.

6   Daniel A. Nation et al., "Blood–Brain Barrier Breakdown Is an Early Biomarker of Human Cognitive Dysfunction", Nature Medicine 25, no. 2 (2019): 270–76.

7   Peter Brondum-Jacobsen et al., "25-hydroxyvitamin D and Symptomatic Ischemic Stroke: An Original Study and Meta-Analysis", Annals of Neurology 73, no. 1 (2013): 38–47.

8   Pauline Maillard et al., "Effects of Arterial Stiffness on Brain Integrity in Young Adults from the Framingham Heart Study", Stroke 47, no. 4 (2016): 1030–36; Joel Singer et al., "Arterial Stiffness, the Brain and Cognition: A Systematic Review", Ageing Research Reviews 15 (2014): 16–27.

9   Angela L. Jefferson et al., "Higher Aortic Stiffness Is Related to Lower Cerebral Blood Flow and Preserved Cerebrovascular Reactivity in Older Adults", Circulation 138, no. 18 (2018): 1951–62.

10   Noel T. Mueller et al., "Association of Age with Blood Pressure Across the Lifespan in Isolated Yanomami and Yekwana Villages", JAMA Cardiology 3, no. 12 (2018): 1247–49.

11   Daniel Lemogoum et al., "Effects of Hunter-Gatherer Subsistence Mode on Arterial Distensibility in Cameroonian Pygmies", Hypertension 60, no. 1 (2012): 123–28.

12   Ibhar Al Mheid et al., "Vitamin D Status Is Associated with Arterial Stiffness and Vascular Dysfunction in Healthy Humans", Journal of the American College of Cardiology 58, no. 2 (2011): 186–92.

13   Cedric F. Garland et al., "Meta-Analysis of All-Cause Mortality According to Serum 25-hydroxyvitamin D", American Journal of Public Health 104, no. 8 (2014): e43–50; Jacqueline A. Pettersen, "Vitamin D and Executive Functioning: Are Higher Levels Better?", Journal of Clinical and Experimental Neuropsychology 38, no. 4 (2016): 467–77.

14   Heike A. Bischoff-Ferrari et al., "Estimation of Optimal Serum

Concentrations of 25-hydroxyvitamin D for Multiple Health Outcomes", American Journal of Clinical Nutrition 84, no. 1 (2006): 18–28.

15   John Paul Ekwaru et al., "The Importance of Body Weight for the Dose Response Relationship of Oral Vitamin D Supplementation and Serum 25-hydroxyvitamin D in Healthy Volunteers", PLOS ONE 9, no. 11 (2014): e111265.

16   Anas Raed et al., "Dose Responses of Vitamin D₃ Supplementation on Arterial Stiffness in Overweight African Americans with Vitamin D Deficiency: A Placebo Controlled Randomized Trial", PLOS ONE 12, no. 12 (2017): e0188424.

17   Donald Liu et al., "UVA Irradiation of Human Skin Vasodilates Arterial Vasculature and Lowers Blood Pressure Independently of Nitric Oxide Synthase", Journal of Investigative Dermatology 134, no. 7 (2014): 1839–46.

18   Yong Zhang et al., "Vitamin D Inhibits Monocyte/Macrophage Proinflammatory Cytokine Production by Targeting MAPK Phosphatase-1", Journal of Immunology 188, no. 5 (2012): 2127–35.

19   Kai Yin and Devendra K. Agrawal, "Vitamin D and Inflammatory Diseases", Journal of Inflammation Research 7 (2014): 69.

20   JoAnn E. Manson et al., "Vitamin D Supplements and Prevention of Cancer and Cardiovascular Disease", New England Journal of Medicine 380, no. 1 (2019): 33–44.

21   Aaron Lerner, Patricia Jeremias, and Torsten Matthias, "The World Incidence and Prevalence of Autoimmune Diseases Is Increasing", International Journal of Celiac Disease 3, no. 4 (2015): 151–55.

22   Wendy Dankers et al., "Vitamin D in Autoimmunity: Molecular Mechanisms and Therapeutic Potential", Frontiers in Immunology 697, no. 7 (2017), doi:10.3389/fimmu.2016.00697.

23   Ruth Dobson, Gavin Giovannoni, and Sreeram Ramagopalan, "The

Month of Birth Effect in Multiple Sclerosis: Systematic Review, Meta-Analysis and Effect of Latitude", Journal of Neurology, Neurosurgery, and Psychiatry 84, no. 4 (2013): 427–32.

24   Emily Evans, Laura Piccio, and Anne H. Cross, "Use of Vitamins and Dietary Supplements by Patients with Multiple Sclerosis: A Review", JAMA Neurology 75, no. 8 (2018): 1013–21.

25   Barbara Prietl et al., "Vitamin D Supplementation and Regulatory T Cells in Apparently Healthy Subjects: Vitamin D Treatment for Autoimmune Diseases?", Israel Medical Association Journal: IMAJ 12, no. 3 (2010): 136–39.

26   Tara Raftery et al., "Effects of Vitamin D Supplementation on Intestinal Permeability, Cathelicidin and Disease Markers in Crohn's Disease: Results from a Randomised Double-Blind Placebo-Controlled Study", United European Gastroenterology Journal 3, no. 3 (2015): 294–302.

27   Danilo C. Finamor et al., "A Pilot Study Assessing the Effect of Prolonged Administration of High Daily Doses of Vitamin D on the Clinical Course of Vitiligo and Psoriasis", Dermato-Endocrinology 5, no. 1 (2013): 222–34, doi:10.4161/derm.24808.

28   Yasumichi Arai et al., "Inflammation, but Not Telomere Length, Predicts Successful Ageing at Extreme Old Age: A Longitudinal Study of Semi-Supercentenarians", EBio-Medicine 2, no. 10 (2015): 1549–58.

29   Adam Kaplin and Laura Anzaldi, "New Movement in Neuroscience: A Purpose-Driven Life", Cerebrum: The Dana Forum on Brain Science, Dana Foundation, vol. 2015.

30   J. Brent Richards et al., "Higher Serum Vitamin D Concentrations Are Associated with Longer Leukocyte Telomere Length in Women", American Journal of Clinical Nutrition 86, no. 5 (2007): 1420–25, doi:10.1093/ajcn/86.5.1420.

31 Karla A. Mark et al., "Vitamin D Promotes Protein Homeostasis and Longevity via the Stress Response Pathway Genes skn-1, ire-1, and xbp-1", Cell Reports 17, no. 5 (2016): 1227–37.

32 Angela Carrelli et al., "Vitamin D Storage in Adipose Tissue of Obese and Normal Weight Women", Journal of Bone and Mineral Research 32, no. 2 (2016): 237–42, doi:10.1002/jbmr.2979.

33 John Paul Ekwaru et al., "The Importance of Body Weight for the Dose Response Relationship of Oral Vitamin D Supplementation and Serum 25-hydroxyvitamin D in Healthy Volunteers", PLOS ONE 9, no. 11 (2014): e111265, doi:10.1371/journal.pone.0111265.

34 Elizabet saes da Silva et al., "Use of Sunscreen and Risk of Melanoma and Non-melanoma Skin Cancer: A Systematic Review and Meta-Analysis", European Journal of Dermatology 28, no. 2 (2018): 186–201; Leslie K. Dennis, Laura E. Beane Freeman, and Marta J. VanBeek, "Sunscreen Use and the Risk for Melanoma: A Quantitative Review", Annals of Internal Medicine 139, no. 12 (2003): 966–78; Michael Huncharek and Bruce Kupelnick, "Use of Topical Sunscreens and the Risk of Malignant Melanoma: A Meta-Analysis of 9067 Patients from 11 Case–Control Studies", American Journal of Public Health 92, no. 7 (2002): 1173–77.

35 J. MacLaughlin and M. F. Holick, "Aging Decreases the Capacity of Human Skin to Produce Vitamin D3", Journal of Clinical Investigation 76, no. 4 (1985): 1536–38, doi:10.1172/JCI112134.

36 J. Christopher Gallagher, "Vitamin D and Aging", Endocrinology and Metabolism Clinics of North America 42, no. 2 (2013): 319–32, doi:10.1016/j.ecl.2013.02.004.

37 Fahad Alshahrani and Naji Aljohani, "Vitamin D: Deficiency, Sufficiency and Toxicity", Nutrients 5, no. 9 (2013): 3605–16, doi:10.3390/nu5093605.

38 Emma Childs and Harriet de Wit, "Regular Exercise Is Associated with

Emotional Resilience to Acute Stress in Healthy Adults", Frontiers in Physiology 5, no. 161 (2014), doi:10.3389/fphys.2014.00161.

39   Bruce S. McEwen and John C. Wingfield, "The Concept of Allostasis in Biology and Biomedicine", Hormones and Behavior 43.1 (2003): 2–15.

40   Michael T. Heneka, "Locus Ceruleus Controls Alzheimer's Disease Pathology by Modulating Microglial Functions Through Norepinephrine", Proceedings of the National Academy of Sciences of the United States of America 107.13 (2010): 6058–63, doi:10.1073/pnas.0909586107.

41   Joanna Rymaszewska et al., "Whole-Body Cryotherapy as Adjunct Treatment of Depressive and Anxiety Disorders", Archivum Immunologiae et Therapiae Experimentalis 56.1 (2008): 63–68, doi:10.1007/s00005-008-0006-5.

42   Christoffer van Tulleken et al., "Open Water Swimming as a Treatment for Major Depressive Disorder", BMJ Case Reports 2018 (2018), doi:10.1136/bcr-2018-225007.

43   P. Šrámek et al., "Human Physiological Responses to Immersion into Water of Different Temperatures", European Journal of Applied Physiology 81, no. 5 (2000): 436–42.

44   Wouter van Marken Lichtenbelt and Patrick Schrauwen, "Implications of Nonshivering Thermogenesis for Energy Balance Regulation in Humans", American Journal of Physiology–Regulatory, Integrative and Comparative Physiology 301, no. 2 (2011): R285–96.

45   P. Šrámek et al., "Human Physiological Responses to Immersion into Water of Different Temperatures", European Journal of Applied Physiology 81, no. 5 (2000): 436–42.

46   Wouter van Marken Lichtenbelt et al., "Healthy Excursions Outside the Thermal Comfort Zone", Building Research & Information 45, no. 7 (2017): 819–27; Mark J. W. Hanssen et al., "Short-Term Cold

Acclimation Improves Insulin Sensitivity in Patients with Type 2 Diabetes Mellitus", Nature Medicine 21, no. 8 (2015): 863.

47   Gregory N. Bratman et al., "Nature Experience Reduces Rumination and Subgenual Prefrontal Cortex Activation", Proceedings of the National Academy of Sciences 112, no. 28 (2015): 8567–72.

48   Tatsuo Watanabe et al., "Green Odor and Depressive-Like State in Rats: Toward an Evidence-Based Alternative Medicine?" Behavioural Brain Research 224, no. 2 (2011): 290–96.

49   MaryCarol Rossiter Hunter, "Urban Nature Experiences Reduce Stress in the Context of Daily Life Based on Salivary Biomarkers", Frontiers in Psychology 10 (2019): 722.

50   Pascal Imbeault, Isabelle Depault, and Francois Haman, "Cold Exposure Increases Adiponectin Levels in Men", Metabolism 58. no. 4 (2009): 552–59.

51   Arnav Katira and Peng H. Tan, "Evolving Role of Adiponectin in Cancer-Controversies and Update", Cancer Biology & Medicine 13, no. 1 (2016): 101.

52   Juhyun Song and Jong Eun Lee, "Adiponectin as a New Paradigm for Approaching Alzheimer's Disease", Anatomy & Cell Biology 46, no. 4 (2013): 229–34, doi:10.5115/acb.2013.46.4.229.

53   Tanjaniina Laukkanen et al., "Sauna Bathing Is Inversely Associated with Dementia and Alzheimer's Disease in Middle-Aged Finnish Men", Age and Ageing 46, no. 2 (2016): 245–49.

54   Vienna E. Brunt et al., "Passive Heat Therapy Improves Endothelial Function, Arterial Stiffness and Blood Pressure in Sedentary Humans", Journal of Physiology 594, no. 18 (2016): 5329–42.

55   Joy Hussain and Marc Cohen, "Clinical Effects of Regular Dry Sauna Bathing: A Systematic Review", Evidence-Based Complementary and Alternative Medicine 2018: 1857413, doi:10.1155/2018/1857413.

56   Małgorzata żychowska et al., "Effects of Sauna Bathing on Stress-Related Genes Expression in Athletes and Non-athletes", Annals of Agricultural and Environmental Medicine 24, no. 1 (2017): 104–7.

57   Minoru Narita et al., "Heterologous μ-opioid Receptor Adaptation by Repeated Stimulation of κ-opioid Receptor: Up-regulation of G-protein Activation and Antinociception", Journal of Neurochemistry 85, no. 5 (2003): 1171–79.

58   Barbara A. Maher et al., "Magnetite Pollution Nanoparticles in the Human Brain", Proceedings of the National Academy of Sciences 113, no. 39 (2016): 10797–801.

59   Xin Zhang, Xi Chen, and Xiaobo Zhang, "The Impact of Exposure to Air Pollution on Cognitive Performance", Proceedings of the National Academy of Sciences 115, no. 37 (2018): 9193–97.

60   Mafalda Cacciottolo et al., "Particulate Air Pollutants, APOE Alleles and Their Contributions to Cognitive Impairment in Older Women and to Amyloidogenesis in Experimental Models", Translational Psychiatry 7, no. 1 (2017): e1022.

61   Jia Zhong et al., "B-vitamin Supplementation Mitigates Effects of Fine Particles on Cardiac Autonomic Dysfunction and Inflammation: A Pilot Human Intervention Trial", Scientific Reports 7 (2017): 45322.

62   Xiang-Yong Li et al., "Protection Against Fine Particle-Induced Pulmonary and Systemic Inflammation by Omega-3 Polyunsaturated Fatty Acids", Biochimica et Biophysica Acta (BBA)—General Subjects 1861, no. 3 (2017): 577–84.

63   Isabelle Romieu et al., "The Effect of Supplementation with Omega-3 Polyunsaturated Fatty Acids on Markers of Oxidative Stress in Elderly Exposed to PM(2.5)", Environmental Health Perspectives 116, no. 9 (2008): 1237–42.

64   David Heber et al., "Sulforaphane-Rich Broccoli Sprout Extract

Attenuates Nasal Allergic Response to Diesel Exhaust Particles", Food & Function 5, no. 1 (2014): 35–41.

65   Patricia A. Egner et al., "Rapid and Sustainable Detoxication of Airborne Pollutants by Broccoli Sprout Beverage: Results of a Randomized Clinical Trial in China", Cancer Prevention Research 7, no. 8 (2014): 813–23, doi:10.1158/1940-6207.CAPR-14-0103.

66   Fabricio Pagani Possamai et al., "Antioxidant Intervention Compensates Oxidative Stress in Blood of Subjects Exposed to Emissions from a Coal Electric-Power Plant in South Brazil", Environmental Toxicology and Pharmacology 30, no. 2 (2010): 175–80.

Chapter 4 | 일어나라, 그 자체가 운동이다

1   Steven F. Lewis and Charles H. Hennekens, "Regular Physical Activity: Forgotten Benefits", American Journal of Medicine 129, no. 2 (2016): 137–38.

2   Christian von Loeffelholz and Andreas Birkenfeld, "The Role of Non-exercise Activity Thermogenesis in Human Obesity", Endotext [Internet], MDText.com, Inc., 2018.

3   Theodore B. Vanltallie, "Resistance to Weight Gain During Overfeeding: A NEAT Explanation", Nutrition Reviews 59, no. 2 (2001): 48–51.

4   James A. Levine, Norman L. Eberhardt, and Michael D. Jensen, "Role of Nonexercise Activity Thermogenesis in Resistance to Fat Gain in Humans", Science 283, no. 5399 (1999): 212–14.

5   Lionel Bey and Marc T. Hamilton, "Suppression of Skeletal Muscle Lipoprotein Lipase Activity During Physical Inactivity: A Molecular Reason to Maintain Daily Low-Intensity Activity", Journal of Physiology

551.Pt.2 (2003): 673–82, doi:10.1113/jphysiol.2003.045591.

6   M. R. Taskinen and E. A. Nikkila, "Effect of Acute Vigorous Exercise on Lipoprotein Lipase Activity of Adipose Tissue and Skeletal Muscle in Physically Active Men", Artery 6, no. 6 (1980): 471–83.

7   Sophie E. Carter, et al., "Regular Walking Breaks Prevent the Decline in Cerebral Blood Flow Associated with Prolonged Sitting", Journal of Applied Physiology 125.3 (2018): 790–98.

8   Ira J. Goldberg et al., "Regulation of Fatty Acid Uptake into Tissues: Lipoprotein Lipaseand CD36-Mediated Pathways", Journal of Lipid Research 50 Suppl. (2009): S86–90, doi:10.1194/jlr.R800085-JLR200.

9   Justin R. Trombold et al., "Acute High-Intensity Endurance Exercise Is More Effective Than Moderate-Intensity Exercise for Attenuation of Postprandial Triglyceride Elevation", Journal of Applied Physiology 114, no. 6 (2013): 792–800.

10   Francesco Zurlo et al., "Low Ratio of Fat to Carbohydrate Oxidation as Predictor of Weight Gain: Study of 24-h RQ," American Journal of Physiology-Endocrinology and Metabolism 259, no. 5 (1990): E650–57.

11   Joana Araujo, Jianwen Cai, and June Stevens, "Prevalence of Optimal Metabolic Health in American Adults: National Health and Nutrition Examination Survey 2009–2016", Metabolic Syndrome and Related Disorders 17.1 (2019): 46–52.

12   Gian Paolo Fadini et al., "At the Crossroads of Longevity and Metabolism: The Metabolic Syndrome and Lifespan Determinant Pathways," Aging Cell 10, no. 1 (2011): 10–17.

13   Hidetaka Hamasaki et al., "Daily Physical Activity Assessed by a Triaxial Accelerometer Is Beneficially Associated with Waist Circumference, Serum Triglycerides, and Insulin Resistance in Japanese Patients with Prediabetes or Untreated Early Type 2

Diabetes", Journal of Diabetes Research 2015 (2015).

14   Elin Ekblom-Bak et al., "The Importance of Non-exercise Physical Activity for Cardiovascular Health and Longevity", British Journal of Sports Medicine 48, no. 3 (2014): 233–38.

15   Bernard M. F. M. Duvivier et al., "Minimal Intensity Physical Activity (Standing and Walking) of Longer Duration Improves Insulin Action and Plasma Lipids More Than Shorter Periods of Moderate to Vigorous Exercise (Cycling) in Sedentary Subjects When Energy Expenditure Is Comparable", PLOS ONE 8, no. 2 (2013): e55542.

16   Carter et al., "Regular Walking Breaks".

17   Ernest R. Greene, Kushum Shrestha, and Analyssa Garcia, "Acute Effects of Walking on Human Internal Carotid Blood Flow," FASEB Journal 31, no. 1 Suppl. (2017): 840–23.

18   Chun Liang Hsu et al., "Aerobic Exercise Promotes Executive Functions and Impacts Functional Neural Activity Among Older Adults with Vascular Cognitive Impairment", British Journal of Sports Medicine 52, no. 3 (2018): 184–91.

19   Aron S. Buchman et al., "Physical Activity, Common Brain Pathologies, and Cognition in Community-Dwelling Older Adults", Neurology 92, no. 8 (2019): e811–22.

20   Mark A. Hearris et al., "Regulation of Muscle Glycogen Metabolism During Exercise: Implications for Endurance Performance and Training Adaptations", Nutrients 10, no. 3 (2018): 298, doi:10.3390/nu10030298.

21   Brad Jon Schoenfeld and Alan Albert Aragon, "How Much Protein Can the Body Use in a Single Meal for Muscle-Building? Implications for Daily Protein Distribution", Journal of the International Society of Sports Nutrition 15, no. 1 (2018): 10.

22   Alan Albert Aragon and Brad Jon Schoenfeld, "Nutrient Timing

Revisited: Is There a Post-exercise Anabolic Window?", Journal of the International Society of Sports Nutrition 10, no. 1 (2013): 5.

23   Ibid.

24   George A. Brooks, "Cell–Cell and Intracellular Lactate Shuttles", Journal of Physiology 587.Pt.23 (2009): 5591–600, doi:10.1113/jphysiol.2009.178350.

25   Patrizia Proia et al., "Lactate as a Metabolite and a Regulator in the Central Nervous System", International Journal of Molecular Sciences 17, no. 9 (2016): 1450, doi:10.3390/ijms17091450.

26   Laurel Riske et al., "Lactate in the Brain: An Update on Its Relevance to Brain Energy, Neurons, Glia and Panic Disorder", Therapeutic Advances in Psychopharmacology 7, no. 2 (2016): 85–89, doi:10.1177/2045125316675579.

27   Proia et al., "Lactate as a Metabolite".

28   Margaret Schenkman et al., "Effect of High-Intensity Treadmill Exercise on Motor Symptoms in Patients with de Novo Parkinson's Disease: A Phase 2 Randomized Clinical Trial", JAMA Neurology 75, no. 2 (2018): 219–26.

29   Jenna B. Gillen et al., "Twelve Weeks of Sprint Interval Training Improves Indices of Cardiometabolic Health Similar to Traditional Endurance Training Despite a Fivefold Lower Exercise Volume and Time Commitment", PLOS ONE 11, no. 4 (2016): e0154075.

30   Robert Acton Jacobs et al., "Improvements in Exercise Performance with High-Intensity Interval Training Coincide with an Increase in Skeletal Muscle Mitochondrial Content and Function", Journal of Applied Physiology 115, no. 6 (2013): 785–93.

31   Masahiro Banno et al., "Exercise Can Improve Sleep Quality: A Systematic Review and Meta-Analysis", PeerJ 6 (2018): e5172, doi: 10.7717/peerj.5172.

32   Joseph T. Flynn et al., "Clinical Practice Guideline for Screening and Management of High Blood Pressure in Children and Adolescents", Pediatrics 140, no. 3 (2017): e20171904.

33   Jeff D. Williamson et al., "Effect of Intensive vs. Standard Blood Pressure Control on Probable Dementia: A Randomized Clinical Trial", JAMA 321, no. 6 (2019): 553–61.

34   Lisa A. Te Morenga et al., "Dietary Sugars and Cardiometabolic Risk: Systematic Review and Meta-Analyses of Randomized Controlled Trials of the Effects on Blood Pressure and Lipids", American Journal of Clinical Nutrition 100, no. 1 (2014): 65–79.

35   Tessio Rebello, Robert E. Hodges, and Jack L. Smith, "Short-Term Effects of Various Sugars on Antinatriuresis and Blood Pressure Changes in Normotensive Young Men", American Journal of Clinical Nutrition 38, no. 1 (1983): 84–94.

36   Huseyin Naci et al., "How Does Exercise Treatment Compare with Antihypertensive Medications? A Network Meta-Analysis of 391 Randomised Controlled Trials Assessing Exercise and Medication Effects on Systolic Blood Pressure", British Journal of Sports Medicine (2018): 53, (2018): 859–69.

37   Eric D. Vidoni et al., "Dose-Response of Aerobic Exercise on Cognition: A Community-Based, Pilot Randomized Controlled Trial", PLOS ONE 10, no. 7 (2015): e0131647, doi:10.1371/journal.pone.0131647.

38   Lin Li et al., "Acute Aerobic Exercise Increases Cortical Activity During Working Memory: A Functional MRI Study in Female College Students", PLOS ONE 9, no. 6 (2014): e99222.

39   Fengqin Liu et al., "It Takes Biking to Learn: Physical Activity Improves Learning a Second Language", PLOS ONE 12, no. 5 (2017): e0177624.

40   Felipe B. Schuch et al., "Are Lower Levels of Cardiorespiratory

Fitness Associated with Incident Depression? A Systematic Review of Prospective Cohort Studies", Preventive Medicine 93 (2016): 159–65.

41   Ioannis D. Morres et al., "Aerobic Exercise for Adult Patients with Major Depressive Disorder in Mental Health Services: A Systematic Review and Meta-Analysis," Depression and Anxiety 36, no. 1 (2019): 39–53.

42   Brett R. Gordon et al., "Association of Efficacy of Resistance Exercise Training with Depressive Symptoms: Meta-Analysis and Meta-Regression Analysis of Randomized Clinical Trials," JAMA Psychiatry 75, no. 6 (2018): 566–76.

43   Brett R. Gordon et al., "The Effects of Resistance Exercise Training on Anxiety: A Meta-Analysis and Meta-Regression Analysis of Randomized Controlled Trials," Sports Medicine 47, no. 12 (2017): 2521–32.

44   Friederike Klempin et al., "Serotonin Is Required for Exercise-Induced Adult Hippocampal Neurogenesis," Journal of Neuroscience 33, no. 19 (2013): 8270–75.

45   Kristen M. Beavers et al., "Effect of Exercise Type During Intentional Weight Loss on Body Composition in Older Adults with Obesity," Obesity 25, no. 11 (2017): 1823–29, doi:10.1002/oby.21977.

46   Emmanuel Stamatakis et al., "Does Strength-Promoting Exercise Confer Unique Health Benefits? A Pooled Analysis of Data on 11 Population Cohorts with All-Cause, Cancer, and Cardiovascular Mortality Endpoints," American Journal of Epidemiology 187, no. 5 (2017): 1102–12.

47   Yorgi Mavros et al., "Mediation of Cognitive Function Improvements by Strength Gains After Resistance Training in Older Adults with Mild Cognitive Impairment: Outcomes of the Study of Mental and Resistance Training," Journal of the American Geriatrics Society 65,

no. 3 (2017): 550–59.

48   Ivan Bautmans, Katrien Van Puyvelde, and Tony Mets, "Sarcopenia and Functional Decline: Pathophysiology, Prevention and Therapy" Acta Clinica Belgica 64, no. 4 (2009): 303–16.

49   Monique E. Francois et al., "'Exercise Snacks' Before Meals: A Novel Strategy to Improve Glycaemic Control in Individuals with Insulin Resistance," Diabetologia 57, no. 7 (2014): 1437–45.

50   Brad J. Schoenfeld et al., "Influence of Resistance Training Frequency on Muscular Adaptations in Well-Trained Men," Journal of Strength & Conditioning Research 29, no. 7 (2015): 1821–29.

51   Laura D. Baker et al., "Effects of Growth Hormone–Releasing Hormone on Cognitive Function in Adults with Mild Cognitive Impairment and Healthy Older Adults: Results of a Controlled Trial", Archives of Neurology 69, no. 11 (2012): 1420–29, doi:10.1001/archneurol.2012.1970.

52   Gabrielle Brandenberger et al., "Effect of Sleep Deprivation on Overall 24 h Growth-Hormone Secretion", Lancet 356, no. 9239 (2000): 1408.

53   Johanna A. Pallotta, and Patricia J. Kennedy, "Response of Plasma Insulin and Growth Hormone to Carbohydrate and Protein Feeding", Metabolism 17.10 (1968): 901–8.

54   Helene Norrelund, "The Metabolic Role of Growth Hormone in Humans with Particular Reference to Fasting", Growth Hormone & IGF Research 15, no. 2 (2005): 95–122.

55   Rachel Leproult and Eve Van Cauter, "Effect of 1 Week of Sleep Restriction on Testosterone Levels in Young Healthy Men", JAMA 305, no. 21 (2011): 2173–4, doi:10.1001/jama.2011.710.

56   Flavio A. Cadegiani and Claudio E. Kater, "Hormonal Aspects of Overtraining Syndrome: A Systematic Review", BMC Sports Science, Medicine & Rehabilitation 9, no. 14 (2017), doi:10.1186/s13102-017-

0079–8.

57　Nathaniel D. M. Jenkins et al., "Greater Neural Adaptations Following High- vs. Low-Load Resistance Training", Frontiers in Physiology 8 (2017): 331.

Chapter 5 | 주변의 독소를 치워라

1　Robert Dales et al., "Quality of Indoor Residential Air and Health", CMAJ: Canadian Medical Association Journal 179, no. 2 (2008): 147–52, doi:10.1503/cmaj.070359.

2　"Bisphenol A (BPA)", National Institute of Environmental Health Sciences, U.S. Department of Health and Human Services, www.niehs.nih.gov/health/topics/agents/sya-bpa/index.cfm; Buyun Liu et al., "Bisphenol A Substitutes and Obesity in US Adults: Analysis of a Population-Based, Cross-Sectional Study," Lancet, Planetary Health 1.3 (2017): e114–22, doi:10.1016/S2542–5196(17)30049–9.

3　Rachael Beairsto, "Is BPA Safe? Endocrine Society Addresses FDA Position on Commercial BPA Use", Endocrinology Advisor, October 24, 2018, www.endocrinologyadvisor.com/home/topics/general-endocrinology/is-bpa-safe-endocrine-society-addresses-fda-position-on-commercial-bpa-use/

4　Subhrangsu S. Mandal, ed., Gene Regulation, Epigenetics and Hormone Signaling, vol. 1 (TK: John Wiley & Sons, 2017).

5　Julia R. Varshavsky et al., "Dietary Sources of Cumulative Phthalates Exposure Among the US General Population in NHANES 2005–2014", Environment International 115 (2018): 417 29.

6　Kristen M. Rappazzo et al., "Exposure to Perfluorinated Alkyl Substances and Health Outcomes in Children: A Systematic Review of the Epidemiologic Literature", International Journal of Environmental Research and Public Health 14, no. 7 (2017): 691, doi:10.3390/ijerph14070691; Gang Liu et al., "Perfluoroalkyl Substances and Changes in Body Weight and Resting Metabolic Rate in Response to Weight-Loss Diets: A Prospective Study", PLOS Medicine 15, no. 2 (2018): e1002502, doi:10.1371/journal.pmed.1002502.

7   Ying Li et al., "Half-Lives of PFOS, PFHxS and PFOA After End of Exposure to Contaminated Drinking Water," Occupational and Environmental Medicine 75, no. 1 (2018): 46–51.

8   Katherine E. Boronow et al., "Serum Concentrations of PFASs and Exposure-Related Behaviors in African American and Non-Hispanic White Women," Journal of Exposure Science & Environmental Epidemiology 29, no. 2 (2019): 206.

9   Patricia Callahan and Sam Roe, "Big Tobacco Wins Fire Marshals as Allies in Flame Retardant Push", chicagotribune.com, March 21, 2019, www.chicagotribune.com/ct-met-flames-tobacco-20120508-story.html.

10   Julie B. Herbstman et al., "Prenatal Exposure to PBDEs and Neurodevelopment", Environmental Health Perspectives 118, no. 5 (2010): 712–19.

11   Carla A. Ng et al., "Polybrominated Diphenyl Ether (PBDE) Accumulation in Farmed Salmon Evaluated Using a Dynamic Sea-Cage Production Model," Environmental Science & Technology 52, no. 12 (2018): 6965–73.

12   Sumedha M. Joshi, "The Sick Building Syndrome", Indian Journal of Occupational and Environmental Medicine 12, no. 2 (2008): 61–64, doi:10.4103/0019–5278.43262.

13   P. D. Darbre et al., "Concentrations of Parabens in Human Breast Tumours", Journal of Applied Toxicology 24, no. 1 (2004): 5–13.

14   Damian Maseda et al., "Nonsteroidal Anti-inflammatory Drugs Alter

the Microbiota and Exacerbate Clostridium difficile Colitis While Dysregulating the Inflammatory Response," mBio 10, no. 1 (2019): e02282–18, doi:10.1128/mBio.02282–18.

15   Mats Lilja et al., "High Doses of Anti-inflammatory Drugs Compromise Muscle Strength and Hypertrophic Adaptations to Resistance Training in Young Adults", Acta Physiologica 222, no. 2 (2018): e12948.

16   Dominik Mischkowski, Jennifer Crocker, and Baldwin M. Way, "From Painkiller to Empathy Killer: Acetaminophen (Paracetamol) Reduces Empathy for Pain", Social Cognitive and Affective Neuroscience 11, no. 9 (2016): 1345–53.

17   Claudia B. Avella-Garcia et al., "Acetaminophen Use in Pregnancy and Neurodevelopment: Attention Function and Autism Spectrum Symptoms," International Journal of Epidemiology 45, no. 6 (2016): 1987–96.

18   C. G. Bornehag et al., "Prenatal Exposure to Acetaminophen and Children's Language Development at 30 Months", European Psychiatry 51 (2018): 98–103.

19   John T. Slattery et al., "Dose-Dependent Pharmacokinetics of Acetaminophen: Evidence of Glutathione Depletion in Humans", Clinical Pharmacology & Therapeutics 41, no. 4 (1987): 413–18.

20   Xueya Cai et al., "Long-Term Anticholinergic Use and the Aging Brain," Alzheimer's & Dementia 9, no. 4 (2013): 377–85, doi:10.1016/j.jalz.2012.02.005.

21   Shelly L. Gray et al., "Cumulative Use of Strong Anticholinergics and Incident Dementia: A Prospective Cohort Study", JAMA Internal Medicine 175, no. 3 (2015): 401–7, doi:10.1001/jamainternmed.2014.7663.

22   Ghada Bassioni et al., "Risk Assessment of Using Aluminum Foil in Food Preparation", International Journal of Electrochemical Science

7, no. 5 (2012): 4498–509.

23   Clare Minshall, Jodie Nadal, and Christopher Exley, "Aluminium in Human Sweat", Journal of Trace Elements in Medicine and Biology 28, no. 1 (2014): 87–88.

24   Pranita D. Tamma and Sara E. Cosgrove, "Addressing the Appropriateness of Outpatient Antibiotic Prescribing in the United States: An Important First Step," JAMA 315, no. 17 (2016): 1839–41.

25   Jordan E. Bisanz et al., "Randomized Open-Label Pilot Study of the Influence of Probiotics and the Gut Microbiome on Toxic Metal Levels in Tanzanian Pregnant Women and School Children", mBio 5, no. 5 (2014): e01580–14.

26   Les Dethlefsen et al., "The Pervasive Effects of an Antibiotic on the Human Gut Microbiota, as Revealed by Deep 16S rRNA Sequencing," PLOS Biology 6, no. 11 (2008): e280, doi:10.1371/journal.pbio.0060280.

27   Tsepo Ramatla et al., "Evaluation of Antibiotic Residues in Raw Meat Using Different Analytical Methods", Antibiotics 6.4 (2017): 34, doi:10.3390/antibiotics6040034; Khurram Muaz et al., "Antibiotic Residues in Chicken Meat: Global Prevalence, Threats, and Decontamination Strategies: A Review", Journal of Food Protection 81, no. 4 (2018): 619–27.

28   Marcin Barański et al., "Higher Antioxidant and Lower Cadmium Concentrations and Lower Incidence of Pesticide Residues in Organically Grown Crops: A Systematic Literature Review and Meta-Analyses", British Journal of Nutrition 112, no. 5 (2014): 794–811.

29   Jotham Suez et al., "Post-antibiotic Gut Mucosal Microbiome Reconstitution Is Impaired by Probiotics and Improved by Autologous FMT", Cell 174, no. 6 (2018): 1406–23.

30   Ruth E. Brown et al., "Secular Differences in the Association Between Caloric Intake, Macronutrient Intake, and Physical Activity

with Obesity", Obesity Research & Clinical Practice 10, no. 3 (2016): 243–55.

31   Tetsuhide Ito and Robert T. Jensen, "Association of Long-Term Proton Pump Inhibitor Therapy with Bone Fractures and Effects on Absorption of Calcium, Vitamin B12, Iron, and Magnesium", Current Gastroenterology Reports 12, no. 6 (2010): 448–57, doi:10.1007/s11894-010-0141-0.

32   Elizabet saes da Silva et al., "Use of Sunscreen and Risk of Melanoma and Non-melanoma Skin Cancer: A Systematic Review and Meta-Analysis", European Journal of Dermatology 28, no. 2 (2018): 186–201; Leslie K. Dennis, Laura E. Beane Freeman, and Marta J. VanBeek, "Sunscreen Use and the Risk for Melanoma: A Quantitative Review", Annals of Internal Medicine 139, no. 12 (2003): 966–78; Michael Huncharek and Bruce Kupelnick, "Use of Topical Sunscreens and the Risk of Malignant Melanoma: A Meta-Analysis of 9067 Patients from 11 Case-Control Studies", American Journal of Public Health 92, no. 7 (2002): 1173–77.

33   Cheng Wang et al., "Stability and Removal of Selected Avobenzone's Chlorination Products", Chemosphere 182 (2017): 238–44.

34   Murali K. Matta et al., "Effect of Sunscreen Application Under Maximal Use Conditions on Plasma Concentration of Sunscreen Active Ingredients: A Randomized Clinical Trial", JAMA 321, no. 21 (2019): 2082–91.

35   Naoki Ito et al., "The Protective Role of Astaxanthin for UV-Induced Skin Deterioration in Healthy People—A Randomized, Double-Blind, Placebo-Controlled Trial", Nutrients 10, no. 7 (2018): 817, doi:10.3390/nu10070817.

36   Rui Li et al., "Mercury Pollution in Vegetables, Grains and Soils from Areas Surrounding Coal-Fired Power Plants", Scientific Reports 7, no. 46545 (2017).

37 Nicholas V. C. Ralston et al., "Dietary Selenium's Protective Effects Against Methylmercury Toxicity", Toxicology 278.1 (2010): 112–123.

38 Philippe Grandjean et al., "Cognitive Deficit in 7-Year-Old Children with Prenatal Exposure to Methylmercury", Neurotoxicology and Teratology 19, no. 6 (1997): 417–28.

39 Ondine van de Rest et al., "APOE ε4 and the Associations of Seafood and Long-Chain Omega-3 Fatty Acids with Cognitive Decline", Neurology 86, no. 22 (2016): 2063–70.

40 Martha Clare Morris et al., "Association of Seafood Consumption, Brain Mercury Level, and APOE ε4 Status with Brain Neuropathology in Older Adults", JAMA 315, no. 5 (2016): 489–97, doi:10.1001/jama.2015.19451.

41 Jianghong Liu et al., "The Mediating Role of Sleep in the Fish Consumption–Cognitive Functioning Relationship: A Cohort Study", Scientific Reports 7, no. 1 (2017): 17961; Joseph R. Hibbeln et al. "Maternal Seafood Consumption in Pregnancy and Neurodevelopmental Outcomes in Childhood (ALSPAC Study): An Observational Cohort Study", The Lancet 369.9561 (2007): 578–585.

42 Maria A. I. Aberg et al., "Fish Intake of Swedish Male Adolescents Is a Predictor of Cognitive Performance", Acta Paediatrica 98, no. 3 (2009): 555–60.

43 Margaret E. Sears et al., "Arsenic, Cadmium, Lead, and Mercury in Sweat: A Systematic Review", Journal of Environmental and Public Health 2012, no. 184745 (2012), doi:10.1155/2012/184745.

44 T. T. Sjursen et al., "Changes in Health Complaints After Removal of Amalgam Fillings", Journal of Oral Rehabilitation 38, no. 11 (2011): 835–48, doi:10.1111/j.1365–2842.2011.02223.x.

45 R. C. Kaltreider et al., "Arsenic Alters the Function of the Glucocorticoid Receptor as a Transcription Factor", Environmental Health Perspectives

109, no. 3 (2001): 245–51, doi:10.1289/ehp.01109245.

46   Frederick M. Fishel, Pesticide Use Trends in the United States: Agricultural Pesticides, University of Florida IFSAS Extension, http://edis.ifas.ufl.edu/pi176.

47   Isioma Tongo and Lawrence Ezemonye, "Human Health Risks Associated with Residual Pesticide Levels in Edible Tissues of Slaughtered Cattle in Benin City, Southern Nigeria", Toxicology Reports 3, no. 2 (2015): 1117–35, doi:10.1016/j.toxrep.2015.07.008.

48   Wissem Mnif et al., "Effect of Endocrine Disruptor Pesticides: A Review", International Journal of Environmental Research and Public Health 8, no. 6 (2011): 2265–303, doi:10.3390/ijerph8062265.

49   Carly Hyland et al., "Organic Diet Intervention Significantly Reduces Urinary Pesticide Levels in U.S. Children and Adults", Environmental Research 171 (2019): 568–75.

50   Julia Baudry et al., "Association of Frequency of Organic Food Consumption with Cancer Risk: Findings from the NutriNet-Sante Prospective Cohort Study", JAMA Internal Medicine 178, no. 12 (2018): 1597–606; Luoping Zhang et al., "Exposure to Glyphosate-Based Herbicides and Risk for Non-Hodgkin Lymphoma: A Meta-analysis and Supporting Evidence", Mutation Research/Reviews in Mutation Research (2019).

51   Timothy Ciesielski et al., "Cadmium Exposure and Neurodevelopmental Outcomes in U.S. Children", Environmental Health Perspectives 120, no. 5 (2012): 758–63, doi:10.1289/ehp.1104152.

52   Marcin Barański et al., "Higher Antioxidant and Lower Cadmium Concentrations and Lower Incidence of Pesticide Residues in Organically Grown Crops: A Systematic Literature Review and Meta-analyses", British Journal of Nutrition 112, no. 5 (2014): 794–811.

53   Rodjana Chunhabundit, "Cadmium Exposure and Potential Health Risk from Foods in Contaminated Area, Thailand", Toxicological

Research 32, no. 1 (2016): 65–72, doi:10.5487/TR.2016.32.1.065.

54   "New Study Finds Lead Levels in a Majority of Paints Exceed Chinese Regulation and Should Not Be on Store Shelves", IPEN, ipen.org/news/new-study-finds-lead-levels-majority-paints-exceed-chinese-regulation-and-should-not-be-store.

55   "Lead in Food: A Hidden Health Threat", Environmental Defense Fund, EDF Health, June 15, 2017.

56   "Health Effects of Low-Level Lead Evaluation", National Toxicology Program, National Institute of Environmental Health Sciences, U.S. Department of Health and Human Services, ntp.niehs.nih.gov/pubhealth/hat/noms/lead/index.html.

57   Olukayode Okunade et al., "Supplementation of the Diet by Exogenous Myrosinase via Mustard Seeds to Increase the Bioavailability of Sulforaphane in Healthy Human Subjects After the Consumption of Cooked Broccoli", Molecular Nutrition & Food Research 62, no. 18 (2018): 69 1700980.

58   J. W. Fahey et al., "Broccoli Sprouts: An Exceptionally Rich Source of Inducers of Enzymes That Protect Against Chemical Carcinogens", Proceedings of the National Academy of Sciences of the United States of America 94, no. 19 (1997): 10367–72, doi:10.1073/pnas.94.19.10367.

59   Michael C. Petriello et al., "Modulation of Persistent Organic Pollutant Toxicity Through Nutritional Intervention: Emerging Opportunities in Biomedicine and Environmental Remediation", Science of the Total Environment 491–492 (2014): 11–16, doi:10.1016/j.scitotenv.2014.01.109.

60   K. D. Kent, W. J. Harper, and J. A. Bomser, "Effect of Whey Protein Isolate on Intracellular Glutathione and Oxidant-Induced Cell Death in Human Prostate Epithelial Cells", Toxicology in Vitro 17, no. 1 (2003): 27–33.

1   Michael G. Gottschalk and Katharina Domschke, "Genetics of Generalized Anxiety Disorder and Related Traits", Dialogues in Clinical Neuroscience 19, no. 2 (2017): 159–68; Falk W. Lohoff, "Overview of the Genetics of Major Depressive Disorder", Current Psychiatry Reports 12, no. 6 (2010): 539–46, doi:10.1007/s11920-010-0150-6.

2   Andrea H. Weinberger et al., "Trends in Depression Prevalence in the USA from 2005 to 2015: Widening Disparities in Vulnerable Groups," Psychological Medicine 48, no. 8 (2018): 1308–15.

3   Conor J. Wild et al., "Dissociable Effects of Self-Reported Daily Sleep Duration on High-Level Cognitive Abilities," Sleep 41, no. 12 (2018), doi:10.1093/sleep/zsy182.

4   Esther Donga et al., "A Single Night of Partial Sleep Deprivation Induces Insulin Resistance in Multiple Metabolic Pathways in Healthy Subjects," Journal of Clinical Endocrinology & Metabolism 95, no. 6 (2010): 2963–68.

5   Jerrah K. Holth et al., "The Sleep-Wake Cycle Regulates Brain Interstitial Fluid Tau in Mice and CSF Tau in Humans," Science 363, no. 6429 (2019): 880–84.

6   Thomas J. Moore and Donald R. Mattison, "Adult Utilization of Psychiatric Drugs and Differences by Sex, Age, and Race," JAMA Internal Medicine 177, no. 2 (2017): 274–75.

7   Seung-Schik Yoo et al., "The Human Emotional Brain without Sleep—A Prefrontal Amygdala Disconnect," Current Biology 17.20 (2007): R877–78.

8   Haya Al Khatib, S. V. Harding, J. Darzi, and G. K. Pot. "The Effects of Partial Sleep Deprivation on Energy Balance: A Systematic

Review and Meta-Analysis." European Journal of Clinical Nutrition 71, no. 5 (2017): 614; Jenny Theorell-Haglow et al., "Sleep Duration is Associated with Healthy Diet Scores and Meal Patterns: Results from the Population-Based EpiHealth Study." Journal of Clinical Sleep Medicine (2019).

9   Tony T. Yang et al., "Adolescents with Major Depression Demonstrate Increased Amygdala Activation," Journal of the American Academy of Child and Adolescent Psychiatry 49, no. 1 (2010): 42–51.

10   Yoo et al., "The Human Emotional Brain Without Sleep".

11   Eti Ben Simon and Matthew P. Walker, "Sleep Loss Causes Social Withdrawal and Loneliness", Nature Communications 9, no. 3146 (2018).

12   Seung-Gul Kang et al., "Decrease in fMRI Brain Activation During Working Memory Performed after Sleeping Under 10 Lux Light", Scientific Reports 6, no. 36731 (2016).

13   Brendan M. Gabriel and Juleen R. Zierath, "Circadian Rhythms and Exercise—Re-setting the Clock in Metabolic Disease", Nature Reviews Endocrinology 15, no. 4 (2019): 197–06.

14   Behnood Abbasi et al., "The Effect of Magnesium Supplementation on Primary Insomnia in Elderly: A Double-Blind Placebo-Controlled Clinical Trial", Journal of Research in Medical Sciences: The Official Journal of Isfahan University of Medical Sciences 17, no. 12 (2012): 1161–69.

15   Cibele Aparecida Crispim et al., "Relationship Between Food Intake and Sleep Pattern in Healthy Individuals", Journal of Clinical Sleep Medicine 7, no. 6 (2011): 659–64, doi:10.5664/jcsm.1476.

16   Adrian F. Ward et al., "Brain Drain: The Mere Presence of One's Own Smartphone Reduces Available Cognitive Capacity", Journal of the Association for Consumer Research 2, no. 2 (2017): 140–54.

17   Ji-Won Chun et al., "Role of Frontostriatal Connectivity in Adolescents with Excessive Smartphone Use", Frontiers in Psychiatry 9, no. 437 (2018): doi:10.3389/fpsyt.2018.00437.

18   Melissa G. Hunt et al., "No More FOMO: Limiting Social Media Decreases Loneliness and Depression", Journal of Social and Clinical Psychology 37, no. 10 (2018): 751–68.

19   Matteo Bergami et al., "A Critical Period for Experience-Dependent Remodeling of Adult-Born Neuron Connectivity", Neuron 85, no. 4 (2015): 710–17.

20   Jennifer E. Stellar et al., "Positive Affect and Markers of Inflammation: Discrete Positive Emotions Predict Lower Levels of Inflammatory Cytokines", Emotion 1, no. 2 (2015): 129.

21   Norman C. Reynolds Jr. and Robert Montgomery, "Using the Argonne Diet in Jet Lag Prevention: Deployment of Troops Across Nine Time Zones", Military Medicine 167, no. 6 (2002): 451–53.

22   Andrew Herxheimer and Keith J. Petrie, "Melatonin for the Prevention and Treatment of Jet Lag", Cochrane Database of Systematic Reviews 2 (2002).

23   Enzo Tagliazucchi et al., "Increased Global Functional Connectivity Correlates with, LSD-Induced Ego Dissolution", Current Biology 26, no. 8 (2016): 1043–50.

24   Julie Scharper, "Crash Course in the Nature of Mind", Hub, September 1 2017, hub.jhu.edu/magazine/2017/fall/roland-griffiths-magic-mushrooms-experiment-psilocybin-depression/

25   Tanja Miller and Laila Nielsen, "Measure of Significance of Holotropic Breathwork in the Development of Self-Awareness", Journal of Alternative and Complementary Medicine 21, no. 12 (2015): 796–803.

26   Mette Sorensen et al., "Long-Term Exposure to Road Traffic Noise

and Incident Diabetes: A Cohort Study", Environmental Health Perspectives 121, no. 2 (2013): 217–22, doi:10.1289/ehp.1205503.

27   Manfred E. Beutel et al., "Noise Annoyance Is Associated with Depression and Anxiety in the General Population—The Contribution of Aircraft Noise", PLOS ONE 11, no. 5 (2016): e0155357, doi:10.1371/journal.pone.0155357.

28   Ivana Buric et al., "What Is the Molecular Signature of Mind-Body Interventions? A Systematic Review of Gene Expression Changes Induced by Meditation and Related Practices", Frontiers in Immunology 8, no. 670 (2017), doi:10.3389/fimmu.2017.00670. GeniusLife_9780062892812.

29   Nicola S. Schutte and John M. Malouff, "A Meta-Analytic Review of the Effects of Mindfulness Meditation on Telomerase Activity", Psychoneuroendocrinology 42 (2014): 45–48.

30   Julia C. Basso et al., "Brief, Daily Meditation Enhances Attention, Memory, Mood, and Emotional Regulation in Non-experienced Meditators", Behavioural Brain Research 356 (2019): 208–20.

31   Ibid.

32   David R. Kille, Amanda L. Forest, and Joanne V. Wood, "Tall, Dark, and Stable: Embodiment Motivates Mate Selection Preferences", Psychological Science 24, no. 1 (2013): 112–14.

33   Cigna, "Cigna's U.S. Lonliness Index", https://www.multivu.com/players/English/8294451-cigna-us-loneliness-survey/.

34   American Psychological Association, "So Lonely I Could Die", August 5, 2017, https://www.apa.org/news/press/releases/2017/08/lonely-die.

1   Miao-Chuan Chen, Shu-Hui Fang, and Li Fang, "The Effects of Aromatherapy in Relieving Symptoms Related to Job Stress Among Nurses", International Journal of Nursing Practice 21, no. 1 (2015): 87–93.

2   Alessio Fasano, "Zonulin and Its Regulation of Intestinal Barrier Function: The Biological Door to Inflammation, Autoimmunity, and Cancer", Physiological Reviews 91, no. 1 (2011): 151–75.

3   Gitanjali M. Singh et al., "Estimated Global, Regional, and National Disease Burdens Related to Sugar-Sweetened Beverage Consumption in 2010", Circulation 132, no. 8 (2015): 639–66.

4   Anallely Lopez-Yerena et al., "Effects of Organic and Conventional Growing Systems on the Phenolic Profile of Extra-Virgin Olive Oil", Molecules 24, no. 10 (2019): 1986.

5   Michele Drehmer et al., "Total and Full-Fat, but Not Low-Fat, Dairy Product Intakes Are Inversely Associated with Metabolic Syndrome in Adults," Journal of Nutrition 146, no. 1 (2015): 81–89.

6   Alpana P. Shukla et al., "Effect of Food Order on Ghrelin Suppression," Diabetes Care 41, no. 5 (2018): e76–77, doi:10.2337/dc17–2244.

7   Nathalie Pross, "Effects of Dehydration on Brain Functioning: A Life-span Perspective," Annals of Nutrition and Metabolism 70 Suppl.1 (2017): 30–36.

8   Song Yi Park et al., "Association of Coffee Consumption with Total and Cause-Specific Mortality Among Nonwhite Populations", Annals of Internal Medicine 167, no. 4 (2017): 228–35.

9   Elizabeth A. Thomas et al., "Usual Breakfast Eating Habits Affect Response to Breakfast Skipping in Overweight Women", Obesity 23,

no. 4 (2015): 750–59, doi:10.1002/oby.21049.

10   Elizabeth F. Sutton et al., "Early Time-Restricted Feeding Improves Insulin Sensitivity, Blood Pressure, and Oxidative Stress Even Without Weight Loss in Men with Prediabetes", Cell Metabolism 27, no. 6 (2018): 1212–21, doi:10.1016/j.cmet.2018.04.010.

11   Renata Fiche da Mata Goncalves, et al., "Smartphone Use While Eating Increases Caloric Ingestion", Physiology & Behavior 204 (2019): 93–99.

천재들의 페이스북 커뮤니티 코텍스

http://maxl.ug/thecortex

좀 더 정확한 정보를 원하거나 사람들과 교류하고 싶다면? 코텍스(The Cortex)에 가보기 바란다. 내가 만든 비공개 페이스북 커뮤니티로 팁과 레시피, 연구 등 다양한 건강 정보를 나눌 수 있다. 지니어스 라이프를 실천했거나 하는 사람들, 이제 막 시작한 사람들이 많다. 꼭 자기소개를 해주기 바란다!

내가 만든 다큐멘터리 <브레드 헤드(Bread Head)>

www.breadheadmovie.com

치매 예방을 다룬 최초의 장편 다큐멘터리 <브레드 헤드>는 나의 기록이다. 치매는 기억상실 증상이 처음 나타나기 수십 년 전부터 뇌의 변화가 시작된다. 이 사이트에서 영화를 후원하고 예고편을 감상하고 시사회 알람 정보도 받고 브레드 헤드 홍보대사가 될 수 있다.

공식 뉴스레터

www.maxlugavere.com

다양한 연구 내용을 이메일로 직접 받고 싶다면? 연구 기사(쉽게 요약)와 즉석 인터뷰, 유익하고 쉬운 다양한 건강 정보를 한데 모아 전달하는 뉴스레터다. 스팸 메일을 걱정하지 않아도 되고 원치 않으면 언제든 구독을 취소할 수 있다.

제품 추천

http://maxl.ug/TGLresources

내가 가장 좋아하는 블루 라이트 차단 안경이 궁금하다면? 내가 추천하는 온라인 명상 수업은? 새 공기 정화기나 정수기 제품이 궁금한가? 몸에 좋은 소금은? (이 책을 읽고 난 후에는 당연히 궁금할 것이다.) 그동안 다수의 업체와 친분이 생겨서 여러 제품을 사용해볼 수 있게 되었다. 이곳에서 이 책의 내용과 관련 있는 여러 추천 제품을 확인해볼 수 있다(특별 할인도 가능). 꼼꼼하게 살펴보고 직접 써본 제품만 추천한다.

연구 출처

정확한 정보인지 알아보는 가장 확실한 방법은 최대한 과학과 관련 있는 믿을 만한 출처인지 확인하는 것이다. 내가 과학적 연구 내용을 추적하고 검색할 때 추천하는 곳들이다.

사이언스데일리(ScienceDaily)

www.sciencedaily.com

대학 출판사들의 보도 자료를 재출판하는 사이트로 종종 연구 논문도 같이 올라온다. 여러 분야의 연구가 한데 모여 있고 아래의 'Health News'와 상단 메뉴의 'Health'에서 유용한 자료를 찾을 수 있다.

참고: 대학들의 보도 자료는 완벽하지 않을 수도 있지만 유용한 출발점

이 되어주고 해당 연구에 관한 링크도 제공한다. 보도 자료와 연구 논문을 모두 읽으면 연구 내용의 해석에 도움이 된다. 그리고 이 보도 자료는 기자들이 기사를 쓸 때 자료 출처로도 자주 활용된다. 정보의 출처로 즉각 안내해주는 사이트라고 할 수 있다!

메디컬 익스프레스(Medical Xpress)

www.medicalxpress.com

사이언스데일리와 똑같지만 오로지 의학/건강 관련 자료만 다룬다.

유레카얼러트!(EurekAlert!)

www.eurekalert.org

앞의 두 곳과 비슷하지만—보도 자료가 올라온다—〈사이언스(Science)〉지를 출판하는 미국과학진흥회(American Association for the Advancement of Science)가 운영하는 사이트다.

퍼브메드(PubMed)

www.ncbi.nlm.nih.gov/pubmed

내가 검색할 때 자주 쓰는 곳이다. 구글에서 퍼브메드의 자료를 검색하려면 검색어에 'site:nih.gov'를 추가하면 된다. 즉, "Alzheimer's insulin site:nih.gov"라고 입력하면 NIH(퍼브메드 포함)에서 알츠하이머와 인슐린이 언급된 자료를 전부 찾아볼 수 있다.

연락처

www.maxlugavere.com

info@maxlugavere.com

instagram.com/maxlugavere

facebook.com/maxlugavere

twitter.com/maxlugavere

지니어스 라이프

1판 1쇄 인쇄	2020년 10월 8일
1판 1쇄 발행	2020년 10월 20일
지은이	맥스 루가비어
옮긴이	정지현
감수	정가영
발행인	정욱
편집인	황민호
본부장	박정훈
책임편집	한지은
마케팅	조안나 이유진
국제판권	이주은 한진아
제작	심상운
발행처	대원씨아이㈜
주소	서울특별시 용산구 한강대로15길 9-12
전화	(02)2071-2094
팩스	(02)749-2105
등록	제3-563호
등록일자	1992년 5월 11일
ISBN	979-11-362-5240-1 03510